COGNITIVE BEHAVIOR THERAPY:
Basics and Beyond (Third Edition)

认知行为疗法

原著第三版

基础与应用

［美］朱迪丝·S. 贝克（Judith S. Beck）／著

王建平　李荔波　李婉君　等／译

中国轻工业出版社

图书在版编目（CIP）数据

认知行为疗法：原著第三版. 基础与应用／（美）朱
迪丝·S. 贝克（Judith S. Beck）著；王建平等译. —北京：
中国轻工业出版社，2024.8（2025.1重印）
ISBN 978-7-5184-4745-9

Ⅰ. ①认… Ⅱ. ①朱… ②王… Ⅲ. ①认知－行为
疗法 Ⅳ. ①R749.055

中国国家版本馆CIP数据核字（2024）第056944号

版权声明

责任编辑：孙蔚雯　　　责任终审：张乃柬
策划编辑：戴　婕　　　责任校对：刘志颖　　　责任监印：吴维斌

出版发行：中国轻工业出版社（北京鲁谷东街5号，邮编：100040）
印　　刷：三河市鑫金马印装有限公司
经　　销：各地新华书店
版　　次：2025年1月第1版第2次印刷
开　　本：710×1000　1/16　印张：30
字　　数：270千字
书　　号：ISBN 978-7-5184-4745-9　　定价：128.00元
读者热线：010-65181109
发行电话：010-85119832　　010-85119912
网　　址：http://www.chlip.com.cn　http://www.wqedu.com
电子信箱：1012305542@qq.com
版权所有　侵权必究
如发现图书残缺请拨打读者热线联系调换
241867Y2C102ZYW

COGNITIVE BEHAVIOR THERAPY:
Basics and Beyond (Third Edition)

认知行为疗法

原著第三版

基础与应用

［美］朱迪丝·S. 贝克（Judith S. Beck）／著

王建平　朱雅雯　李荔波　李　铄　李婉君
林　灵　胡　泊　徐　慊　殷炜珍　蔡　远 ／译
（按姓氏笔画排序）

中国轻工业出版社

献给我的父亲，阿伦·T.贝克，

以及贝克认知行为疗法研究所的同事

译　者　序

　　《认知疗法（原著第二版）——基础与应用》（*Cognitive Behavior Therapy: Basics and Beyond*）的中文版[①]出版于 2013 年。在这 10 年间，我们切身地体会到认知行为疗法（cognitive behavior therapy，CBT）在我国得到了进一步传播。专业人员对认知行为疗法的接纳程度不断提高，大家对于它的疗效不再疑惑，对它的很多误解也在逐渐消除。我们看到，不断有心理健康领域的从业者参加认知行为疗法的培训并且接受督导。我们也收到了很多受训者的反馈，他们在实践中运用了认知行为疗法，并且有效地帮助了来访者。

　　就在这 10 年里，认知行为疗法本身也有很大的发展，比如，更加强调针对基础心理病理机制的跨诊断干预，更加注重与其他疗法及技术的整合，更加关注资源取向。与此同时，在认知行为疗法的大伞下，接纳承诺疗法、辩证行为疗法、基于正念的认知疗法和图式疗法等均有各自的发展。整个认知行为疗法大家族呈现欣欣向荣、蓬勃发展的态势。但这也给治疗师带来了幸福的"烦恼"：如何更好地运用这些理念、方法和技术？

　　我们欣喜地发现，《认知行为疗法（原著第三版）——基础与应用》很好地融合了认知行为疗法近 10 年的新进展，将它们整合到了一个可操作的框架中。你会在本书中看到如何充分发挥来访者的优势，鼓励来访者朝其人生目标前进；你会找到来自不同疗法的方法和技术，并且学到如何在认知行为疗法的框架下使用它们。对新手治疗师而言，如果从本书入手，你将同时领略认知行为疗法的经典内容和发展前沿。本书的易操作性将协助你较快地学以致用。对于有经验的治疗师而言，本书所提供的框架可以作为你整合性地运用认知行为疗法的载体，促

[①]　为了与原著第一版的中文书名保持统一，原著第二版的中文版沿用了《认知疗法——基础与应用》这一书名。考虑到本书所涵盖的内容已远超阿伦·T. 贝克（Aaron T. Beck）最初所提出的认知疗法（cognitive therapy，CT）的范畴，我们决定将本书（原著第三版）的中文书名改为《认知行为疗法——基础与应用》。——译者注

进你将先前积累的经验和知识融会贯通，易于实施。总体而言，本书并不是对前一版的小修小补，而是倾尽了作者心血的全新之作。我们相信，它会像原著第二版一样，成为全球范围内认知行为疗法的经典专著。

本书的翻译由"王建平认知行为疗法培训与督导团队"共同完成。本团队基于多年的培训与督导实践而组成，不仅持续关注认知行为疗法的新进展，同时在不断钻研如何更好地进行认知行为疗法的培训与督导，以及如何让心理治疗的培训更有效。本团队的成员多已成为中国心理学会的注册督导师，正在逐渐成长为认知行为疗法培训与督导领域的中坚力量。参与本书翻译的团队成员有：李荔波（宁波大学科学技术学院），负责翻译作者介绍、序言、前言、致谢、第一章和第二章；林灵（福建省福州市执业咨询师），负责翻译第三章和第四章；胡泊（徐州工程学院），负责翻译第五章和第六章；徐慊（西南财经大学），负责翻译第七章；李婉君（江苏食品药品职业技术学院），负责翻译第八章以及第十二至十四章；朱雅雯（西北师范大学），负责翻译第九至十一章；蔡远（南京审计大学），负责翻译第二十一章和二十二章以及附录。此外，王建平的两位硕士毕业生也承担了翻译任务：殷炜珍（广州医科大学附属脑科医院），负责翻译第十五至十七章；李铄（个人执业咨询师），负责翻译第十八至二十章。李荔波、李婉君与王建平一起对全书的翻译工作进行了计划、安排和统稿。我们深知本书中文版的重要性，因此不敢怠慢，对很多译法进行了多次讨论和推敲。本书的顺利出版也离不开中国轻工业出版社"万千心理"的努力，尤其感谢戴婕和孙蔚雯两位编辑。

"阳春布德泽，万物生光辉"。认知行为疗法给很多来访者带来了希望，给很多心理健康领域的专业人员带来了信心和底气。借由本书中文版的出版，我们衷心地祝愿我国认知行为疗法以及心理治疗和心理咨询专业能有更好的发展，福泽大众。因为水平和时间所限，译作难免会有不足之处，诚请各位读者不吝指正，以便今后进一步修订和完善。联系邮箱是 lilibo@nbu.edu.cn。

"王建平认知行为疗法培训与督导团队"

李荔波　执笔

2023 年 12 月

作 者 简 介

朱迪丝·S.贝克（Judith S. Beck）博士是美国贝克认知行为疗法研究所
（Beck Institute for Cognitive Behavior Therapy）所长。该研究所是一个非营利组
织，旨在为个人和机构提供最先进的认知行为疗法培训和认证，开发不同主题
的认知行为疗法在线课程，实施研究，并作为全球领先的认知行为疗法资源库
来提供服务。朱迪丝·S.贝克博士也是美国宾夕法尼亚大学佩雷尔曼医学院精
神病学系的心理学临床教授，她为专业读者和非专业读者撰写了100多篇文章
和图书章节，并著有专著，包括《认知疗法——进阶与挑战》（*Cognitive Therapy
for Challenging Problems: What to Do When the Basics Don't Work*）。她在世界各地
就认知行为疗法相关主题做了数百次演讲，她是贝克儿童及青少年量表（Beck
Youth Inventories）和人格信念问卷（Personality Belief Questionnaire）的合作研发
者，并因在该领域的贡献赢得了多个奖项。她仍持续在位于美国费城郊区的贝克
认知行为疗法研究所内部诊所为来访者提供心理治疗。

序　　言

我很高兴《认知行为疗法——基础与应用》的第三版出版了。仅在过去的 10 年中，认知行为疗法就取得了突飞猛进的发展。这个新版本非常有价值，因为它对多种心理治疗中的技术进行了改编，并将它们融入认知模型。在本书中，你会发现来自接纳承诺疗法、辩证行为疗法、基于正念的认知疗法以及其他疗法的干预技术。另一个重点是它强调康复导向，或者说资源取向，并将这作为认知行为疗法的基础。对一位抑郁来访者的治疗贯穿本书，并配以治疗过程的录像和可下载的工作表。本书还描述了另一位更复杂的来访者，以展示当遇到困难时，可以如何对治疗进行调整。

当我在 20 世纪六七十年代首先创立认知疗法的时候，我将对个体的概念化和治疗重点放在个体的问题、负性认知和功能失调的应对策略上。到 20 世纪 80 年代中期，可以说，认知疗法已经达到了一种"心理治疗系统（system of psychotherapy）"的状态。这个系统包括：（1）人格和心理病理学理论，并有坚实的实证研究结果来支持其基本假设；（2）与心理病理学理论相结合的具有一系列原则和策略的心理治疗模型；（3）基于临床效果研究的可靠实证证据，来支持该疗法的有效性。

现在，在即将进入第三个千禧年的第三个 10 年时，我们在概念化和治疗上发展出了不同的重点。虽然个人体验的消极方面仍然很重要，但对个体的志向、价值观、目标、优势和资源进行概念化，并将这些积极特征纳入治疗，帮助他们采取具体的步骤，朝着想要的方向前进，至少是同等重要的。同样至关重要的是，要对采取这些步骤时的阻碍有所预判，使用基本的认知行为治疗技术（如认知重建、问题解决和技能训练）克服阻碍，并帮助个体从他们的经历中得出积极的结论。

作为这个领域中最基本的教材，这本书的第三版为读者提供了 21 世纪关于认知行为疗法的新见解，无论是对于已经精通传统认知行为疗法的专业人士，还是对于刚进入该领域的学生，这一点都很重要。大量新研究的出现和观念的拓展在继续将这个领域推向令人兴奋的新方向，因此我很赞赏这本书能够努力吸纳对来访者进行概念化和治疗的不同方式。

在我最早开始使用认知疗法治疗抑郁和焦虑的来访者时，完全没有想到如今能在如此多的心理障碍和医疗问题上应用认知行为疗法。认知行为疗法之所以能有多样化的广泛应用，是因为它的基本原则，本书对此进行了概述。这本书由朱迪丝·S.贝克撰写，她是最重要的第二代认知行为疗法教育家之一。在还是青少年的时候，她就是听我阐述新理论的第一批人之一。本书将帮助有抱负的治疗师掌握这种疗法的先进细节。即使是擅长传统认知行为疗法的治疗师也会发现，这本书在许多方面都非常有帮助，如采纳资源取向的方式，打磨概念化技术、拓展治疗技术，规划更有效的治疗，以及应对治疗中的困难。当然，没有任何一本书可以代替认知行为疗法的督导。不过，这本书非常重要，可以丰富督导体验。

朱迪丝·S.贝克博士非常有资格撰写认知行为疗法的指南。在过去的35年中，她在世界范围内开办了上百场认知行为疗法工作坊和培训，还有很多线上培训。她为新手治疗师和有经验的治疗师提供督导，为多种心理障碍开发治疗方案，积极参与认知行为疗法的研究。在这样的背景下，她写了这本书，里面有丰富的信息，告诉读者该如何应用这种疗法。这本书的上一版是多数心理学、精神病学、社会工作和心理咨询的研究生项目所采用的权威认知行为疗法教材。

认知行为疗法的实践并不简单。有太多的心理健康从业者认为自己是认知行为治疗师，但他们其实缺乏最基本的概念和治疗技能。朱迪丝·S.贝克博士的这本书旨在教育、教授和培训新手的和有经验的认知行为治疗师，她成功地完成了这项任务，令人钦佩。

阿伦·T.贝克（Aaron T. Beck），医学博士

前　　　言

　　能够向你介绍《认知行为疗法——基础与应用》的第三版，令我非常激动。在修订这一版之前，我向来自全世界的医学和心理健康领域的专业实践者征求了反馈意见。比如，他们希望这本书有哪些改进？什么内容有用？什么内容没有用？我获得了非常棒的回应，这些回应帮助我更明白我要改变什么，添加什么。这一版结合了从许多读者那里收到的反馈，反映了认知行为疗法领域的最新研究和当前方向。

　　读者一直反映他们希望有一位贯穿全书的更复杂的来访者作为案例。这一版的来访者阿贝（Abe）比第二版的来访者萨莉（Sally）有更加严重的抑郁。除了抑郁，阿贝还有中度焦虑以及复杂的问题，包括失业和近期离婚。我还描述了第二位来访者的例子，玛丽亚（Maria），她有边缘型人格障碍的特征。你可以在贝克认知行为疗法研究所的网站上观看我和阿贝的一部分完整的治疗会谈以及一些会谈片段，你也可以下载工作表。

　　另一个重要的改变是，我修订了大部分素材，以同时囊括传统的认知行为疗法和康复导向认知疗法（recovery-oriented cognitive therapy，CT-R）。康复导向认知疗法是一种先进的循证疗法，它适用于被诊断为严重精神障碍的个体，包括精神分裂症。他们中的很多人已经住院几十年。康复导向认知疗法由我的父亲阿伦·T. 贝克和他的研究／培训团队开发并实施研究。这个团队目前也属于贝克认知行为疗法研究所。我和其他的临床工作者和培训者对这种方法进行了改编，使它适合非住院的有多种问题（如精神障碍、心理问题和生理疾病等）的来访者。康复导向认知疗法聚焦于识别来访者的价值观和志向（及其志向的含义），并且通过每周采取一些步骤来追求目标，从而帮助他们在生活中建立目的感和能力感。我们还专注于帮助来访者采取这些积极的行动，从而让他们对自己、他人和未来得出积极的结论；我们还会识别并加强他们积极的品质、技能和资源。我们强调了在咨询内外对积极情绪进行体验。我们期待，在今后的几年和几十年里，康复导向会在塑造认知行为疗法和一般心理治疗的未来方面发挥重要作用。

　　最后，我是以对读者更加友好的方式来撰写第三版的。当我在美国费城的贝克认知行为疗法研究所举办工作坊或者进行网络培训时，我经常介绍自己在临床实践中总结出来的建议。我也会鼓励学员参加交互式活动，要求他们与其他学员一起进行角色扮演，回答提问，并呈现他们的个案，以进行讨论并获得反馈。多数学员认为，这些交互式要素非常有意义而且很鼓舞人心。在这一版中，我不仅在写作上使用了更个人化的风格，也将自己在实践中的临床小贴士、反思提问以及实操练习纳入，以帮助读者更好地掌握材料。

　　我希望你能享受阅读本书的过程，如同我享受写作的过程一样。我一直认为，学习认知行为疗法是一个贯穿一生的旅程。无论你在这条路上已行至何处，我都衷心期望本书能激励你深化学习，有更多收获。

致　　谢

我的父亲阿伦·T.贝克在 98 岁高龄时还在教我认知行为疗法。最近，他和位于美国费城郊区的贝克认知行为疗法研究所的同事一起开发了康复导向认知疗法，用于帮助被诊断为严重精神障碍的个体。我将康复导向认知疗法用于门诊来访者，获得了很好的效果。我对这个新的进展感到非常兴奋。康复导向认知疗法强调通过找到来访者的志向、价值观、意义和目的来激励他们，注重他们的优势和资源，帮助他们克服阻碍，从而每周都朝他们的目标前进，让他们对自己的经历和自身得出积极的结论。我很感激我的父亲和保罗·格兰特（Paul Grant）及埃伦·因韦尔索（Ellen Inverso）带领的康复导向认知疗法团队，他们的努力使我可以将康复导向融入本书。

能与我们团队的杰出治疗师交流，我感到很幸运，他们是罗布·欣德曼（Rob Hindman）、诺曼·科特雷尔（Norman Cotterell）、弗兰·布罗德（Fran Broder）和艾伦·米勒（Allen Miller）。他们不仅给来访者治疗，还在我们的工作坊中提供教学，督导治疗师（从新手到能手），并参与项目开发。通过每周在案例讨论会中和他们讨论个案，我学到了很多。他们还和布里安娜·布利斯（Brianna Bliss）一起帮我修改了本书手稿。

我还很感谢莉萨·波特（Lisa Pote）将贝克认知行为疗法研究所变成了一个全球知名的培训与资源中心。感谢美国吉尔福德出版社（The Guilford Press）的姬蒂·穆尔（Kitty Moore），她是我近 25 年的好友和责任编辑。感谢我的丈夫理查德·布西斯（Richard Busis），他经常鼓励我，并对本书手稿进行了最后的编辑。

最后要感谢的是我最优秀、最棒的助理萨拉·弗莱明（Sarah Fleming），她为本书的出版做出了巨大的贡献。

谢谢你们。

目　　录

第 七 章　活动安排 …………………………………………………… 129

第 八 章　行动计划 …………………………………………………… 149

第 九 章　治疗计划 …………………………………………………… 177

第一章

概述认知行为疗法

阿贝（我更改了他的名字和一些可辨识的信息）是一名55岁的离异的欧裔男性，2年前在工作和婚姻中遇到了重大挫折后，他患上了严重的抑郁症。在我开始为他进行治疗时，他已经变得相当孤立和退缩了；他大部分时间都待在公寓里，看电视，上网，偶尔玩电子游戏。

阿贝和我在8个月的时间里共见了十八次面，在治疗中使用了传统认知行为疗法和康复导向认知疗法的概念化及相应干预技术。在本章以及整本书中，你会读到更多关于康复导向认知疗法的内容。我首先进行了评估诊断，在下一次会谈中，也就是在首次治疗会谈中，我和阿贝讨论了诊断、认知行为疗法的理论、治疗过程以及我提出的治疗计划。我询问了阿贝的志向（他想要怎样的生活）和价值观（什么对他来说是重要的），然后我们共同设立了目标。阿贝希望生活变得更好，他想要变得高效、有益于他人、乐观、有韧性和有控制力。更具体地讲，对他来说，改善家庭生活，找一份工作，改善与前妻和儿女的关系，重新与朋友取得联系，重新参加社区活动，以及保持身材，都很重要。我们讨论了如何在接下来的一周里变得更主动，并达成了一份行动计划（治疗的"家庭作业"）。然后，我引出了阿贝对会谈的回应。

在接下来每一次会谈的大部分时间里，我们都在帮助阿贝确定当次会谈的目标，决定他在下一周可以采取的行动，想出针对潜在困难的应对办法，减少消极情绪以及增加积极情绪。我们经常进行问题解决，且在学习各种技术，特别是那些与改变抑郁思维和行为相关的技术。我不仅使用了各种技术，还教阿贝如何使用这些技术，进而增强他的心理复原力（韧性），并预防复发。会谈的结构和我们使用的技术很重要，良好的治疗关系也非常关键。在本书中，你会进一步了解阿贝及其治疗情况。

你还将在本书中看到玛丽亚（我更改了她的名字和一些可辨识的信息）的案例。玛丽亚目前 37 岁，患有反复发作的严重抑郁，并且具有边缘型人格障碍的特点。对她的治疗更加复杂，持续时间明显更长。玛丽亚认为自己无助、低人一等、不可爱、情感脆弱。她认为其他人可能会批评她，不关心她，甚至伤害她。这些信念经常在我们的会谈中被激活。起初，她对我充满疑虑，生怕我以某种方式伤害她。和玛丽亚建立牢固的治疗关系困难得多。在很长一段时间里，她对治疗以及对我的极度绝望和焦虑让她无法全身心地投入治疗。对阿贝的治疗示范了一种标准的方法；而在对玛丽亚的治疗中，我不得不做了相当大的调整。

接下来，你会在本章中看到对以下问题的回答。

什么是认知行为疗法？

认知行为疗法背后的理论是什么？

研究显示，认知行为疗法的效果如何？

认知行为疗法是如何发展起来的？

什么是康复导向认知疗法？

典型的认知干预是什么样子的？

如何成为一名有效的认知行为治疗师？

如何充分利用本书？

什么是认知行为疗法？

阿伦·T. 贝克在 20 世纪六七十年代开创了一种心理治疗形式，他最初将它命名为"认知疗法（cognitive therapy）"。在我们这个领域，这个术语经常被看作"认知行为疗法（cognitive behavior therapy）"的同义词。贝克设计了一套针对抑郁障碍的结构化的、短程的、着眼于当下的疗法（Beck，1964）。从那时起，他和世界各地的人一起成功地将这种疗法以多种设置和形式应用于治疗不同人群的多种精神障碍和问题。这些调整改变了治疗的焦点、技术和疗程，但其背后的理论假设并没有改变。

在所有源自贝克模型的认知行为疗法形式中，临床心理学工作者将治疗建立在认知概念化——适应不良的信念、行为策略和特定精神障碍的维持因素——的基础上（Alford & Beck，1997）。你还会将治疗建立在对来访者个体及其特定潜在信念和行为模式的理解之上。阿贝的潜在信念是"我是一个失败者"。他进行了广泛的行为回避，从而不让他（所感知）的无能或失败显露出来。然而，讽刺的是，他的回避强化了"我是一个失败者"的信念。

贝克最初接受了精神分析的训练，在开发认知行为疗法的过程中，他获得了多方面启发，既有源于先哲的启发，如爱比克泰德（Epictetus）；也有来自其他理论家的启发，如卡伦·霍妮（Karen Horney）、阿尔弗雷德·阿德勒（Alfred Adler）、乔治·凯利（George Kelly）、艾伯特·埃利斯（Albert Ellis）、理查德·拉扎勒斯（Richard Lazarus）和艾伯特·班杜拉（Albert Bandura）。反过来，贝克的成果也被来自世界各地的众多研究者和理论家扩展。相关理论和研究非常多，在这里就不一一列举了。不同分支的认知行为疗法的起源和发展在对本领域的一些历史性概述中得到了非常充分的介绍（Arnkoff & Glass，1992；Beck，2005；Dobson & Dozois，2009；Thoma et al.，2015）。

一些认知行为疗法的形式和贝克式疗法有相同的特征，但是它们的概念化和治疗重点有某种程度的不同，包括理性情绪行为疗法（rational emotional behavior therapy；Ellis，1962）、辩证行为疗法（dialectical behavior therapy；Linehan，1993）、问题解决疗法（problem-solving therapy；D'Zurilla & Nezu，2006）、接纳承诺疗法（acceptance and commitment therapy；Hayes et al.，1999）、暴露疗法（exposure therapy；Foa & Rothbaum，1998）、认知加工疗法（cognitive processing therapy；Resick & Schnicke，1993）、心理治疗的认知行为分析系统（cognitive behavioral analysis system of psychotherapy；McCullough，1999）、行为激活（behavioral activation；Lewinsohn et al.，1980；Martell et al.，2001）、认知行为矫正（cognitive behavior modification；Meichenbaum，1977）和其他一些疗法。

由贝克模型发展出的认知行为疗法通常会在认知框架内整合以上所有疗法的技术，以及其他循证心理治疗方法的技术。随着时间的推移，更多地了解其他循证干预方式将对你有帮助；但对初学者来说，一下子接触那么多疗法会让你难以应对。我建议你先掌握认知行为疗法的基础知识，然后在认知概念化的框架内学习额外的技术来进行补充。

认知行为疗法已经被应用到了受教育水平和收入水平各异的群体中，同时也被应用于有不同文化背景的群体中，以及从儿童到老年人的各年龄段人群中。它现在已经被应用于医院、私人诊所、学校、职业培训项目、监狱以及许多其他情境。它还被用在团体治疗、伴侣治疗和家庭治疗等形式中。本书描述的治疗主要是 45 分钟或 50 分钟一次的门诊个体治疗。有时，治疗可以更简短。有些来访者，比如因严重精神分裂症住院的病人，并不太适合做一次完整的治疗会谈。还有许多医疗保健提供者和联合医疗保健提供者（allied health care providers）会在进行药物治疗、康复理疗或者医疗检查的同时，使用认知行为治疗技术，而不进行完整的治疗会谈。辅助型专业人员和专业同行也在使用改编过的认知行为治疗技术。

认知行为疗法的理论模型

简而言之，认知模型认为，功能不良的思维（影响来访者情绪和行为）在所有心理障碍中都是很常见的。当人们学着以更现实、更具适应性的方式评价自己的思维时，会体验到消极情绪和不良行为的减少。比如，你非常抑郁，难以集中注意力并支付账单，你的脑海中可能会突然蹦出一个自动思维或念头（可以是几个字，也可以是一些画面）："我什么都做不好"。这个想法可能会引发特定的反应：你也许会感到伤心（情绪），然后就回到床上继续躺着了（行为）。

在传统的认知行为疗法中，治疗师可能会帮助你检验这个想法的有效性，然后你可能会发现自己以偏概全了。事实上，尽管你抑郁了，但很多事情都做得很好。从这个新角度看待自己的经历可能会帮你减少焦虑，你可能会做出更多功能良好的行为（开始付账单）。在康复导向认知疗法中，治疗师会帮助你评价你的自动思维，但焦点比较少放在已出现的认知上，而是更多地聚焦在未来一周可能出现的认知上，这些认知可能会干扰你达成特定的目标。

认知（适应良好的和适应不良的）分为三个层次。自动思维（如"我太累了，什么事都做不了"）是最浅层的。你也会有中间信念，比如潜在假设（例如，

"如果我开始建立人际关系，那么我会被拒绝"）。最深层的是你对自己、对他人、对世界的核心信念（例如，"我无能为力""其他人会伤害我""世界是危险的"）。为了持续改善来访者的情绪和行为，这三个层次都是需要处理的。对自动思维和潜在的功能不良信念都进行修正会带来持久的变化。

比如，如果你不断低估自己的能力，那么你的核心信念可能是"我无能"。修正这一概括化的信念（以更现实的眼光看待自己）可以改变你对日常生活中特定情境的看法。你不会像以前一样有很多以"无能"为主题的想法。相反，在某个犯了错误的情境中，你也许会想，"我只是不擅长这个（特定的任务）"。此外，在康复导向认知疗法中，培养现实的、正性的自动思维（例如，"我可以把很多事情做好"）以及中间信念与核心信念（例如，"如果我坚持下去，就能学会我需要学的东西""我和其他人一样既有优点，又有缺点"）是非常重要的。

对认知行为疗法的研究

从 1977 年的第一个效果研究发表（Rush et al.，1977）开始，认知行为疗法历经广泛的研究检验。迄今为止，有超过 2000 项效果研究证实，认知行为疗法对各种精神障碍、心理问题和伴有心理因素的躯体问题有很好的疗效。很多研究还表明，认知行为疗法能预防上述问题的再次发作，或降低未来发作时的严重程度。例如，冯·布拉赫尔（von Brachel）及其同事（von Brachel et al.，2019）的研究发现，于普通医疗服务门诊接受认知行为疗法治疗的各种精神障碍病人，在治疗结束后的 5~20 年内有持续的改善，而且比只接受药物治疗的病人改善得更明显。（要了解认知行为疗法的元分析和文献综述，请见 Butler et al.，2006；Carpenter et al.，2018；Chambless & Ollendick，2001；Dobson et al.，2008；Dutra et al.，2008；Fairburn et al.，2015；Hanrahan et al.，2013；Hofmann et al.，2012；Hollon et al.，2014；Linardon et al.，2017；Magill & Ray，2009；Matusiewicz et al.，2010；Mayo-Wilson et al.，2014；Öst et al.，2015；Wuthrich & Rapee，2013。要了解认知行为疗法在哪些情况下是有效的，请见美国心理学协会第十二分会的网站以及英国国家卫生和临床诊治技术优化研究所的网站。要了解康复导向认知疗法的研究，请见 Beck et al.，in press；Grant et al.，2012，2017。）

贝克认知行为疗法的创立

在 20 世纪 50 年代末，贝克博士还是一名认证精神分析师，他的来访者会躺在沙发上进行自由联想，而他会对此进行解释。贝克认识到，如果精神分析要被科学界接受，就要对其概念进行实验验证。在 20 世纪 60 年代早期，贝克决定检验一个精神分析的概念，即抑郁是敌意指向自我内部的结果。

他研究了抑郁来访者的梦，预测相比于非抑郁来访者，抑郁来访者的梦里有更多的敌意主题。令他惊讶的是，他最终发现，抑郁来访者的梦里更少有敌意主题，更多的是缺陷、剥夺和丧失。他认识到，这些主题与来访者清醒时的想法一致。贝克开展的其他研究结果让他确信，精神分析的这个观点——抑郁来访者需要让自己痛苦——可能是不准确的（Beck，1967）。从那时起，多米诺骨牌开始倒下。如果这些精神分析的概念是不正确的，我们还能如何理解抑郁？

当贝克博士倾听躺在沙发上的来访者时，他意识到，他们偶尔会报告两类思维流：自由联想思维流和由评价性想法（尤其是关于自己的评价性想法）组成的思维流。

例如，一位女士在会谈中详细描述了她被性剥削的经历。在会谈的最后，她自发地报告自己之前感到焦虑。贝克博士做了一个解释："你觉得我会批评你。"来访者并不同意，她说："不，我害怕我让你厌烦了。"在询问其他来访者时，贝克博士认识到，所有来访者都体验到了与情绪紧密关联的"自动的"负性思维。他开始帮助来访者识别、评价及应对他们不现实的、适应不良的想法。在他这么做了之后，来访者很快就纷纷得到了改善。

贝克博士开始教宾夕法尼亚大学的住院精神科医生运用这种治疗方法。他们也发现，这种治疗方法用在来访者身上的效果很好。时任住院总医师的医学博士 A. 约翰·拉什（A. John Rush）——现为治疗抑郁障碍领域的泰斗——跟贝克博士进行了讨论，计划对此进行效果研究。他们一致认为，这种研究对于向其他人证明认知疗法的有效性来说是十分必要的。他们于 1977 年发表了对抑郁障碍病人的随机对照研究，证实了认知疗法与丙米嗪（一种常见的抗抑郁药）具有同等疗效。这是一项令人震惊的研究。它第一次把谈话治疗与药物治疗进行了比较。一项后续研究发现，认知疗法在预防复发上远比丙米嗪有效。2 年后，贝克及其同事（Beck et al.，1979）出版了第一本认知疗法手册。

从 20 世纪 70 年代末起，贝克博士和他在宾夕法尼亚大学的博士后研究员开始用同样的程序研究焦虑、物质成瘾、人格障碍、伴侣问题、敌意、双相障碍和其他问题。他们首先对某个障碍进行临床观察，列出其维持因素和关键认知（想法和潜在信念、情绪以及行为），然后对他们的理论进行检验，调整疗法，并实施随机对照试验。就这样，几十年过去了。如今，心理问题层出不穷，贝克博士和我以及世界各地的研究人员仍在继续对心理治疗方法进行研究，建构理论，做出调整，检验疗效，希望能帮助那些饱受困扰的来访者。现在，美国和很多其他国家的大部分研究生院都会教授认知行为疗法。它已经成了世界上被使用得最广泛的疗法（David et al.，2018；Knapp et al.，2015）。

康复导向认知疗法

在最近的几十年里，心理健康领域出现了一项创新：以康复为中心。它最初是一种替代医学模式的方法，用于被诊断患有严重心理问题的个人。阿伦·T. 贝克和我，以及我们在贝克认知行为疗法研究所（以下简称贝克研究所）的同事，正在一起完善康复导向认知疗法，用于帮助被诊断为各种问题的个体。康复导向认知疗法是对传统认知行为疗法的改编，它在个案概念化、制订治疗计划和实施治疗等方面和认知模型的理论基础保持一致，但它更强调来访者适应性的信念和行为策略，以及维持来访者积极情绪的因素。康复导向认知疗法强调的是来访者的优势、个人品质、技能和资源，而不是症状和心理病理。

我采用了康复导向，引出阿贝的志向和价值观，进行概念化，并根据这些来制订治疗计划。比如，家庭对阿贝来说非常重要，尽管他的抑郁程度很高，但他愿意让自己多和家人交往互动。我们安排了许多让阿贝觉得有回报的活动，让他在会谈外参与，并且帮助他从这些体验中得出积极的结论。我们培养他积极的认知和正面的记忆，还使用治疗关系和一系列技术来增强阿贝功能良好的核心信念，让他在会谈内外体验到积极情绪。

传统的认知行为疗法和康复导向认知疗法的一个区别是时间定向。在传统的认知行为疗法中，我们倾向于谈论在过去一周发生的事，然后用认知行为疗法的技术应对它们。在康复导向认知疗法中，我们更多地聚焦来访者对未来的希望，他们认为什么是有价值的，以及他们每周可以做些什么来朝着目标前进。常规的认知行为疗法技术可用于应对在这个过程中出现的挑战和障碍。

一例典型的认知干预

下面摘录了与阿贝的一次会谈。这段摘录展示了典型的认知行为干预特色。首先，我们都同意讨论阿贝想要实现的目标之一。我们对阿贝若想达成目标需要采取哪些步骤、可能遇到哪些阻碍进行了讨论。

朱迪丝：好，我们要不要从你想要找工作的这个目标谈起？

阿　贝：好啊，我现在真的需要钱。

朱迪丝：在接下来的一周里，你想迈出的第一小步是什么呢？

阿　贝：（叹气）我想，我应该先更新一下简历。

朱迪丝：这很重要。（开始进行问题解决）你打算怎么做呢？

阿　贝：我不知道，我已经很多年没去看简历了。

朱迪丝：你知道它在哪里吗？

阿　贝：知道，但我不知道在上面写什么。

朱迪丝：有什么办法可以解决这个问题吗？

阿　贝：我想我可以上网找点参考，但是最近我的专注力不怎么好。

朱迪丝：找一个更了解简历制作的人谈谈会不会更好？

阿　贝：是啊。（思考）我可以找我儿子。

朱迪丝：你觉得今天给他打电话怎么样？有什么阻碍吗？

阿　贝：我不知道。我应该能自己想办法，不去打扰他。

朱迪丝：自己应该能想到办法，这很有意思。你有很多看别人简历的经验吗？

阿　　贝：没有，我从没看过别人的简历。

朱迪丝：你觉得，如果找你儿子，会有多麻烦他？

阿　　贝：我觉得也不会很麻烦他吧。

朱迪丝：所以，在你给他打电话之前，可以怎么提醒自己呢？

阿　　贝：他近期在简历制作上的经验比我多，他可能会愿意帮我。

朱迪丝：（称赞阿贝）这很好啊，你今天可以给他打电话吗？

阿　　贝：今天晚上打给他会比较好。

对阿贝来说，识别并应对这个无益的自动思维很容易，这个自动思维原本可能是一个障碍，让他没办法朝着达成目标迈出一小步。我让他想象，在儿子的帮助下，他成功地修改了简历。然后我问他在想象这个画面时有什么情绪感受，并帮助他在会谈中体验到积极的感受。（有一些来访者在碰到类似的问题时可能需要更多的治疗性努力，才能在行为上遵循指示。）

成为一名有效的认知行为治疗师

我希望你致力于成为一名卓越的心理治疗师，并且在你的职业生涯中帮助成百上千的来访者。如果你在阅读本书时感到焦虑，那么这种志向可以帮助你坚持下去。如果你确实感到紧张，那么从认知模型来看，你可能产生了一些负性思维。在本书中，你将学习使用一些工具来应对这类无益的想法。与此同时，每周定一个具体的阅读目标，并想一想在采取行动时可能遇到怎样的障碍，也将有帮助。另外，要确保你对自己的期望是合理的。

我想让你知道，我刚开始使用认知行为疗法的时候，也不是一个非常好的治疗师。我是怎么让自己一点点取得进步的呢？我也曾是一名治疗新手，从未做过心理治疗。所以如果你也刚开始运用认知行为疗法，或者刚开始了解认知行为疗法，不妨让自己放松下来。在学习的路上，你并不孤单。每阅读一章，都值得你给自己一些肯定。每一章的最后都有"反思提问"和"实操练习"的部分。如果你回答了反思提问或者完成了实操练习，也请给自己表扬和鼓励。你可以将自己和朋辈咨询师做比较，而不是和专家型认知行为治疗师做比较。

在认知行为疗法中，我们通常会使用类比和隐喻（Stott et al.，2010）。其中一个隐喻是我们经常说给来访者听的，你也可以用它来帮助自己。

> "你还记得自己学习开车或学习演奏某件乐器那会儿吗？刚开始时，你是不是会觉得有点难以应对？现在对你来说流畅且不假思索的技术细节或动作，在当时是不是需要你投入很多注意才能完成？你是不是感到过沮丧？随着你不断取得进步，你是不是越来越清楚自己在做什么，感觉越来越舒适？最后，你是否掌握了这项技能，并能够相对轻松且更自信地完成任务？大多数人在开始学习某项后来很精通的技能时，都有这种体验。"

对于认知行为疗法的初学者来说，学习过程是一样的。让你的目标小一点，明确一点，现实一点。将你的进步与你开始读本书之前的能力水平或你刚开始学习认知行为疗法时的能力水平进行比较。注意，不要拿你目前的技术水平和最终目标做比较，那样会削弱你的信心。

如果你对用认知行为疗法帮助来访者感到焦虑，那么可以给自己做一张"应对卡"，既可以是实体卡，也可以是虚拟电子卡。在上面写上你需要记住的话。在与来访者工作时，你将使用应对卡或类似的东西（因为我们要确保希望来访者记住的东西都被写了下来）。我手下的精神科住院医生在接待第一位门诊病人时，常产生无益的想法。经过讨论，他们制作了一张卡片来应对这些想法。这些卡片是因人而异的，但通常会写如下所示的一些话。

我的目标不是在今天就治好这位来访者，没人对我有这样的期望。
我的目标是建立良好的关系，激发希望，找到对来访者而言最重要的东西；也许还要找出来访者在接下来的一周可以做些什么，从而朝着他的目标前进。

读这样一张卡，可以帮助你缓解焦虑，从而聚焦于来访者，治疗也就变得更有效了。

对于没有接受过训练的人来说，认知行为疗法有时会给人"它很简单"的假象。认知模型假设一个人的想法影响一个人的情绪和行为（有时是生理反应），这种假设非常直白。而有经验的认知行为治疗师可以无缝地同时完成许多任务：建立良好的关系；进行心理教育，让来访者了解并适应认知行为疗法；收集数据；进行个案概念化；为达成来访者的目标以及克服障碍而努力；教授技能；进行总结；引出反馈。他们几乎在普通的交谈中就完成了这些任务。

如果你对这个领域还感到很陌生，你需要更加刻意且结构化，在同一时间段里聚焦更少的要素。尽管最终目的是整合这些要素并尽可能提供有效的治疗，但你首先要学习建立治疗关系和对来访者进行概念化的技能。你还要学会认知行为疗法（或者其他疗法）的技术，且最好是循序渐进地进行学习。

你可以看到，认知行为治疗师专业性的成长要经历四个阶段。（假设你已经具备了心理咨询的基本技能：倾听、共情、关爱、积极关注、真诚，并且能够做到准确地理解、反思和概述。）在第一阶段，你要学习根据在初始评估和会谈中收集的数据，以认知行为的角度进行个案概念化。要学习如何建立良好的治疗关系，如何将会谈结构化，如何考虑来访者的价值观、志向和目标，并运用概念化和良好的常识制订治疗计划。你要帮助来访者找到解决办法来应对他们面对的困难，并帮他们以不同的方式看待功能不良的想法。你要学会使用基本的认知和行为技术，并教来访者使用这些技术。

在第二阶段，你对概念化和技术的整合更加娴熟，对治疗流程的理解也更加深入，你能更加容易地找到治疗的关键目标。在对来访者进行概念化、修正概念化，并运用概念化做出即时的干预决策等方面，也显得更有技巧。你拓展了自己的策略，能更加娴熟地在合适的时机选择合适的技术并进行恰当的运用，在加强治疗关系上也更加出色。

在第三阶段，你会更自动地将新获得的信息整合进个案概念化中，你会更有能力进行假设，以确认或修正你对个案的理解。你会适当地调整认知行为疗法的结构和技术，尤其是在遇到患有人格障碍和有其他困难问题的来访者时。在预防治疗关系破裂及修复治疗关系方面，你的技能也会大有长进。

在第四阶段，你在今后的职业生涯中继续学习认知行为疗法。我至今仍会从我所治疗的每一位来访者那里获得成长。我参加每周的个案讨论，向同事和受督者咨询各种临床事项，并且阅读书籍、文献，通过参加学术会议来跟上认知行为疗法研究和实践的最新进展。相比于 5 年前，我现在是一名更棒的治疗师了。我希望自己在未来的 5 年中继续在专业上获得成长。希望你对终生学习也抱有和我类似的看法。

如果你已经在使用另一种心理治疗方法了，且刚开始学认知行为疗法，那么当你在新的个案中运用认知行为疗法时，治疗会变得更有效。如果你想在现有的个案中运用认知行为疗法，合作就非常重要。你要说明自己想做些什么，解释它的原理，并且征得来访者的同意。当我们为了来访者的福祉积极地表达想要更换一种治疗方法时，大多数来访者都会同意。如果来访者有犹豫，你可以建议将治疗方法的改变作为一项"实验"，而不是保证，以此来鼓励他们尝试。

治疗师：我正在读一本很重要的书，它说的是怎么让治疗更加有效，这让我想到了你。

来访者：是吗？

治疗师：是的，关于怎样可以让你更快地好起来，我有一些想法。（合作的姿态）我可以与你分享一下吗？

来访者：好啊。

治疗师：我在书里读到的一个内容是"设置议程"。也就是说，在会谈的一开始，我会询问你在这次会谈中的目标，或你想讨论什么。比如，你可以说希望在社交上更活跃或者完成更多的家务，这样能让我们更好地分配会谈的时间。（停顿）你怎么看呢？

充分利用本书

本书是为学生和临床工作者准备的。处在任何经验水平和技能发展水平的临床工作者，只要还未掌握认知概念化和干预的基本内容，就能从本书中受益。本书也很适合想要将康复导向认知疗法的原则整合到治疗中的临床工作者。掌握认知行为疗法（以及康复导向认知疗法）的基本要素非常关键，这样你才能理解应该如何以及在何时为来访者调整标准的治疗程序。

我建议你按照本书编排的章节顺序阅读本书。你也许急切地想要跳过概述的章节，直接读教你如何做的章节。然而，认知行为疗法不仅仅是对认知和行为技术的运用。它还包括很多特质，比如需要根据你对来访者的概念化，巧妙地选择和有效地使用各种类型的干预措施。你可以在贝克研究所网站的"CBT 资源"中找到阿贝的治疗录像，并且可以下载工作表。你还可以在附录 A 里找到其他资源。

你需要将一些工作表打印出来，比如"思维记录表"和"检验思维工作表"（见第十五章），因为其中包含了大量信息。你在刚开始使用认知行为疗法时，也许还需要打印其他工作表。一旦你熟悉了这些材料，在会谈中手绘这些工作表将是更好的选择。这有助于你将工作表个性化，也不会让一些不喜欢正式工作表的来访者产生消极反应。

作为一名认知行为治疗师，如果你能够将所学运用到自己身上，你的成长会更快。请务必进行所有实操练习。比如，在本章的末尾有实操练习，它会引导你识别自己在阅读本书时的自动思维。你可以将这些想法记下来，再将注意力重新拉回到阅读中；或者在识别它们之后，用本书第 014 页的提问创建一张供自己使用的应对卡。通过聚焦自己的思维过程，你可以提升认知行为治疗技术，修正功能不良的想法，这样对你的情绪（和行为）有积极的影响，会让你更容易接受这样的学习。

要完成其他实操练习，你需要和一位同伴、朋友、同事或者家庭成员一起进行角色扮演。如果找不到进行角色扮演的搭档，你可以想象一位来访者，并写下一段对话的逐字稿。你也可以采用这两种方法。越是多练习使用认知行为疗法的语言和概念，你的治疗效果就会越好。

将自己看成一个被试，教自己认知行为疗法的基本技术，有助于提高你将这些技术教给来访者的能力。一个额外的好处是，当你使用这些技术帮到了自己时，你就可以向来访者做一些自我表露了，这会鼓励来访者进行练习。参加一个在线课程也会让你有很多机会将认知行为技术用在自己身上。这是掌握和练习这类治疗的最佳方式之一。

对你来说，了解本书没有涉及哪些内容也很重要。本书的焦点是抑郁障碍；在治疗其他障碍时，需要做一些重要的调整。本书没有提到如何调整认知行为疗法，使之适用于更年幼的群体或老年人群体，也没有囊括一些非常重要的议题，如自伤、物质使用、自杀、杀人意图等。所以你还需要补充学习一些知识，以让自己在遇到与本书所示案例（阿贝）不同的个体时，也能提供有效的治疗。

总　　结

认知行为疗法是由阿伦·T. 贝克博士在 20 世纪六七十年代创立的。已有 2000 多项效果研究证明了认知行为疗法的有效性。如今，它被认为是心理治疗的"金标准"（David et al., 2018）。它基于这样一个理论：人的想法会影响其情绪和行为。通过帮助来访者评估和改变功能不良的、无益的想法，认知行为治疗师可以给来访者带来情绪上和行为上的长久改变。认知行为治疗师会吸收许多疗法中的技术，在认知模型和概念化的框架内使用它们。最近，在传统认知行为疗法的基础上，增加了对康复导向的关注，强调来访者的价值观、志向，从来访者的日常生活中得出积极的结论，并且在治疗会谈内外体验积极情绪。

反 思 提 问

在本章，你学习了哪些关于认知行为疗法和康复导向认知疗法的新内容？认知行为疗法的技术能如何帮助你？什么样的想法会阻止读者在自己身上使用认知行为疗法的技术？对这些想法有什么好的回应？

实 操 练 习

到目前为止，何时会出现下列情况。

● 你的情绪向消极的方向改变或加剧；

● 你出现了与消极情绪有关的身体感觉（比如，当你感到焦虑时，你的心跳会加快）；

● 你在做无益的事情，或者在避免做有益的事情。

问问自己，你正在体验什么情绪，并且要使用认知疗法中最基本的问题：

> "我刚才在想什么？"

你就是这样教自己识别自动思维的。留意那些阻碍你达成目标的自动思维，特别是影响你阅读本书及使用这些认知行为治疗技术的自动思维。你可能会注意到一些自动思维，如下所示。

"这太难了。"

"我没能力掌握它。"

"这让我不舒服。"

"如果我试了这个方法，但没有帮到来访者，该怎么办？"

如果有经验的治疗师并非以认知行为疗法为主要的理论取向，那么可能会有另一些自动思维，如下所示。

"这不会起效。"

"来访者不会喜欢这种方法。"

"这太肤浅了／太结构化了／太缺乏共情了／太简单了。"

第二章

概 述 治 疗

在本章中，你会了解到认知行为疗法的原则。认知行为疗法可以因人而异，也有一些适用于大多数来访者的共性特点。不用担心记不住本章的所有内容，因为你还将在本书中的多处地方接触这些概念。我只是想让你了解一下认知行为疗法是什么样的。你也许想要看一次完整会谈的录像，并且用"治疗原则清单"（你可以在贝克研究所网站的"CBT资源"中找到录像和治疗原则清单）来标注录像里体现了以下哪些原则。

治 疗 原 则

治疗原则清单

1. 认知行为疗法的计划是在不断变化的认知概念化基础上形成的。

2. 认知行为疗法需要良好的治疗关系。

3. 认知行为疗法需要持续监测来访者的进展。

4. 认知行为疗法要适应不同文化，治疗要因人而异。

5. 认知行为疗法强调积极面。

6. 认知行为疗法强调合作和主动参与。

7. 认知行为疗法是进取的、基于价值观的、以目标为导向的。

8. 认知行为疗法首先强调的是当下。

9. 认知行为疗法具有教育性。

> 10. 认知行为疗法注重时效性。
>
> 11. 认知行为疗法是有结构的。
>
> 12. 认知行为疗法使用引导发现，并教来访者对其功能不良的认知做出回应。
>
> 13. 认知行为疗法包括行动计划（治疗的家庭作业）。
>
> 14. 认知行为疗法使用多样化的技术改变想法、情绪和行为。

原则1：认知行为疗法的计划是在不断变化的认知概念化基础上形成的。 我将来访者在评估会谈时提供的信息收集起来，并在此基础上根据认知模型形成对他们的概念化（关键的认知、行为策略以及心理障碍特定的维持因素）。从一开始，我就会将他们的优势、积极品质和资源整合进概念化中。在治疗过程中，我根据收集到的信息持续调整概念化，并且用概念化形成治疗计划。

我对阿贝的治疗计划一开始聚焦在当下影响其目标的认知和问题行为上。我们经讨论决定多做一些符合阿贝的价值观和志向的行动，阿贝开始监测自己的积极体验。在临近治疗中期时，我们将焦点放在导致其低自信的基本信念上。在治疗的末期，我们的重点是为未来做计划，预测将来可能遇到的阻碍，并形成计划来克服阻碍。我们也会讨论对结束治疗的适应不良的认知，并聚焦那些对预防复发很关键的认知和行为。

我分三个时间段来概念化阿贝的困难。首先，我识别出了当下阻碍阿贝实现其志向的认知（"我是一个失败者""我什么事都做不好"）。我还识别出了维持其抑郁的行为阻碍（孤立自己、不活动）。其次，我识别出了在抑郁发作时，影响阿贝认知的诱发因素。他在工作中遇到了困难，然后丢掉了工作。他的妻子对他越来越挑剔并且和他离了婚。这些事件导致他相信自己无能。再次，我假设了一些关键的成长史事件以及他对这类事件固定的解释模式，这些可能是让他易感抑郁的因素。在十一二岁的年龄，阿贝的妈妈就期待他负起家庭的重任，可他自己就还没长大，没有准备好。他认为，妈妈的批评是正确的，而没认为妈妈也不知所措且对他期待过高。

原则 2：**认知行为疗法需要良好的治疗关系。** 不同的来访者在治疗的开始阶段发展良好治疗联盟的能力不尽相同。虽然阿贝在一开始怀疑我能否帮到他，但和他建立关系并不难。通过使用良好的罗杰斯式技术，询问他对治疗计划的反馈，对治疗进行协同决策，说明干预的原理，使用自我表露，在会谈结束时引出反馈，以及努力取得治疗进展（并得到他的认可），治疗联盟得以巩固。

总的来说，你要花足够的时间发展治疗关系，使来访者与你像一个团队那样有效地合作。你利用治疗关系来提供证据，证明来访者的消极信念——特别是对自我的消极信念（有时是对他人的信念）——是不准确的，更加积极的信念才是准确的。如果治疗联盟牢固，你可以将最多的时间花在帮助来访者解决下一周所面临的问题上。一些来访者，特别是人格障碍病人，确实需要更多地聚焦在治疗关系上，并且要用更高阶的策略建立良好的治疗联盟（J. S. Beck，2005；Beck et al.，2015；Young，1999）。

原则 3：**认知行为疗法需要持续监测来访者的进展。** 《抑郁的认知疗法》（*Cognitive Therapy of Depression*；Beck et al.，1979）是最早的认知行为疗法手册，它建议治疗师用每周症状清单了解治疗进展，并且在每周治疗会谈的最后引出来访者口头和书面的反馈。自那之后，有很多研究证明，对进展进行常规监测能提高治疗效果（Boswell et al.，2015；Lambert et al.，2001，2002；Weck et al.，2017）。当来访者和治疗师都能收到有关来访者进展的反馈时，治疗效果将得到提高。随着治疗重点开始聚焦在康复导向上，很多认知行为治疗师现在也会测量来访者的总体功能、目标实现进度、满足感、人际联结和幸福感。

原则 4：**认知行为疗法要适应不同文化，治疗要因人而异。** 认知行为疗法在传统上反映了美国主流文化的价值观。然而，当治疗师认识到文化、民族差异、偏好和实践的重要性时，具有不同的族群和文化背景的来访者会获得更好的治疗效果（Beck，2016；Smith et al.，2011；Sue et al.，2009）。认知行为疗法倾向于强调理性、科学方法和个人主义。来自其他文化的来访者可能有不同的价值观和偏好，比如，习惯进行情绪化推理，不同程度的情绪表达，重视集体主义或相互依赖。

当来访者的文化和你所属的文化不同时，你也许需要提升自己的跨文化胜任力。事实上，你可能，其实是很可能，没有意识到自己的文化偏见。你也可能还没有意识到一些来访者在社会群体中所遭遇的文化偏见有多严重，特别是当他们并不来自主流文化时。这些偏向和偏见可能对来访者问题的形成起非常重要的作用。

除了文化，来访者还可能在很多方面和你不同，包括年龄、宗教、族群、社会经济地位、残障程度、性别、性认同和性取向（Iwamasa & Hays，2019）。一定要了解来访者的特点，并预期这些差异如何与治疗产生关联。海斯（Hays，2009）描述了让认知行为疗法适应不同文化的策略，包括评估来访者及其家庭的需求，强调尊重文化的行为，识别与文化相关的优势和支持，以及肯定来访者受压抑的体验。当然，你仍然需要对来访者进行个案概念化，并且不要武断地假设需要对某一个体采用不同的治疗。

原则 5：认知行为疗法强调积极面。 近期的研究说明了强调积极情绪和认知在治疗抑郁障碍时的重要性（如 Chaves et al.，2019）。你要帮助来访者主动挖掘更多的积极情绪和想法。另外，激发来访者的希望也非常重要。

阿贝就像大多数抑郁的来访者一样，倾向于聚焦于事物的消极面。当他处于抑郁状态时，他会自动地（未经意识觉察）、选择性地注意消极体验。他还时常将中性经历解读为消极体验。此外，他经常忽视或未能看到更加积极的体验。他在加工正面信息方面有困难，这使他产生了一种扭曲的自我意识。为了消除抑郁的这种特征，你要不断地帮助来访者关注积极的一面。我想让阿贝开始参与一些活动，他可以从这样的经历中总结出自己有能力解决问题并克服障碍，能够过上满意的生活。

原则 6：认知行为疗法强调合作和主动参与。 治疗师和来访者都是主动的。我鼓励阿贝将治疗看作团队合作，我们一起决定在每一次会谈中谈什么、多久见一次面，以及阿贝可以在会谈外做些什么。一开始，我会在建议某个会谈方向以及一些行动计划（治疗的家庭作业）上更加主动。随着阿贝不再那么抑郁，而且对治疗越来越熟悉，我会鼓励他在会谈中更加主动地决定采取哪些步骤来实现自己的目标，应对潜在障碍，评估自己功能不良的认知，总结要点，以及制订行动计划。

原则 7：认知行为疗法是进取的、基于价值观的、以目标为导向的。 在你和来访者的首次治疗会谈中，你应该询问他们的价值观（什么对他们来说是真正重要的）、志向（他们想成为什么样的人，想过什么样的生活）以及特定的治疗目标（在治疗结束时，他们想要达成什么）。阿贝重视"负责任""有能力""高效""对他人有益"。他有志于过更好的生活，重新变得乐观且健康幸福，以及获得掌控感。他的具体目标包括做一个更棒的父亲，找到一份好工作。但是类似"我是一个失败者""我永远都找不到工作"的想法阻碍了他，使他回避要达成目标就必须采取的行动。

原则 8：认知行为疗法首先强调的是当下。 对大多数来访者的治疗着重聚焦于技术，来访者需要这些技术改善情绪（和生活）。持续使用这些技术（在治疗期间和治疗结束后）的来访者比其他来访者有更好的治疗效果；即使面对重大的生活压力事件，也是如此（Vittengl et al.，2019）。当阿贝更现实地看待消极情境，试着解决问题，朝着自己的目标努力前进时，他感觉不那么抑郁了。他的情绪变得更加积极，因为他会注意进展顺利的事情，以及这些经历意味着他具备哪些值得称赞的品质。

在以下三种情况下，你可以把焦点转移到过去：

1. 当来访者表达强烈的愿望想要聚焦于过去时；
2. 当针对当前问题和未来志向的工作没有带来足够的改变时；
3. 当你认为有必要理解关键的功能不良的认知和行为应对策略如何开始形成以及何时开始形成并得以维持，而且这对你和来访者来说都很重要时。

之后，你们要讨论来访者对过去有什么新理解，以及他们在下一周可以如何利用这种新理解。

例如，在治疗的中期，我和阿贝简短地讨论了一些童年事件，帮助他识别他从小习得的信念："如果我寻求帮助，人们就会发现我有多无能。"我帮助阿贝评估在过去和当下有哪些证据能验证这个信念。这样做在一定程度上让他形成了一种更实用、更合理的信念。假如他有人格障碍，我也许会花更多的时间讨论他的成长史，以及他的信念和应对行为的童年起源。

原则9：认知行为疗法具有教育性。 治疗的一个主要目标是让心理治疗的过程可以被理解。如果阿贝在某次会谈中和整个治疗过程中都清楚地理解我想让他做什么，感觉到我们俩是一个团队，知道治疗具体会怎么进行，他就能明白可以在治疗中期待什么，这样他就会感到更加舒服。在首次治疗会谈中，我针对阿贝所患障碍的性质及其发生发展过程、认知行为疗法的过程、会谈的结构以及认知模型做了心理教育。在之后的会谈中，我进行了其他心理教育，呈现了不断修订的概念化，并询问了他的反馈。我在整个治疗中都会使用示意图，以帮助阿贝理解为什么他有时会产生发生了偏差的想法和适应不良的反应。［在布瓦韦尔和艾哈迈德的书（Boisvert & Ahmed，2018）中可以找到不同种类的示意图，这些示意图对心理教育很有帮助。］

在整个治疗过程中，我会先使用多种技术，然后教阿贝自己运用这些技术，这样他就可以学着成为自己的治疗师了。在每一次会谈中，我会请阿贝记录他所学到的最重要的内容，这样一来，他每天都可以回顾自己的新领悟。在治疗结束后，当阿贝发现自己的想法和行为变回以前的模式时，他也可以回看这些笔记。

原则10：认知行为疗法注重时效性。 我们经常说认知行为疗法是短程的心理治疗。许多患单纯抑郁障碍或焦虑障碍的来访者需要六至十六次会谈，但在有些情况下需要更长程的治疗。我们试图让治疗尽可能短，同时仍保证达成目标：帮助来访者从心理障碍中康复；努力实现他们的志向、价值观和目标；解决最紧迫的问题；进一步在生活中获得满足和享受；学习一些技术来增强心理复原力，避免复发。

最初，阿贝每周做一次治疗（如果他的抑郁更加严重或者有自杀的念头，我也许会安排更高频率的治疗）。在2.5个月后，阿贝觉得好一点了，能够在会谈外使用一些技术了。因此，我们一起决定试一下每两周见一次，后来是每个月见一次。即使在治疗结束之后，我们仍计划在1年内每隔3个月见一次，作为"强化"会谈。

一些来访者需要在更长的时间内接受更多的治疗。有时，这些来访者过着混乱的生活，或者深陷持续的、严重的困境，如贫困或暴力。有些来访者患有慢性的或不利于治疗的障碍。还有些来访者患有人格障碍、极其顽固的物质滥用、双相障碍、进食障碍或精神分裂症。1年甚至2年的治疗都可能不够。在结束治疗之后，他们也许需要周期性的会谈或者额外的治疗时程（通常比之前更短）。

原则11：认知行为疗法是有结构的。 认知行为治疗师的目标是尽可能有效地进行治疗，以帮助来访者尽快好转。坚持标准的治疗形式（并教来访者治疗技术）有助于实现这些目标。你将在每次会谈中使用这种形式（除非来访者反对，在这种情况下，你也许需要在一开始就与来访者协商治疗形式）。

我在阿贝进治疗室之前就开始计划治疗了。我快速地翻阅了他的信息，特别是他的治疗目标和上次会谈的行动计划（还包括治疗笔记）。我的首要治疗目标是在会谈期间改善阿贝的情绪，并制订一份行动计划，让他在一周内感觉好一些，且行为更具功能性。在任何一次会谈中，阿贝的目标和问题、我的概念化、治疗关系的牢固程度、阿贝的偏好以及治疗的阶段，都会影响我的工作方式和内容。

在一次治疗会谈的第一部分，你的目标是重新建立治疗联盟，回顾行动计划并收集数据，以便和来访者通过合作来设置会谈议程，并按照优先等级对会谈议程进行排序。在一次会谈的第二部分，你要和来访者讨论议程上的议题或目标。这种讨论和干预会自然地引出行动计划。在一次会谈的第三部分，你或者来访者要对会谈进行总结。你要确保行动计划是有理有据的，然后引出来访者的反馈并进行回应。有经验的治疗师有时会偏离这种治疗形式；但新手治疗师若能遵循特定的结构，治疗往往更加有效。

原则12：认知行为疗法使用引导发现，并教来访者对其功能不良的认知做出回应。 在讨论问题或目标的过程中，你要向来访者提问（"你想到了什么？"），以帮助他们识别功能不良的想法，你要（使用一些技术）评估其想法的有效性和实用性，并制订一份行动计划。对阿贝，我使用了温和的苏格拉底式提问，这有助于让他感觉到我是真的致力于用合作的经验主义方式帮助他学到新东西。也就是说，我通过仔细地审查证据，来帮助他确定想法的准确性和实用性。注意，我们不是要挑战认知（告诉来访者或者说服来访者其想法是无效的）；相反，我们是要通过认知重建帮助来访者。认知重建是一种评估和回应适应不良的想法的方法。

在一些会谈中，我问阿贝，他的想法意味着什么，以此揭示他对自己、对世界和对他人的潜在信念。我还通过提问引导他评估信念的有效性和功能性。而且从治疗的一开始，我就帮助阿贝加强了对自己的积极信念，教他相信自己，引导他对自己为了达成目标而做的事情得出积极的结论。

根据你和来访者商定的要讨论的认知类型，你也许会更换技术或者增加额外的技术。当自动思维是功能不良思维过程的一部分时，比如思维反刍、强迫思维或者持续的自我批评，你也许要帮助来访者非评判地接纳他们的想法，并允许想法来去自如。如果要在情绪或本能层面改变认知，你可以采用意象、故事、类比或隐喻、体验式技术和角色扮演的方式，或者建议做行为实验。

原则 13：认知行为疗法包括行动计划（治疗的家庭作业）。 治疗的一个重要目的是帮助来访者在会谈结束时感觉好一些，并让他们度过更美好的一周。行动计划通常由以下几部分组成：

> - 识别并评估阻碍来访者实现目标的自动思维；
> - 为未来一周可能出现的问题和障碍提供解决方案；
> - 练习在治疗会谈中学到的行为技术。

来访者很可能忘记在治疗会谈中发生了什么，而且如果他们确实忘记了，治疗效果就会打折扣（Lee et al., 2020）。我们的经验法则是：

> 要把我们想让来访者记住的任何内容都记录下来。

你和来访者应该写下治疗笔记和行动计划，无论是在纸上，还是在来访者的手机或平板电脑上。或者你可以用某个应用软件将治疗笔记记录在手机里。以下是我和阿贝一起完成的治疗笔记的范例。

如果我开始觉得我没办法坐下来付账单了，就会提醒自己：

- 做这件事只需要花 10 分钟；
- 这也许有困难，但不是不可能的；
- 头一两分钟也许是最艰难的，然后会变容易；
- 完成我以前做不到的事情会让我有积极的感受，我应该专注于这种积极的感受。

行动计划会从对每次会谈议程的目标或问题的讨论中自然产生。你需要根据问题的本质、对哪些方法能奏效的理解、实际考量（如时间、精力和机会）和来访者因素（如动机、专注程度和偏好），仔细地制订行动计划。一种常见的错误是治疗师提议的行动计划过于困难。

原则 14：认知行为疗法使用多样化的技术改变想法、情绪和行为。 事实上，我们在认知框架的背景下从许多心理治疗模式中吸纳了技术与方法。比如，根据对某一来访者的概念化，我会使用的技术可能来自接纳承诺疗法、行为疗法、慈悲聚焦疗法、辩证行为疗法、格式塔疗法、人际疗法、元认知疗法、基于正念的认知疗法、以人为本的疗法、心理动力学疗法、图式疗法、焦点解决疗法、幸福疗法（well-being therapy）及其他疗法。当你还在学习认知行为疗法时，整合本书没有提到的各种干预方法会很困难。我会鼓励你先掌握认知行为疗法的基础，再学习额外的技术，在认知概念化的框架内进行应用。随着你作为认知行为治疗师不断成长，学习以上疗法以及其他循证疗法都将是值得的。

总　　结

　　本章所描述的基本原则能应用于多数来访者。在对每位来访者的认知概念化的指引下，你将根据个体的需要采用不同的治疗技术。认知行为疗法要考虑到个体的文化、家族史和其他重要特征，个体问题的性质，个体的志向和愿望，个体建立治疗联盟的能力，个体寻求改变的动机，个体以前的治疗经验，以及个体的偏好。治疗的基石永远是牢固的治疗关系。

反 思 提 问

　　在 14 个治疗原则中，哪些认知行为疗法的重要组成部分是你已经有所了解的？哪些是你新了解到的？有让你感到惊讶的吗？

实 操 练 习

　　回顾治疗的原则。用自己的话说一说，为什么这些原则是重要的？思考一下，对于每个原则，你还有哪些好奇之处，并提出一个相关的问题。

　　观看一次完整会谈的录像（可以在贝克研究所网站的"CBT 资源"中找到），用"治疗原则清单"来标注录像里体现了哪些原则。

第三章

认知概念化

认知概念化是认知行为疗法的基石。通过本书，你将学习更多关于认知行为疗法各要素和概念化的知识。在本章中，你会看到对以下问题的回答。

什么是认知概念化?

如何开始概念化?

自动思维如何帮助你理解来访者的反应?

核心信念和中间信念是什么?

什么是更复杂的认知模型?

阿贝的概念化是什么?

如何完成一张认知概念化图?

认知概念化概述

概念化能为你的干预提供框架，帮助你:

- 理解来访者，识别其优势和劣势，了解其意愿和面临的挑战;
- 认识到来访者带有功能不良思维和非适应行为的心理障碍是如何形成的;
- 加强治疗关系;
- 制订会谈内和会谈外的治疗计划;

- 选择适当的干预措施，并根据需要调整治疗；
- 克服治疗瓶颈。

　　不断发展且系统的概念化有助于规划既高效又有效的治疗（Kuyken et al.，2009；Needleman，1999；Persons，2008；Tarrier，2006）。与来访者第一次接触时，你就可以开始构建他的概念化，并在随后的每一次会谈中对概念化进行完善。通过来访者的诊断结果、典型认知、行为策略和症状维持因素来梳理他的认知概念化，是非常重要的。但之后还需要看看这种概念化是否适合这位特定的来访者。你要持续地收集信息，总结你所听到的，与来访者核对你的工作假设，并根据需要修正你的概念化。例如，在最初的几次会谈中，我并没有觉察到玛丽亚的无价值类核心信念，直到她与母亲及姐姐大吵一架，这种信念才显露出来。

　　当来访者提供了新的信息时，你就有机会确认、推翻或修正你的工作假设。你需要不断问自己："我刚获得的新信息是之前所了解的来访者模式中的一部分，还是一些新的表现？"如果是新的表现，就记录下来，以便在之后的会谈中确认这些信息是否反映了来访者的另一种模式。

　　和来访者分享你的概念化，并询问这个概念化是否"听起来真是如此"或"看起来是对的"。如果你的概念化准确，来访者几乎都会说："是的，我觉得是这样的。"如果概念化有误，来访者通常也会说："不，不是那样的，更像是＿＿＿＿。"征求来访者的反馈可以强化治疗联盟，使你能够进行更准确的概念化及有效的干预。事实上，分享你对来访者的概念化本身就可以起到治疗作用（Ezzamel et al.，2015；Johnstone et al.，2011）。当我指出阿贝实际上只有一个问题，即认为自己无能，是一个失败者时，他感觉好多了。

　　　　"我想，正因为你如此坚信这一点，所以你总是回避做那些看起来有难度的事情。并且，当你情绪低落时，几乎每件事看起来都很难。（停顿）你认为我说的对吗？"

　　重要的是要设身处地地为来访者着想，共情他们的经历，理解他们的感受，并通过他们的双眼感知世界。根据来访者对过去和当前经验的解读、优势和劣势、价值观和个人特质、生物性、基因和遗传等因素，来访者的感知、想法、情绪与行为都是可以得到理解的。

概念化也有助于你了解并塑造来访者积极的性格特质与技能。帮助来访者更好地意识到自己的优势和资源，可以改善其社会功能、情绪和心理复原力（Kuyken et al.，2009）。它还可以引导你看到阻碍来访者实现目标的障碍是如何形成的，以及它们为什么一直存在。

开始概念化

在整个治疗过程中，你需将许多提问牢记于心，从而不断发展并完善你的概念化。请参见第五章，以了解评估会谈的概述，你将从评估会谈开始，收集一系列信息：来访者的个人情况；主诉、主要症状、精神状态和诊断；当前使用的精神药物及正在接受的治疗；重要关系；曾经有过的最佳生活状态；来访者各方面的成长史。你需要在整个治疗过程中持续地收集信息。

自动思维有助于解释来访者的反应

认知行为疗法以认知模型为理论基础。该模型假设，人们的情绪、行为和生理反应受他们对事物（包括：外部刺激，如考试失败；内部刺激，如难受的躯体症状）的感知的影响。

```
情境／事件
   ↓
自动思维
   ↓
反应（情绪上、行为上和生理上）
```

决定人们感受和行为的不是情境本身，而是人们如何解释这一情境（Beck，1964；Ellis，1962）。设想一个场景，几个人正在阅读一本关于认知行为疗法的基础教材。在这一相同的情境下，基于他们阅读时产生的不同想法，他们有着完全不同的情绪和行为反应。

- 读者 A 想："这确实很有道理，终于有一本真正能教我成为一名优秀治疗师的书了。"读者 A 感到有点兴奋并继续阅读下去。
- 相反，读者 B 则认为："这种方法太简单了，这是行不通的。"读者 B 感到失望并合上了书。
- 读者 C 的想法是："这本书并非我所期待的，真是浪费钱。"读者 C 感到反感，彻底把书扔到一边。
- 读者 D 心想："我确实需要学习这些，但如果我弄不懂怎么办？如果我永远都无法掌握怎么办？"读者 D 感到焦虑，一遍又一遍地读着同样几页内容。
- 读者 E 的想法也不同，"这太难了，我太笨了，我完全学不会，我永远也不可能成为一名心理治疗师"。读者 E 感到难过，转而去看电视了。

人们的情绪感受和行为方式与他们对情境的解读及思考有关。情境本身并不直接决定人们的感受或行为。

> 一旦了解人们的想法，就能理解其反应。

与较为明显的表层思维相比，你可能会对同时活动着的另一层面的思维更感兴趣。在阅读本书时，你也许已经注意到了思维的这两个层面。你的一部分注意力集中在书里的内容上，这表明你正试着理解并整合客观信息；但与此同时，在思维的另一层面，你可能还会对当前情况产生快速的评价性想法。这些想法被称为自动思维，它们不是深思熟虑或推理出来的结果；相反，这些想法似乎是自发涌现的，往往迅速且简短。你或许几乎都觉察不到这些想法，更有可能感知到随之而来的情绪或行为。

即便确实注意到了自己的想法，你大概也会不假思索地接受并相信它们是正确的。你甚至不会想到要去质疑这些想法。无论如何，你都可以学习通过关注自己在情绪情感、行为和生理上的变化来识别自动思维。比如，当出现以下情况时，问问自己："我刚才在想什么？"

- 在你开始感到沮丧时；
- 在你觉得自己倾向于要用非适应性的方式行事（或避免以一种适应性的方式行事）时；
- 在你注意到自己的身体或精神状态发生变化，让你不舒服时（如呼吸急促或思绪奔涌）。

在识别出自己的自动思维后，你可能已经在或多或少地评估自动思维的合理性了。例如，当有很多事要做时，我偶尔会自然产生"我永远也完不成这些事"的自动思维。但我会自觉地检验其真实性，回想过去的经历并提醒自己，"没关系，你知道你总能完成需要做的事"。

当人们发现自己对情境的解释是错的并加以纠正时，很可能会感受到情绪改善，行为更有效，以及躯体症状唤醒水平降低。从认知的角度来说，当功能不良的思维经调整更能反映客观事实时，个体的情绪、行为和生理反应通常都会发生变化。

不过，自动思维从何而来？是什么使一个人对同一种情境的解释与另一个人不同？为什么在此时与彼时，同一个人对同一事件的解释会不同？这些问题的答案与一个持久稳定的认知现象有关，即信念。

一旦了解了人们的信念是什么，就能理解他们的自动思维所反映的主题。

信　念

从童年开始，人们就对自己、他人和这个世界形成了一定的看法。他们最主要或最核心的信念是一种持久稳定的理解，这种理解过于基本且深刻，以至于他们常常无法将它表达出来，甚至对自己也无法表达出来。人们会将这些看法视为绝对真理——认为事情"本就这样"（Beck，1987）。适应良好的个体在大部分时间持有积极、切实的信念。但我们都有潜在的消极信念，当出现相关主题的易感性因素或压力源时，这些信念就会被部分或完全激活。

适应性信念

许多来访者在发病前的心理状态基本是健康的，像阿贝一样，他们做事高效，人际和谐，生活环境安定。在这种情况下，他们或许就能对自己、这个世界以及他人和未来发展出灵活、有益且基于现实的信念（图3.1）。他们可能会觉得自己是有用的、讨人喜欢的和有价值的。他们看待别人准确而细致，认为多数人基本上是善良或中性的，只有某一些人可能有伤害性（但他们也相信自己可以很好地保护自己）。他们也实事求是地把世界看作由可预测性和不可预测性、安全性和危险性组成的混合体（但他们相信自己能应付遇到的大部分事情）。他们明白，未来会有各种好的、坏的和不好不坏的经历（他们相信自己能够克服困难——也许有时需要别人的帮助——并最终好起来）。

然而，当这些来访者在做事效率上、人际关系上受挫，或采取的行为违背其道德准则，并对这些做出了负性解读时，相对应的潜在消极信念或许就会暂时浮出水面。但他们大概能在短时间内恢复至原本基于现实的核心信念，除非发展成急性心理障碍。当这种情况发生时，他们也许就需要心理治疗来帮助他们重新建立主要的适应性信念了。不过，对于其他一些来访者来说，尤其是像玛丽亚这样的有人格障碍的来访者来说，情况有所不同。在一路长大成人的过程中，他们所能形成的积极的和适应性的信念本就相当脆弱或根本不存在，因此往往需要心理治疗来帮助他们形成和加强适应性信念。

> **有能力类的核心信念**
>
> - "我很有能力、有作用、有掌控力，是成功的且有益于他人的。"
> - "我可以很好地完成大多数事情，保护并照顾好自己。"
> - "我（在效率、生产力和成就方面）有长处，也有短处。"
> - "我相对来说独立自主，可以做想做的事。"
> - "我在多数时候能达到和别人一样的水平。"
>
> **可爱类的核心信念**
>
> - "我是可爱的、招人喜欢的、令人满意的、有魅力、被人需要和被关照的。"
> - "我很好，我的与众不同不会影响我的人际关系。"
> - "我足够好（值得被别人爱）。"
> - "我不太可能被抛弃或拒绝，也不会孤独终老。"
>
> **有价值类的核心信念**
>
> - "我是很有价值的、被认可的、有道德的、好的和善良的。"

图 3.1 关于自我的适应性（积极的）核心信念

Copyright © 2018 CBT Worksheet Packet. Beck Institute for Cognitive Behavior Therapy, Philadelphia, Pennsylvania.

要注意的是，一些来访者会持有过度积极的信念，特别是当他们处于躁狂或轻躁狂状态时。他们可能以一种不切实际的乐观态度看待自己、他人、世界和未来。当这些信念影响了正常功能时，他们也许需要通过专业的帮助，从相反的方向更加现实地看待自己的经历。

功能不良的消极信念

过往心理健康状况较差的人，或者生活在一个相对不安全的物理环境或人际环境中的人，往往功能更差；他们可能有糟糕的人际关系，还可能抱有更为消极的核心信念。这些信念在最初形成时可能是现实的或有益的，也可能不是。然而，当他们的问题处于急性发作期时，这些信念往往是极端的、不切实际的和极度非适应性的。关于自我的消极核心信念通常分为三类（图 3.2）：

> - 无能类 ①（在做事情、自我保护或与他人做比较时，感到毫无成效）；
> - 不可爱类（所具有的个人素质导致他无法获得或维持他人的爱与亲密）；
> - 无价值类（自认为是不道德的罪人或对他人有害）。

来访者可能持有其中一两个类别或所有类别的核心信念，他们也可能在某一类别下有不止一个信念。

无能类的核心信念

- "我做不好事情。"
- "我不称职，毫无成效，无能为力，一无是处，需要帮助；我应付不了。"
- "我没能力保护自己。"
- "我力不从心，弱小，脆弱不堪，陷入了困境，失控，并且很可能受伤。"
- "与别人相比，我没有用。"
- "我低人一等，是一个失败者、一个窝囊废，有缺陷，毫无用处。"
- "我（在成就方面）不够好，我达不到标准。"

不可爱类的核心信念

- "我不可爱，不讨人喜欢，不合时宜，毫无吸引力，无聊，不重要，不受欢迎。"
- "（我不会被人接受或被人爱，因为）我是异类，是一个书呆子，是糟糕的、有缺陷的和不够好的，不能给别人带来什么，我身上有问题。"
- "我注定会被拒绝、被抛弃并孤独一人。"

无价值类的核心信念

- "我无良，道德败坏，是一个罪人，一文不值，被人唾弃。"
- "我是危险的、有毒的、疯狂的和邪恶的。"
- "我不配活下去。"

图 3.2 关于自我的功能不良的核心信念

---

① 英文为 helplessness，意为无力做好事情，是无能为力的。在本书中，它与有能力类的核心信念对应，故将该词译为"无能类"核心信念。该译法也沿用自《认知疗法（原著第二版）──基础与应用》，以便在教学和培训中保持连贯性。──译者注

案例

　　本书的一位读者 E，认为自己不够聪明，理解不了这本书。当她不得不完成一项新任务（例如，租车，弄清如何组装书架，或者申请银行贷款）时，总会产生类似的担忧。她似乎有一个核心信念："我无能"。这个信念可能只出现在她处于抑郁状态的时候，可能出现在她生活中的某段时间或大部分时间里；也可能处于不活跃的"休眠"阶段。但当这一核心信念被激活时，读者 E 就会以此为视角来理解所遇到的情况，尽管理性地看，这样的解读方式明显是不合理的。

　　读者 E 会倾向于选择性地关注那些支持其消极核心信念的信息，而无视或忽略其他相反的证据。例如，读者 E 没有考虑到在进行第一遍阅读时，其他聪明的、有能力的人也可能无法完全理解书中的内容。她也未曾想过，或许是作者没有很好地把内容表达清楚。她同样没有认识到，自己之所以在理解上有困难，可能是因为阅读时的注意力不集中，而不是智力问题。她还忘记了在过往经历中，自己在最开始接触大量新信息时往往会有困难，但最终成功地掌握了这些内容。由于"我无能"这个信念占据主导，她自动地以一种高度消极、自我批评的方式对事情进行解读。通过这种方式，她的信念得以维持，即便这样的信念是有失偏颇和功能不良的。要注意的是，她并非在有意用这样的方式加工信息，一切都是自动发生的。

　　图 3.3 展示了这种歪曲的信息加工途径。有矩形开口的圆圈代表读者 E 的图式。用心理学家皮亚杰（Piaget）的术语来说，图式是一种假定的心理结构，它起到组织信息的作用。在这个图式中，读者 E 的核心信念是："我无能"。当读者 E 经历相关事件时，她的这一图式被激活，包含在负性矩形中的信息立即被加工，从而佐证了她的核心信念，并进一步使它得到强化。

　　当读者 E 表现得不错时，她呈现了另一种完全不同的信息加工过程。那些不符合其图式的正面信息被编码在对应的正性三角形中，然后她的大脑就自动对此类信息进行了转换。（"是的，我与来访者的会谈进行得很顺利，但那是因为她太想取悦我了。"）这样实际上就把信息的形状从正性三角形更改为了负性矩形。这时候，信息转变为符合图式的样子，消极核心信念又被加强了。

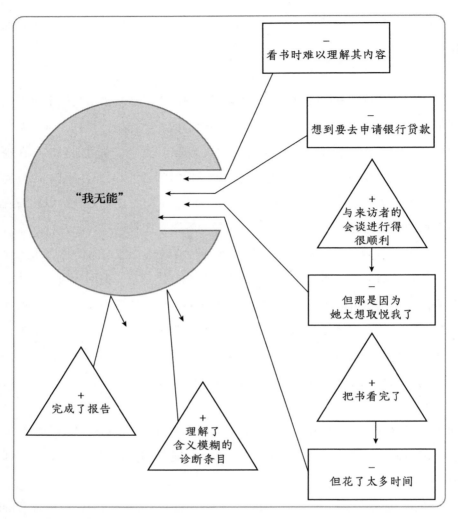

图 3.3 信息加工路径图。该图展示了负面信息是如何被即刻加工的，从而强化了核心信念；正面信息是如何被忽略（转变为负面信息）或被完全无视的

　　还有一些正面信息被读者 E 完全忽视了。她不会否认某些方面的能力，比如按时支付账单或帮助朋友解决问题。但如果她没做到这些，则很可能将这些作为支持其功能不良的核心信念的证据。因此，尽管她没有转换掉正面信息，但似乎也没有注意到它们或对它们进行加工。这一类信息像是被她的图式给反弹了。随着时间的推移，读者 E 的核心信念——"我无能"——变得越来越强烈。

　　阿贝也有一个"我无能"的核心信念。幸运的是，当阿贝不抑郁时，另一不同的图式（其中包含"我很有能力"这一核心信念）在大部分时间处于活跃状态，而"我无能"这一信念则不被激活。但当他抑郁时，"无能"的图式就占了主导地位。因此，干预的一个重要目标是帮助阿贝以更为现实且具有适应性的方式看待自己的经历，不论它们是正面的还是负面的。

中间信念：态度、规则和假设

核心信念是最根本的信念水平。当来访者的情绪低落时，其信念往往是消极的、极端的、泛化的、僵化的和过度概括的。自动思维，即在具体情境中，一个人脑中闪过的特定文字或意象，通常被认为是最表层的认知水平。中间信念介于两者之间。核心信念影响着中间信念的形成，中间信念包含（有时很难表述清楚的）态度、规则和假设。值得注意的是，许多态度表明了来访者的价值观。比如，读者 E 有以下中间信念。

- **态度**："失败是可怕的。"
- **规则**："当挑战太大时，我就应该放弃。"
- **假设**："如果尝试做一些有难度的事情，我就会失败。如果我不去做，一切就都好好的。"

这些信念会影响她看事情的角度，从而进一步影响了她的想法、感受和行为。中间信念与核心信念以及自动思维的关系如下所示。

核心信念
↓
中间信念（态度、规则和假设）
↓
自动思维

核心信念和中间信念是如何产生的？从早期发展阶段开始，人们就在试图理解他们所处的环境。他们需要以一定的条理来理解他们的经历，以更好地适应环境（Rosen，1988）。他们与世界和他人的互动受到遗传素质影响，最终导致了对特定理解的形成，这些理解就是信念。信念的准确性和功能各不相同。对于认知行为治疗师来说，非常重要的是：通过专业的干预，功能不良的信念可以被矫正，更有现实性和功能性的新信念可以得到发展和强化。

帮助来访者感觉好一些、处事更具适应性的最快方式，是教他们识别并巩固更积极的适应性信念，以及修正他们不合理的信念。一旦做到这一点，来访者往往能以更具建设性的方式解释当前和未来的情况或问题。在多数情况下，从治疗初期开始，我们就可以直接或间接地在积极信念方面进行工作了。但我们通常还是需要先间接地处理消极核心信念，然后在晚些时候更直接地对这个部分进行工作。因为也许仅仅是识别出消极核心信念，就足以唤起来访者极大的消极情感，而令他们感到很不安全。

一个更复杂的认知模型

到目前为止，已阐述过的认知水平如下所示。

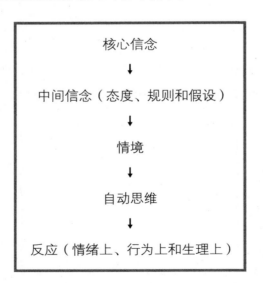

需要注意的是，我们有时认为存在这样的顺序——感知到的情境引发了自动

思维，进而影响人们的反应。但这把问题过于简单化了。人们的想法、情绪、行为和生理反应是相互影响的。

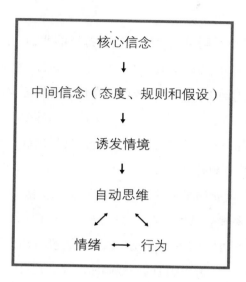

引发来访者自动思维的情境，还包含许多不同类型的内外部诱发线索：

- 单独的事件（比如未能获得工作机会）；
- 一连串想法（比如想到失业的状态）；
- 一段记忆（比如曾被解雇）；
- 一个意象（比如老板脸上不赞成的表情）；
- 一种情绪（比如注意到自己有多沮丧）；
- 一个行为（比如卧床不起）；
- 一种生理或心理上的体验（比如注意到心跳加快或思维迟缓）。

人们有时会经历一连串有复杂关系的事件，不同的诱发情境、自动思维与相关反应互相影响。（如第十二章所示，见本书第 240–241 页，有一个扩展的认知模型的例子。）

阿贝的概念化

在初始评估会谈中，阿贝明显正承受着持续的悲伤、焦虑和孤独。我诊断他患重性抑郁障碍，严重程度为重度，且伴有焦虑痛苦。我问了一些具体的问题来帮助我形成初步的概念化。比如，我问他在什么时候感觉最糟糕——在一天中的什么情境里或哪些时间段中。他说，一整天的感觉都差不多，但晚上可能会更糟。接着，我问他在前一天晚上的感觉如何？当阿贝确认自己和往常一样情绪低落时，我问："那时你在想什么？"

从那时开始，我就获得了一些重要的自动思维示例。阿贝报告，他常常会想，"我有很多事情要做，但我太累了。即便我去试了（做做打扫公寓之类的事情），也只会做得很差劲"，还有"我感觉很沮丧，没有什么能让我感觉好一些"。他还报告了一个意象，脑海中闪过的一幅画面。他看到自己在未来的某一天，独坐在黑暗中，感到彻底的绝望和无能为力。

我也探寻了阿贝的抑郁的维持因素。回避是一个主要问题。他回避清扫公寓、处理杂务、与朋友社交、寻找新工作以及寻求他人的帮助。因此，他缺乏能带给他掌控感、愉悦感或联结感的经验。他的负性思维使他被动而无活力，这反过来又强化了他的无能为力感和失控感。

从儿童时期开始，阿贝就在自己的经历、与他人的互动以及直接观察中尝试理解自己、他人和这个世界。他的感知无疑会受到遗传的影响，而早期的家庭经历奠定了他有关自己是否有能力的核心信念的基础。

阿贝是家里三个兄弟中的老大。在他 11 岁时，其父亲离开了家，且再也没有回来。作为一位单亲妈妈，阿贝的母亲需要打两份工，她十分依赖阿贝。父亲离开后，母亲经常要求阿贝做一些超出他能力范围的事情，例如，打扫房间、清洗衣服和照顾弟弟。阿贝坚定地认为自己要做一个好儿子，达到别人对他的要求，尽力帮助别人。他希望自己完成母亲所要求的一切，但他常常无法做到。他会想到，"我应该把这个（任务）完成得更好""我应该更多地帮助妈妈""我应该让他们（弟弟们）乖乖听话"。有几次，当他问母亲该怎么做才能让弟弟们乖一些时，母亲不耐烦地说："自己想办法吧！"

并非每个有类似经历的孩子都认为自己的能力不足。比如，有些年轻人会怪罪母亲期望过高。事实上，就阿贝当时的年龄及成长阶段而言，他母亲的期望确实太高了。当母亲回到家，看见阿贝的弟弟们在家里横冲直撞或发现厨房又脏又乱时，母亲会指责他。在这种时候，母亲往往心烦意乱，会对阿贝说："你什么事都做不好，你太让我失望了。"阿贝觉得母亲说的是事实，并为此感到难过。之后他常常躲回自己的房间，反刍自己的不足。

阿贝的核心信念

随着时间的推移，在这样的家庭环境的特定背景下，阿贝的自我效能感被逐渐削弱。他开始注意到自我感知为失败的部分。尽管看到自己完成了不错的工作，但他仍倾向于自我贬低。"我虽然打扫了厨房，但客厅还很乱""我虽然让弟弟们去写作业了，但无法让他们停止打闹"。长此以往，阿贝开始感觉自己无能，也就不足为奇了。他过分强调所感知到的劣势，无视或忽略了自己的长处，进而导致他发展出了"我无能"的核心信念。

不过，阿贝的消极信念在那时还只局限于在家里感觉"失败"。他在学校的成绩中等，和身边的朋友差不多。他的老师和母亲对他的学业表现看起来是满意的，所以他也感觉良好。他还是一名比较优秀的运动员，得到了很多教练的赞扬和支持。因此，阿贝觉得自己在学业和运动方面是比较有能力的。他也认为自己是受欢迎的和重要的。

阿贝对世界和他人的信念在很大程度上是积极切实和具有适应性的。他通常认为人们是善意的；或只要他对人友善，别人也会投桃报李。他认为这个世界相对安全。受父亲抛弃家庭的影响，他觉得世界存在不可预测性，但他认为自己能够应对大多数情况。因此，对他来说，尽管未来尚不可知，但总体上将会很不错。

在高中毕业找到工作后，阿贝和一位朋友住进公寓，那是他人生中状态最佳的一段时间。在那段时间里，具有适应性的核心信念在大多数时候占据主导地位。他在工作中表现出色，经常与好朋友社交，锻炼身体以保持健康，为未来存钱。他诚实、直率、负责任、工作勤奋。他乐于与人相处，经常主动帮助家人和朋友。与妻子相识 1 年后，他于 23 岁结了婚。尽管妻子惯于挑剔，但他基本仍认为自己是有能力的、有价值的和讨人喜欢的。不过他仍然有潜在的易感性，当他没有达到自己强加给自己的高标准时，就会认为自己无能。这样的易感性主要源于他小时候与母亲之间的消极互动。

在孩子出生后，阿贝的压力越来越大，有时他会自责没有足够的时间陪孩子。他妻子的压力也很大，并对他越来越挑剔。但此时的他并没有陷入抑郁。只要他认为自己在工作和家庭中都表现得出色，就能保持良好的状态。他的相关信念是"如果我表现得很好，就意味着我还行"。而当他认为自己做得不好时，"如果我表现不佳，就说明我无能"的信念会变得活跃，并导致问题。直到他为在工作中遇到的困难和婚姻破裂赋予了非常消极的意义，他之前潜在的消极核心信念才被强烈地激活。此外，他还认为自己无能为力、失控（他称这与他的无能／失败感有关）。

阿贝的中间信念和价值观

相比于核心信念，阿贝的中间信念更易于修正。这些态度（如"努力工作、高效、负责任、可靠、为他人着想、履行承诺、做正确的事以及回报他人是很重要的"）和规则（例如，"我应该努力工作"）反映了他的价值观和行为模式。中间信念的形成与核心信念相同，也源于阿贝尝试理解这个世界、他人和自己的过程。他所发展出的下述假设主要来自与家人的互动，在一定程度上也受与他人互动的影响。

> "如果我努力工作，我就还行（但如果我不努力，就会失败）。"
> "如果我能自己解决问题，我就还行（但如果我需要求助，就说明我无能）。"

在接受治疗之前，阿贝还未厘清自己的这些中间信念或价值观，但它们仍然影响了阿贝的想法，指引着他的行为。

阿贝的行为策略

青少年时期的阿贝逐渐发展出了一些特定的行为模式，大多数具有良好的功能，与他的价值观匹配，不会激活他的核心信念（及可能引发的不良情绪）。他在家里、在运动中和在做第一份工作时都很努力。他在工作中为自己设定了高标准，并不遗余力地帮助别人；然而他很少寻求帮助，即使这样做是合理的。阿贝担心别人批评他，认为他不称职。他有时会感到脆弱，于是尽力弥补他所认为的自身不足。虽然阿贝的假设比较僵化，但他的生活一直过得不错，直到他觉得自己无能，没有达成他所追求的目标。

导致阿贝抑郁的一系列事件

在阿贝的一生中，他时常产生对自己的消极评价，尤其是当他自认为表现欠佳时。"我本该做得更好"是一个贯穿他成长过程以及后来的工作和家庭生活的普遍想法，特别是在他结婚生子后。这种想法通常让他有些沮丧，但在他决心为此付出更多努力后，会感觉好多了。

在阿贝抑郁发作前的那段时间，因为工作、婚姻和家庭生活的压力，这一类自动思维变得更为频繁与强烈。当时，他的公司来了一位名叫约瑟夫（Joseph）的新老板，比阿贝小 15 岁。约瑟夫调整了阿贝的工作职责。阿贝过去在这家照明公司负责客户服务。他喜欢与客户打交道，也喜欢与他管理的两名员工一起工作。

可是约瑟夫把他调到了库存管理部门，这个岗位几乎不涉及与他人交往，还需要使用他并不熟悉的软件。阿贝开始犯错，并自我苛责。他产生了这样的想法："我是怎么了？这不应该那么难"。他把在新工作岗位遇到的困难归因于自己做不好事情，他变得沮丧和焦虑。但他并没有抑郁——那时还没有。

阿贝最后不得不求助，但约瑟夫对他大喊大叫，说他应该知道怎么做。阿贝尝试更加努力而不再寻求帮助。然而，他依然弄不明白该如何完成新工作中的一部分职责。当他考虑再次求助时，他想到，"约瑟夫会看不起我，如果他说我不称职怎么办？我可能会被解雇"。他身上有关无能和脆弱的信念变得更加强烈。

他反刍自己的失败，没过多久，他的消极情绪开始在家里蔓延。随着更多的抑郁症状（尤其是持续的低落情绪和极度的疲劳感）出现，他改变了自己的行为模式。阿贝开始疏远他人，包括他的妻子。吃饭时，尽管妻子努力让他敞开心扉，但他基本只是一言不发地坐着。晚饭后，他也不再做家务，而是坐在扶手椅上反刍自己的失败。到了周末，他会坐在沙发上连续看几小时电视节目。他不愿意制订社交计划，在家帮不上什么忙，也很少和妻子交流。他的妻子开始对他非常不耐烦，比以前更经常唠叨和指责阿贝。阿贝对自我的批评也变得越来越强烈。他的回避导致他几乎很难有机会体验到自己有能力、有掌控感、高效以及与他人的联结感（这些都是他曾看重的），也使他不再参加那些本可以改善其情绪的有趣的或令人愉快的活动。

随着抑郁症状变得更为严重，他开始逃避自认为做不好的其他任务，例如支付账单和干院子里的家务活。他在各种情况下都会不由自主地想到自己失败的可能性。这些想法使他感到悲伤、焦虑和绝望。他把自己的困难看作天生的缺陷，而不是被抑郁日渐影响的结果。他发展出了一种泛化的无能感和无助感，并进一步减少了自己的活动。他和妻子的关系变得相当紧张，进而发生了严重的冲突。他认为这场冲突表明了他在婚姻中的失败，他是一个不合格的丈夫。

在这几个月期间，阿贝在工作上的问题变得更加严重。约瑟夫对阿贝相当挑剔，并在年度绩效考核时对他进行了降级处理。当妻子提出离婚时，阿贝的抑郁情绪明显加剧。他的脑中每时每刻都充斥着自己如何让妻子、儿女和老板失望的想法。他觉得自己是一个无能的失败者（这是他持有的信念）。他感到（也相信）自己完全受悲伤和无助情绪摆布（"我失去了控制"），并认为他无法让自己感觉好起来（"我无能为力"）。之后，他失去了工作。

这一系列事件阐释了素质—压力模型（diathesis–stress model）。阿贝有特定的易感性：十分坚定且僵化的关于做事成效与责任感的价值观、有偏差的信息加工、认为自己无能的倾向以及遗传风险因素。当这些易感性暴露在相关压力源（失业和离婚）之下时，他抑郁了。

阿贝的抑郁通过以下因素或机制得以维持：

- 对他的经历进行持续的负性解读；
- 注意偏差（更关注他做不好或根本做不到的事情）；
- 回避和不愿动（导致他很少有机会获得愉悦感、成就感和联结感）；
- 社交退缩；
- 不断自我苛责；
- 问题解决能力退化；
- 负面回忆；
- 对所感知到的失败进行思维反刍；
- 担心未来。

这些因素对阿贝的自我感知产生了消极影响，并使他一直陷在抑郁状态中。它们将是干预的重要目标。

阿贝的优势、资源和个人资本

尽管阿贝第一次见我时处在严重的抑郁中，但他的生活并不总是处于消极的状态。他的儿女及儿女的配偶能够给他支持。在跟孙子和外孙女交流时，他的情绪会有所好转，尤其是在谈论体育方面的话题时。基本上，他还能照料自己的生活。尽管收入在减少，但他仍有一些积蓄。他也能做少量的家务，能准备饮食。从过往来看，他是一位高度负责且努力工作的丈夫、父亲和员工。他在工作中学到了许多可以迁移到其他事务中的技能。他善于解决问题，有良好的直觉判断力。

综上所述，阿贝认为自己无能的信念源于他的童年经历，尤其受到总爱指责他的母亲影响，他不断被告知（在当时就远超他能力范围的任务上）他做得有多差，他如何让母亲失望。尽管如此，他的在校体验与常人无异，或者可以说是相对积极的，主导他生活的核心信念是他觉得自己还行。几年后，工作和家庭中的巨大压力激活了他无能的核心信念，然后他使用了非适应性的应对策略，最为明显的是回避，这反过来进一步强化了他的无能为力感。他回避求助，远离妻子和朋友，在沙发上无所事事地呆坐。此外，他变得高度自我批评。最终，阿贝陷入抑郁，适应不良的核心信念占据了主导地位。

阿贝的信念使他很容易从消极的角度解读事物。他没有质疑过自己的想法，而是不假思索地接受了。想法和信念本身并不直接导致抑郁障碍。（毫无疑问，抑郁是心理、社会、遗传和生物等多因素导致的结果。）阿贝可能有抑郁的遗传倾向，而他对当时的外界环境的感知和行为反应无疑进一步让他身上的生物与心理易感性表现了出来。一旦他陷入抑郁，负性认知就严重影响了他的情绪状态，并使问题一直维持下去。

认知概念化图

在形成个案概念化的过程中，基于优势的视角和基于问题的视角同等重要。认知概念化图（Cognitive Conceptualization Diagram，CCD）可以帮助我们整理从来访者那里获得的大量信息。在评估会谈中以及首次治疗会谈中收集了相关信息后，你就可以着手完成这张图了（在会谈外）。你需要在整个干预过程中持续地收集相关信息。和阿贝一样，大多数来访者在治疗初期会给你呈现很多负面信息，因此通过提问来获取正面信息尤为重要。同样重要的是，要对此保持关注，时刻留意被来访者无视或忽略的正面信息。

基于优势的认知概念化图

基于优势的认知概念化图（Strengths-Based Cognitive Conceptualization Diagram，SB-CCD；见图 3.4）能帮你关注并整合来访者有益的认知和行为模式。它描述了以下方面之间的关系：

- 重要的生活事件与适应性的核心信念；
- 适应性的核心信念与来访者自动思维代表的含义；
- 适应性的核心信念、相关的中间信念与适应性的应对策略；
- 情境、适应性的自动思维与适应性的行为。

相关生活经历（在发生当下的问题前，所取得的成就、个人优势、性格特质和资源）

人人都说阿贝是"一个好孩子"。在成长过程中，他与家人（包括舅舅）、教练都有良好的互动，并从容地应对了父亲的离开。11 岁时，他就在家努力完成超出他年龄范围的家务。他有好朋友，学业成绩中等，是比较优秀的运动员，有高中文凭。他被称作受人欢迎的"居家好男人"，与儿女、孙子和外孙女、表弟及两位男性友人的关系一直都不错，生活务实，总会做预算并进行储蓄。

优势及资本

积极进取，富有幽默感，受人欢迎。常去看望两个成年子女及四个孙辈的孩子，帮一些忙。和表弟及几位男性友人关系密切。生活务实，总会做预算和储蓄。怀有高度进取心。有较好的工作经历，具有良好的人际关系、组织能力和管理能力，可靠负责。善于解决问题，有良好的常识。

↓

适应性的核心信念（在发生当下的问题前）

"我负责、体贴、能干、自力更生、乐于助人、善良、受人欢迎、处事灵活。大多数人是态度中立或友善的。这个世界有潜在的不可预测性，但相对安全和稳定。（如果发生不好的事）我可以应对。"

↓

适应性的中间信念：态度、规则和假设（在发生当下的问题前）

家庭、工作和社会群体都很重要。也很重要的是，要努力工作，富有成效，自力更生，负责任，可靠，遵守承诺，考虑他人的感受，做正确的事情；完成答应过的事。我应该自己把所有问题弄明白。如果在有难度的任务上坚持不懈，我也许会成功。如果我表现得出色，就意味着我是有能力的；我还行。

↓

适应性的行为模式（在发生当下的问题前）

为自己设定高标准，努力工作，尽力提高能力，坚持不懈地独自解决问题；对他人友善体贴，恪守承诺，做他认为"对的事"，帮助他人。

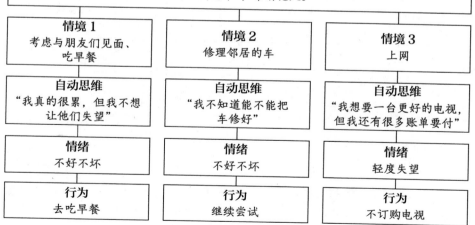

情境 1	情境 2	情境 3
考虑与朋友们见面、吃早餐	修理邻居的车	上网
自动思维	**自动思维**	**自动思维**
"我真的很累，但我不想让他们失望"	"我不知道能不能把车修好"	"我想要一台更好的电视，但我还有很多账单要付"
情绪	**情绪**	**情绪**
不好不坏	不好不坏	轻度失望
行为	**行为**	**行为**
去吃早餐	继续尝试	不订购电视

图 3.4 阿贝基于优势的认知概念化图

图 3.5 包含了你在填基于优势的认知概念化图时需要问自己的问题。为了填写图顶部的内容，你应在评估会谈中获取相关信息（例如，要求来访者描述人生中最美好的时光），并在之后的每次会谈过程中继续了解其他方面的信息。图 3.6 中的清单（改编自 Gottman & Gottman，2014）有助于我们阐述来访者的积极品质。

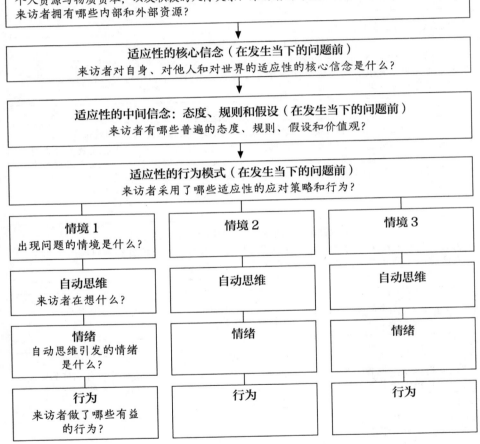

图 3.5 基于优势的认知概念化图：提出问题

对很多来访者来说，向他们呈现基于优势的认知概念化图会显得过于复杂。可以拿一份空白图，你们一块儿填，选择过去（未发病前）的某些情境，他们在这些情境中的自动思维和行为都是适应性的。也可以等到之后再来这么做，那时的来访者已经能够以更现实的眼光看待自己和自身的经历了，并可以使用有效的应对策略。

1. 关爱的	25. 开朗的	49. 刚毅的
2. 敏锐的	26. 肢体协调的	50. 善良的
3. 勇敢的	27. 优美的	51. 温柔的
4. 聪明的	28. 优雅的	52. 切实的
5. 周到的	29. 仁慈的	53. 精力充沛的
6. 慷慨的	30. 俏皮的	54. 机智的
7. 忠诚的	31. 乐于助人的	55. 从容的
8. 真实的	32. 是很好的朋友	56. 美丽的
9. 强壮的	33. 令人开心的	57. 英俊的
10. 充满活力的	34. 节俭的	58. 富足的
11. 性感的	35. 计划性的	59. 平静的
12. 果断的	36. 坚定的	60. 活泼的
13. 有创意的	37. 专注的	61. 是好搭档
14. 富有想象力的	38. 有表现力的	62. 是很棒的父母
15. 令人开心的	39. 活跃的	63. 自信的
16. 迷人的	40. 细心的	64. 呵护备至的
17. 有趣的	41. 谨慎的	65. 甜美的
18. 支持性的	42. 有冒险精神的	66. 亲切的
19. 幽默的	43. 从善如流的	67. 强大的
20. 体贴的	44. 值得依赖的	68. 灵活的
21. 深情的	45. 负责的	69. 善解人意的
22. 有条理的	46. 可靠的	70. 憨厚的
23. 机敏的	47. 令人如沐春风的	71. 腼腆的
24. 健壮的	48. 温暖的	72. 楚楚可怜的

图 3.6 积极品质清单

传统的认知概念化图

传统的认知概念化图（基于问题的，如图 3.7）有助于整合你所了解到的来访者适应不良的信息。你需要在评估会谈及整个治疗过程中持续地收集资料。一旦你从来访者的自动思维中常出现的主题或无益的行为方式中发现了某些模式，就可以开始填写认知概念化图了。它描述了以下各方面之间的关系：

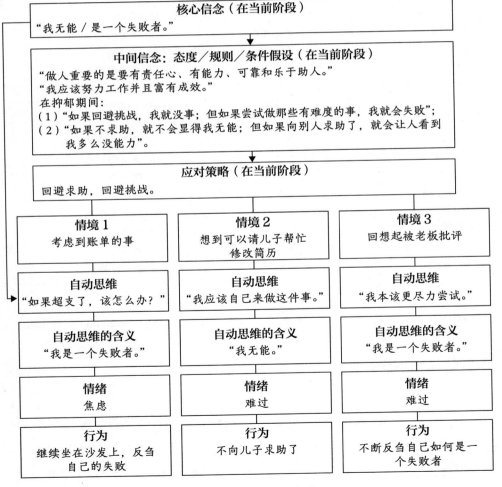

图 3.7 传统的认知概念化图

　　图 3.8 给出了能帮助你填写认知概念化图的问题。在刚开始时，可以把它作为一次探索，因为你还没有足够的信息来确定来访者所表达的自动思维在多大程度上是典型的和重要的。如果自动思维的主题在你所选择的情境里不是来访者的整体模式的一部分，那么所完成的认知概念化图将会误导你。

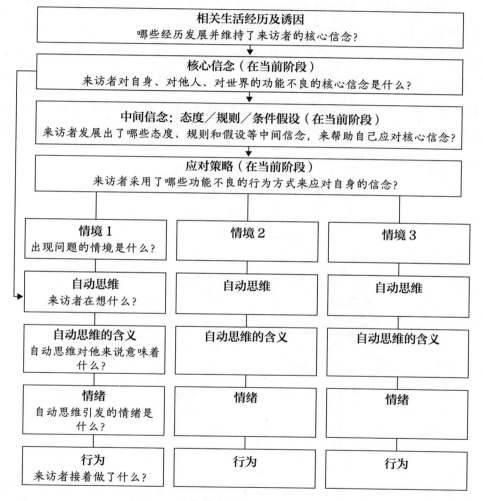

图 3.8 传统的认知概念化图：提出问题

Copyright © 2018 CBT Worksheet Packet. Beck Institute for Cognitive Behavior Therapy, Philadelphia, Pennsylvania.

　　在每次会谈中，当你用认知模型总结来访者的经历时，你都可以在口头上分享你对来访者的部分概念化。有时候，特别是在首次治疗会谈中，你还可以通过亲手画的认知模型示意图来呈现你总结的内容。也许你最初仅能填写顶部的方框（重要的生活史）和底部的方框（三个情境中的认知模型），把其他方框空着或在不确定的地方用问号做标记，以表明其未定状态。在之后的会谈中，你将和来访者进一步澄清空着的或不确定的内容。

认知概念化图下半部分的填写从当前与核心问题相关的三个典型情境开始，在这些情境中，来访者产生了不良的情绪反应或采用了无益的行为方式。如果来访者的自动思维中有其他主题，请选择能反映这些主题的情境。接下来就要填写关键的自动思维及它们引发的情绪、相关行为（如果有）和生理反应（有时，生理反应很影响较为焦虑的来访者）。如果来访者在某个情境下体验到了不止一种情绪，请给每个关键的自动思维画出单独的方框，并写出对该条自动思维的情绪和行为反应（图 3.9）。

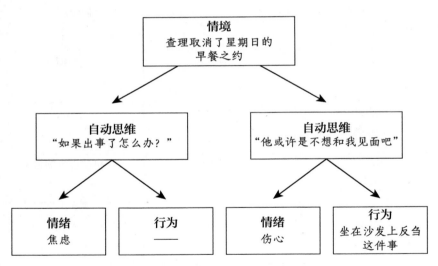

图 3.9 针对多种情绪的认知概念化图

在治疗早期，你应尽量避免直接询问来访者其负性自动思维的含义，因为激发更深层的认知将会引起来访者极大的痛苦。你可以对那些含义进行假设，但别忘了在假设旁标记上问号，提醒你在将来的某个时候与来访者确认它们的准确性。在图 3.8 中，"自动思维的含义"的方框位于"自动思维"的方框下面，因为我们都是先识别出自动思维的。然而，事实是核心信念在特定的情境下被激活和触发（其实是包含着核心信念的图式被激活），继而引发了相应的自动思维（见

第十七章）。

在合适的时机，通常是在稍晚一些的治疗阶段，你可以使用"箭头向下"技术直接询问来访者其想法的含义（见本书第 325–326 页）。每种情境中的自动思维的含义都应与来访者的一条核心信念有逻辑上的联系。请注意，当发现一个想法无处不在和过分泛化时（不仅仅存在于一种或几种特定情境中），你就不必追问其背后的意义了。阿贝的自动思维——"我是一个失败者"——同时也是他的核心信念，因为他不认为自己仅在某一种情境下（如看到桌上的一堆邮件时）是失败的；当产生这种想法时，他认为作为一个人，他彻头彻尾地失败了。

为了完成认知概念化图顶部的方框，你需要问自己（以及来访者）以下问题。

> - 来访者的核心信念是如何产生和维持的？
> - 来访者经历的哪些生活事件（如果有，通常涵盖了儿童和青少年时期的事）可能与其核心信念的发展和维持有关？

与儿时经历相关的典型事件包括：父母或其他家庭成员间持续的或阶段性的冲突；父母离异；与父母、兄弟姐妹、老师、同辈或其他人之间的消极互动，令他感到受指责、被批评或以其他方式被贬低；严重的健康问题或残疾；重要他人过世；遭受霸凌；遭受身体方面或性方面的虐待；情感创伤；其他各种不利的生活条件，如经常搬家、经历创伤、在贫困中长大或长期被歧视；等等。

而另一些可能的相关信息稍显隐蔽，比如，青少年自身的一些感知（也许是真的，也许不是真的）：觉得他们在很多重要的方面比不上兄弟姐妹；在同龄人中感到自己是异类或低人一等；认为他们没有达到父母、老师或其他人的期望；觉得父母偏爱其他兄弟姐妹多于自己。

接下来问自己："来访者最重要的中间信念——那些态度、规则和条件假设都是什么？"无益的规则往往以"我应该"或"我不应该"开头，无益的态度则往往以"……是不好的"为结尾。这些规则和态度通常也体现了来访者的价值观，或是为了保护来访者核心信念免于被激活而产生。来访者广泛的条件假设在很多时候反映了他们的规则和态度，并与应对核心信念的功能不良策略相关联。它们的表达方式常常是这样的：

> "如果我_____（采用某个应对策略），那么_____（我的核心信念可能就不会立刻成真，我当下还挺好的）。然而，如果我_____（不采用某个应对策略），那么_____（我的核心信念很可能会成真）。"

图 3.10 呈现了读者 E 的中间信念和应对策略，可以看到她功能不良的行为模式与其中间信念紧密相关。要注意的是，大多数应对策略是每个人时不时都会使用的正常行为模式。造成来访者困扰的是在某些情境下对这类策略过度僵化地使用，进而阻碍了更具适应性的行为策略的实施。

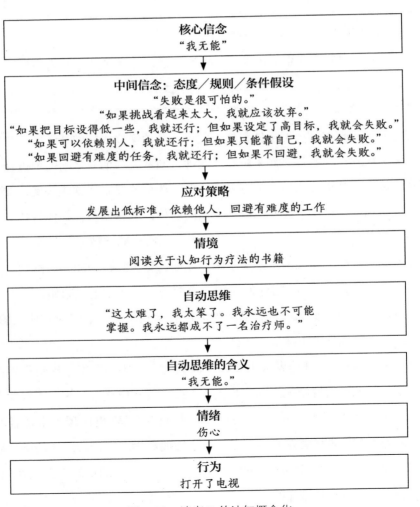

核心信念
"我无能"

中间信念：态度／规则／条件假设
"失败是很可怕的。"
"如果挑战看起来太大，我就应该放弃。"
"如果把目标设得低一些，我就还行；但如果设定了高目标，我就会失败。"
"如果可以依赖别人，我就还行；但如果只能靠自己，我就会失败。"
"如果回避有难度的任务，我就还行；但如果不回避，我就会失败。"

应对策略
发展出低标准，依赖他人，回避有难度的工作

情境
阅读关于认知行为疗法的书籍

自动思维
"这太难了，我太笨了。我永远也不可能掌握。我永远都成不了一名治疗师。"

自动思维的含义
"我无能。"

情绪
伤心

行为
打开了电视

图 3.10 读者 E 的认知概念化

通常，在治疗进入中期的某个时候，在当次会谈中，你的一个目标是帮助来访者看到自己的问题的全貌，你可以与他分享从认知概念化图的顶部到底部的相关内容。可在口头上进行对概念化的回顾，为来访者画一张简图（图 3.11），并获取反馈。有时候，与你一起填写空白的认知概念化图会对来访者有益。（不要向来访者展示填写好的认知概念化图，因为这不会是一次好的学习体验。）但许多来访者可能会对此感到困惑（如果来访者误以为填这张图是你在试图把他们"装"进那些方框里，他们或许会觉得自己未受到尊重）。向来访者提问，以获取填图所需的信息。如果你提出了一个假设，一定要带着探索性的态度询问来访者，这个假设"听起来对不对"。正确的假设往往会让来访者产生强烈的共鸣。

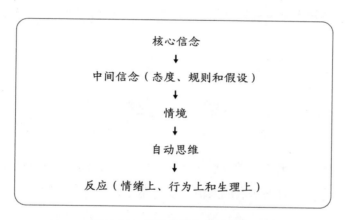

图 3.11 简化的认知概念化图

综上所述，认知概念化图是基于来访者呈报的信息以及他们实际说的话而形成。在未与来访者确认前，应将你的假设都视为暂定的。在收集更多信息的过程中，你需要不断地重新评估和优化认知概念化图，只要来访者的治疗没有结束，你的概念化就始终在进行。也许你不会向来访者展示实际的图，但从首次治疗会谈开始，你就可以在口头上（更多时候是画在纸上）对他们的经历进行概念化，以帮助他们了解自身在当前情境中的相关反应；进而在未来的某个时候，当你向来访者展示更大的认知概念化图时，他们能够理解以下关系：

- 他们早期的经历如何影响自身信念的形成；
- 他们如何在个人生活中发展出特定的假设或规则；
- 这些假设如何引出特定的应对策略或行为模式。

一些来访者在治疗早期就在理智上与情感上做好了准备，来面对更全面的认知概念化图；而对于另一些来访者（特别是那些未建立起稳定的治疗关系的，没能完全理解或接受认知模型的人）来说，你应该等一等再说。如前所述，不论在何时呈现你的概念化，都请和来访者确认、推导或修正其中的每一部分。

最后，一门在线课程（可以在贝克研究所网站的"CBT 资源"中找到）有助于你掌握复杂的概念化过程；另外，用电影或小说中的人物练习概念化常常是有益的。

总　　结

使用认知术语对来访者进行概念化对于促进治疗方案的有效性和高效性来说至关重要。概念化还有助于形成共情，这是建立良好的治疗关系的关键要素。概念化从与来访者的第一次接触开始，一直持续进行，随着新信息的不断呈现，先前的假设得以确认或被推翻，因此总是在修正中。基于你所收集的信息，使用最简朴的解释来建构假设，避免在对实际情况不清楚时做出解释和推演。之所以要不断与来访者核对关于他的概念化，有以下几点原因：确保它是准确的，展示你对他们的正确理解，帮助他们了解自己、自身经历及自己为自身经历赋予的意义。在整本书中，我们始终在强调动态化的概念化过程，以及如何向来访者展示概念化技术。

反 思 提 问

一个人是如何发展出抑郁的？为什么概念化如此重要？

———————— **实 操 练 习** ————————

　　复印一张传统的认知概念化图，并使用玛丽亚的例子进行填写。你可以在本书第 002、028 和 032 页读到她的相关信息。当你获取了更多信息时，请务必继续填写，并记得在你推测的每一处内容旁标上问号。

| 第四章 |

治 疗 关 系

在我看来，大多数来访者愿意开始一段治疗，实乃勇气之举。许多人在来之前会有许多自动思维，比如，"心理治疗是怎么进行的？""这真的会有用吗？""这会不会让我感觉更糟？""（在治疗中）我必须做些什么呢？""如果治疗师把我逼得太紧，该怎么办？""如果治疗师对我有太多期待，或者批评我，该怎么办？"，等等。因此，我在治疗刚开始的阶段，尤其会表现出温暖、和善与切实乐观；当然，这些也会贯穿整个治疗过程。

早在 1979 年，阿伦·T. 贝克及其同事在第一本认知行为疗法治疗手册《抑郁的认知疗法》中，就用了一整章内容来描述治疗关系。他们强调罗杰斯式的治疗技术：温暖、理解、共情、真诚和基本的信任以及融洽的沟通。他们还指出，要注意根据来访者的个体差异来调整治疗关系，在治疗目标和任务上寻求与来访者的一致性，和来访者发展合作关系，并关注来访者对治疗师的消极反应，反之亦然。

在本章中，你会看到对以下问题的回答。

需要在每次会谈中牢记的四条基本准则是什么？

如何展示良好的咨询技术？

如何监测来访者的感受并征求反馈？

如何与来访者进行合作？

如何因人而异地调整与来访者的治疗关系？

如何使用自我表露？

如何修复治疗关系的破裂？

如何帮助来访者把他们（在治疗中）的所学应用于其他关系？

治疗师如何处理自己的消极反应？

四条基本准则

在宾夕法尼亚大学给精神科住院医生授课时，我会以如何建立良好的治疗关系为题展开讨论。之后，我会要求他们用自己的语言在电子卡片或纸质卡片上写下他们觉得最重要的四条理念。以下是一张有代表性的卡片。

在每次会谈中，都要以想象自己作为来访者时所希望的方式对待每位来访者。

与来访者共处一室时，表现得友好并使来访者感觉安全。

记住，来访者本就会构成挑战，这正是他们需要进行治疗的原因。

对来访者和自己保持合理的期待。

我要求住院医生在每次治疗会谈前都读一读自己的卡片，要从第一次接触起就开始与来访者构建信任和融洽的关系。研究表明，好的治疗联盟与积极的治疗结果是相关的（例如，Norcross & Lambert，2018；Norcross & Wampold，2011；Raue & Goldfried，1994）。你的目的是让来访者感到安全、尊重、理解和关怀。要在治疗关系上花时间来实现这些，但也要确保你有充足的时间帮助来访者达成目标，减轻痛苦，增强功能，以及增加积极情绪。研究显示，如果在下一次会谈前，来访者觉得有改善，你们的治疗联盟将得以巩固（DeRubeis & Feeley，1990；Zilcha-Mano et al.，2019）。所以，卷起袖子开始工作吧。

在治疗那些表现出严重功能不良、有人格障碍特质或有严重精神障碍的来访者时，你需要更加注重与他们的关系。他们往往会将对自己和他人的极端消极信念带入治疗，并且可能会推断——除非存在强有力的相反的证据——你对他们持消极看法（J. S. Beck，2005；Beck et al.，2015；Young，1999）。好的个案概念化能帮你避免这样的问题。

例如，阿贝认为，人们会因为他失业而看不起他，他担心我也如此。好在当他第一次在评估会谈中提到失业时，我注意到他的面部表情有一点变化。我询问了他的感受，他说"有点焦虑"。我问他在想什么，他告诉我，他害怕我对他有消极的看法。我肯定了他的这些反馈，并表示在我看来那完全是合理的。鉴于阿贝的抑郁程度，他确实很难找到工作。他松了一口气。我接着询问，如果以后他有任何关于我会评判他的想法，可否都告诉我？同时，我也在心里默默记下，将来要留意这方面的蛛丝马迹。

展示良好的咨询技术

诺克罗斯和兰伯特（Norcross & Lambert，2018）对治疗关系方面的研究进行了综述，并得出以下结论；

- 合作、目标一致、共情、积极关注和认可，以及向来访者征求反馈并为他提供反馈，都是有效的；
- 一致性／真诚、情感表达、培养积极期望、提高治疗可信度、管理反移情以及修复破裂可能是有效的；
- 自我表露和即时性反应或许是有效的，但尚未得到充分的研究；
- 治疗师的幽默感、自我怀疑／谦虚以及刻意练习的有效性还缺乏足够的研究数据。

在认知行为疗法中，罗杰斯式咨询技术——共情、真诚和积极关注——尤为重要（Elliott et al.，2011）。通过共情的表述、措辞、语气语调、面部表情和肢体语言，你不断展示出对来访者的承诺与理解。当你真心认同下面列出的这些话时，你也会潜移默化地（有时是明确地）向来访者传递这样的信息。

> "我关心你，重视你。"
>
> "我想知道你经历了什么，并希望帮到你。"
>
> "我相信我们能很好地合作，认知行为疗法是有用的。"
>
> "我没有被你的问题吓倒，尽管你也许会陷入这样的状态。"
>
> "我帮助过其他和你有类似问题的来访者。"

如果你无法真心地认同这些表达，你或许应向督导师或同行求助，来帮你应对你对来访者、对认知行为疗法和对自身的自动思维。你可能还需要更多的培训和督导来提高胜任力。

下面以具体的例子呈现了一些重要的咨询基本功。

- 共情（"当前妻生气时，你一定觉得很难受。"）
- 接纳来访者［"对我来说，这是完全可以理解的，因为你这么难过，所以这周才_____（使用了一个功能不良的应对策略）。"］
- 认可（"要和别人开始一次艰难的对话确实很不容易"）。
- 准确地理解［"我理解了你刚才说的吗？她说，_____；你感觉到_____；然后你_____（做了什么）。"］
- 激起希望（"我对你充满希望，因为_____。"）
- 真诚地传递温暖（"很高兴你这周能让自己走出公寓，外出这么多次。"）
- 表现出兴趣（"多和我说一些关于你的两个小孙子的事吧。"）
- 积极关注（"你能主动向邻居伸出援手真的非常好！我不觉得每个人都愿意像你这样，不怕给自己添麻烦。"）
- 关心（"让这种疗法能真正适合你，这对我来说非常重要。"）
- 鼓励（"你知道吗？当你提到和朋友们在一起时能感觉好一点，是一个非常不错的兆头。"）
- 正强化（"你终于把报税的事搞定了，真棒！"）
- 为来访者提供积极的视角（"要弄清楚你表弟的车究竟出了什么问题，听起来好复杂。但你一向很擅长这样的事。"）

- 同情心（"你和前妻发生了这样令人不快的谈话，我感到很难过。"）
- 幽默感［"你真该看看我（_____时候）的样子。"］

如后文所述，你要了解在何时使用这些基本的咨询技术，以及用到什么程度。如果时机准确且程度适宜，能使来访者有如下体会：

- 当你表现得温暖、友好、感兴趣时，来访者会觉得自己是被喜欢的；
- 当你描述你们是一个团队，在合作解决问题并朝着目标努力时，来访者会觉得不那么孤单；
- 当你切实地表现出充满希望，且确信治疗会起效时，来访者会更加乐观；
- 当你帮助他们看到自己解决了问题、执行了行动计划和做了其他有价值的事情是多么值得赞赏时，来访者会体验到更强的自我效能感。

监测来访者的情感并引出反馈

在整个会谈期间，你要持续地留意来访者的情绪反应。你可以观察他们的面部表情和肢体语言，他们的措辞和说话的语气。当看出或推测来访者正感受着较强烈的痛苦情绪时，你通常要立刻处理这个问题，比如立刻询问："你看起来有些难过。（或者'你现在感觉怎么样？'）你刚才在想什么？"

来访者会不时地表达出他们对自己、对治疗过程或对你的负性想法。当他们这样做的时候，一定要给予正强化，"你能把这些告诉我，真的很好"。

接下来，就要对问题进行概念化，并规划解决问题的策略了。你将从本章后面的内容中更多地了解到在这方面该如何做。希望你不会因担心得到消极回应而不敢引出来访者的反馈。如果存在问题，你需要知道问题是什么，这样才能解决它！如果你不确定该说什么，可以尝试这样说："你能把这些告诉我，真的很好，我需要一些时间多考虑一下，我们下次再讨论这个，可以吗？"

然后，你要从督导师或同事那里寻求建议，并通过角色扮演来练习如何回应。如果不及时处理来访者的消极反馈，他们或许就难以专注于会谈所谈论的内容，甚至可能决定下次不来了。

即便你感觉与来访者的治疗联盟比较牢固，也要在每次会谈结束时询问他们的反馈。在刚开始的几次会谈中，你可能要多问几句："你觉得这次会谈怎么样？有什么事让你感到困扰，或者有什么地方是你觉得我没有理解的？有没有什么是你希望在下次会谈中做些调整的？"

在几次会谈之后，当你相信来访者愿意给你真实的反馈时，你可以这样询问："你觉得这次会谈怎么样？"

提出这些问题可以显著地强化治疗联盟。对来访者而言，你可能是第一位向他征求反馈的医疗专业人员或心理健康专业人员。我发现，来访者常会因为我们的真诚关注而感到荣幸和被尊重。

不过，你并不需要在每次感受到来访者有消极反应时都征求其反馈。比如，你可以忽略青少年来访者在前几次会谈中翻白眼的行为。我还记得我有一位成年来访者常常叹气。起初，我会帮着她应对（叹气时产生的）无益想法——"真希望我没那么做"。随着会谈的进行，我判断，当她叹气时，即使不特别处理她此时的自动思维，我们也能继续讨论当下的话题。

与来访者合作

如前所述，合作性是认知行为疗法的一个标志性特点。第六章有更多关于如何在首次治疗会谈中开始开展合作的内容，你也可以从不少会谈录像里看到合作是怎样开展的。在整个治疗过程中，你可以通过许多方式促进合作。例如，你可以和来访者一起做出以下决定：

> - 在某一次会谈中要实现哪些目标；
> - 在不同的目标和待解决的问题上花多少时间；
> - 要重点讨论哪些自动思维、情绪、行为或生理反应；

- 要尝试哪些干预措施；

- 可以在家里做哪些自助练习；

- 多久会谈一次；

- 从何时开始逐渐降低会谈频率以及结束治疗。

在首次治疗会谈中，你就要向来访者说明，你们将以团队合作的方式开展工作。你会保持坦诚，并就你们的目标、治疗过程、会谈结构、个案概念化和治疗计划征求其反馈。你会在本书中读到众多体现了合作的经验主义的例子，你和来访者扮演着科学家一样的角色，寻找支持或反对他们认知的证据，并在适当的时候进一步找到替代性解释。

因人而异地调整治疗关系

尽管前面谈到的咨询基本功至关重要，但同样重要的是根据不同来访者的特点权衡如何使用这些技术以及使用程度。大多数来访者对你提出的干预策略的反应都是积极的。然而你需要留心，不要为个别来访者做得太多或太少。比如，一些来访者可能会从消极的角度看待你的温暖和共情，并对此抱有疑心、感到被怜悯或不舒服；而做得太少会让另一些来访者认为你不重视或不喜欢他们。在会谈中时刻观察来访者的情绪反应能提醒你注意这方面的问题，以及时调整你在治疗中的表现，使来访者与你在一起时感觉更舒服。

来访者的文化和其他特征（如年龄、性别、族群、社会经济地位、残障程度和性取向）会影响治疗关系（Iwamasa & Hays，2019）。来访者对你、你的角色和自身角色的看法往往不尽相同。例如，当你主导会谈时，来自某种文化的来访者可能会认为你是专业人士并感觉良好，而来自另一种文化的来访者也许会觉得不被尊重。有些来访者很重视你的建议，认为你提供了不同视角的观点或应对行为；但是当你给另一些来访者提供相同的建议时，因为与其文化背景中的信仰和习俗相冲突，他们可能感觉很不舒服。

重要的是认识到你的成长背景和文化影响你的信念和价值观的形成，也影响你如何看待来访者，如何与来访者交谈，以及如何对待来访者。了解自身文化偏见造成的影响有助于提升你在会谈中的文化敏感性。比如，你可能需要根据来访者的文化背景来调整介绍自己和称呼来访者的方式、进行眼神交流的方式、措辞、表达尊重的方式以及自我表露的程度。当然，每位来访者都是独特的，你需要为他们发展出各自的个案概念化和个性化的治疗计划。你也许会发现，尽管存在显著的文化差异，但其实无须过多调整自己的总体风格，任何特定的来访者都可能有不错的治疗效果。

使用自我表露

我知道，有些心理治疗师在研究生阶段被教导不要使用自我表露。这种禁止可能源于精神分析的理念，在其中，治疗师被视为一块"空白屏幕"。但在认知行为疗法中，你不会想要成为一块"空白屏幕"。你希望来访者清晰地感知到你是一个热情、真诚的人，愿意且有能力帮助他们。审慎的自我表露对强化这种认知大有帮助。当然，自我表露的使用应有明确的目的，如为了加强治疗关系，将来访者的问题正常化，展示认知行为治疗技术如何起效，示范一项技术，或以自身为例给来访者做示范。

我发现，多数来访者都会对我这个人感到好奇。现今，来访者或许会通过社交媒体来了解你——所以要注意你在网络上的言论，以及朋友和家人在网上发布的与你有关的信息。我很乐意回答关于年龄、结婚多少年、有多少后代、在哪里上学、受训背景和经验等问题。可是如果来访者询问更多信息，我会温和地把话题引回他们身上，例如，"我们可以继续谈论我的情况，但如此一来，就没有那么多时间讨论对你来说重要的事情了，也没有时间讨论如何让你下一周过得更好了。你觉得现在开始讨论_____（或回到之前在讨论的_____上），可以吗？"

如果你不像我透露这么多个人信息也是可以的，有时甚至是必要的。比如，有关约会或饮酒之类的涉及你个人生活的问题，通常都不适合回答。你或许可以这样回应："很抱歉，没有回答你的问题，但我更想专注在如何帮助你的事情上。"

　　对于大部分来访者来说，我倾向于在大多数会谈中做一些自我表露。比如，当面对有完美主义的来访者时，我常常告诉他们，我桌上贴的一张便笺上就写着"够好了"。如果来访者表现出过度负责且总是回答"好的"，我会和他们说起另一张写着"直接说不"的便笺。当来访者向我报告他们近一周的情况时，尤其是分享让他们感觉好一些的经历时，我通常也会做少许自我表露。举例来说，当阿贝告诉我，他和他的儿子及两个孙子一起看了棒球比赛时，我做了如下询问。

　　朱迪丝：你支持哪支球队？费城人队？
　　阿　贝：是的。
　　朱迪丝：我没看比赛，谁赢了？
　　阿　贝：很遗憾，勇士队赢了。
　　朱迪丝：哦，太糟糕了。费城人队这个赛季的成绩如何？

　　当阿贝告诉我，他带两个外孙女去了一家游乐园时，我说："我的孙子和孙女还不够大，不能去游乐园玩。但在我的孩子们十几岁时，我带他们去过那里。不知道这些年来那里有没有变样？"

　　当来访者遇到的问题与我过去的经历类似时，我也经常进行自我表露。阿贝提及自己难以整理衣柜，因为他不知道该扔掉什么，该留下什么。

　　朱迪丝：我有时也会遇到这个问题。你希望我谈谈我是怎么做的吗？
　　阿　贝：好的。
　　朱迪丝：我会把东西分成三类，而不是两类。第一类是我肯定要留下来的东
　　　　　　西；第二类是我绝对不想要的东西；第三类是我不确定的，我会把
　　　　　　不确定的东西放在一个盒子里，几个月之后再看一遍。到那时还没
　　　　　　用过的话，或许就意味着我可以把它们扔掉了。（停顿）你觉得这
　　　　　　会对你有用吗？

与任何技术的使用一样，请留意来访者对你的自我表露的言语和非言语反应。比如，我很早就知道，许多自恋型人格障碍来访者特别不喜欢听我说自己的事。最后，在说到自己的自动思维和感受时，务必慎之又慎。时机决定一切！在首次治疗会谈中可能不太适合说类似于"听你讲到父亲在你小时候做的那些事，我感到很难过"这样的话，因为那时的来访者尚未相信你是真诚的；更妥当的表达方式是："听说你发生了这样的事，我很难过"。不过，与来访者建立起信任的关系后，表达出你真心的难过确实能增强你们之间的情感联结。

而你对来访者无益的应对行为的真实反应也可能对他们有所帮助。如在一位愤怒的来访者稍微平静下来后，你可以这样不带评判地向他表达你的观点："当你因一件事情产生强烈的情绪而且大吼时，解决我们之前一直在讨论的问题会变得难上加难"。如果来访者能很好地接受你的反馈，你可以接着了解（在当下或在稍后某个时间），他平日是否也会这样大喊大叫。如果是这样，你可以询问他，吼叫的行为是否与他持有的价值观不一致，或者是否没能达到他想要的长期效果。

修 复 破 裂

为什么我们与一些来访者的关系会出现困难，而与其他来访者的关系不会？因为来访者总会带着他们对自己、对他人和对人际交往的普遍信念以及特有的行为应对策略进入治疗。很多来访者在接受治疗时都认定"人们基本上是值得信赖和乐于助人的""关系中的问题通常能得以解决"。这样一来，他们往往认为你能准确地理解、共情并接纳他们，从而愿意在你面前坦诚地表露自己的困难、缺点、弱点和恐惧，表达自身偏好和想法。与这样的来访者进行团队合作相对容易。

但有的来访者坚信，"别人会伤害我"及"关系中出现的问题是无法解决的"。这些来访者往往感觉脆弱，心怀警惕地开始接受治疗，并认为你可能是苛责的、冷漠的、善于操纵或有控制欲的。他们也许会拒绝表露在自己看来消极的品质或行为，回避特定的话题，或者坚持掌控或主导会谈。

当来访者直接给你消极的反馈时（例如，"我认为你并不明白我在说什么"，或者"你对我就和对其他人一样"），治疗关系就明显出现了问题。然而，不少来访者会间接地暗示有问题，有时甚至表现为这是他们的责任，比如，"大概是我没有说清楚"。但他们真正想表达的是"你不理解我"。如果出现这样的情况，你需要进一步向来访者澄清，以确认是否真的存在问题，以及这是否对治疗联盟产生了消极的影响。

通过个案概念化来预防或修复与来访者之间的问题是很重要的。假设来访者对你有消极反馈（例如，"这没有用"），或者你推测他有情绪变化并引出了一条重要的自动思维（例如，"你不在意我"）；那么，你首先要给予他正强化（"你能把这些告诉我，真的很好"或者类似的表达），然后对出现的问题进行概念化并规划解决问题的策略。

先问自己，"来访者说的对吗？"；如果对，请好好地向来访者示范一下怎么道歉，并与他讨论解决方案。典型的错误包括介绍一张让来访者感到困惑的工作表，提出让来访者觉得不恰当的建议，给来访者的行动计划太难，误解了来访者说的话，以及指导性太强或太弱。另一个常见的问题是过多地打断来访者（见本书第215–216页）。

在某一次会谈中，我注意到，阿贝脸上出现了一个消极的表情。

朱迪丝：你看起来有些苦恼。当我提到行动计划时，你想到了什么？

阿　贝：我不认为可以和前妻沟通女儿的事。她只会指责我。

朱迪丝：你能把这些告诉我，真的很好。看来，我提的这个建议不太好。我们可以再讨论别的办法来帮助你女儿吗？

在想出另一个解决方案后，为了提高阿贝对于告诉我是否有其他误解的意愿，我进一步做了询问。

朱迪丝：阿贝，你觉得还有什么是我没理解到的吗？

阿　贝：（想了想）不，我觉得没有了。

朱迪丝：如果我又弄错了，你可以马上告诉我吗？

如果你并没有犯错，那么问题很可能与来访者的错误认知相关。对来访者给出反馈的行为进行正强化后，你可以接着做以下事情：

> - 表达共情；
> - 在认知模型的背景下，向来访者了解更多信息；
> - 同来访者协商检验该想法的合理性。

我和玛丽亚就是这样做的。

朱迪丝：我们能花点时间讨论一下电话的事吗？

玛丽亚：（警觉地）好的。

朱迪丝：在我看来，这周在你给我打电话时，至少有一次并没有出现真的危机。

玛丽亚：你不理解我！我太难过了！

朱迪丝：你能把这些告诉我，真的很好。我们在谈打电话这件事情，这对你来说意味着什么呢？

玛丽亚：很明显，你不在乎我，那只不过是几通电话，并不会打扰到你。

朱迪丝：这是一个有意思的想法，你觉得我不在乎你。你有多相信这一点呢？

玛丽亚：100% 相信。

朱迪丝：那么这个想法让你有什么感觉？

玛丽亚：难过。真的很难过。

朱迪丝：对你来说，很重要的一点也许是弄清楚这个想法是 100% 真实，一点也不真实，还是处在 0 与 100% 之间的某个地方。（停顿）除了电话，还有其他的证据表明我不在乎你吗？

玛丽亚：（边想边嘟囔）我想不出来。

朱迪丝：好的，那么有什么相反的证据表明或许我是在乎你的吗？

玛丽亚：也没有。

朱迪丝：（列举证据）好的，你有没有注意到我总是准时地开始我们的会谈？你觉得我见到你的时候高兴吗？当你不开心的时候，我是不是也感到很难过？我是不是一直在尽全力地想要帮助你？

玛丽亚：我想是的。

朱迪丝：那么，对于我提起的打电话的事，你认为，除了我不在乎你之外，还有其他解释吗？

玛丽亚：我不知道。

朱迪丝：有没有可能是因为我知道你很难受，所以我想教你一些技术来减轻痛苦，这样一来，也许你就不需要打电话了？

玛丽亚：我想是的。但是在我难过的时候，我真的很无助！

朱迪丝：这正是我提起打电话这件事的原因。我希望培养你的技能，使你有信心帮助自己。这样，当我不在的时候，你就可以选择是立刻给某人打电话；还是先自己帮助自己，之后再决定是否打电话。

玛丽亚：（叹气）好的。

帮来访者将所学应用于其他关系

当来访者对你的看法有误时，他们很可能对其他人也抱有同样的错误看法。如果是这样，你可以帮他们总结你们之间的互动模式，然后在来访者与其他人的关系中验证它。

朱迪丝：玛丽亚，你能总结一下刚学到的东西吗？

玛丽亚：我想你是在乎我的。

朱迪丝：没错，我当然在乎。（停顿）玛丽亚，最近你对别人有过这样的想法吗？

玛丽亚：（想了想）有的，我的朋友丽贝卡（Rebecca）。

朱迪丝：发生什么事了？

玛丽亚：嗯，是昨天的事。我们原本约好一起看电影，但她在最后 1 分钟发来短信说她感觉不舒服，不想去了。但她本可以邀请我去她那边！我们可以在她家看电影！我们以前就这么做过。

朱迪丝：当她说不去了，并且没有提出以别的方式见面时，你的脑海里闪过了什么想法？

玛丽亚：她不在乎我。

朱迪丝：你知道吗？现在我们可以用上和几分钟前一模一样的问题——还有别的证据表明她不在乎你吗？以及，有哪些相反的证据表明她其实是在乎你的，或者多少有点在乎你？（停顿）但我在想，你可否考虑一下这个问题——她为什么会这么做，还有别的解释吗？

玛丽亚：（叹气）我不知道。也许她的身体太难受了。

朱迪丝：或许她就是太累了？

玛丽亚：可能是的。

朱迪丝：现在看来，你认为最有可能的原因是什么？过去，她是否有过爽约并且完全不在意你的情况？

玛丽亚：（想了想）不，我觉得没有。

朱迪丝：能认识到这一点很重要！我在想，你有没有可能具有一个特点，即倾向于假设人们不在乎你，而事实上并非如此。（停顿）你觉得有可能吗？

玛丽亚：我不确定。

朱迪丝：嗯，那么我们先在心里记下这一点。我也会把它记在笔记里，说不定以后还会遇到。

玛丽亚：好的。

处理对来访者的消极反应

你和来访者之间会相互影响（Safran & Segal，1996）。和来访者一样，你可能也是带着对自己、对他人和对人际交往的普遍信念及特有的行为应对策略进入治疗会谈的。如果消极核心信念在一次会谈中被触发，你或许会以无益的方式进行应对，从而使来访者也以无益的行为策略做出反应。

例如，我督导过一名心理治疗师，他认为自己的胜任力不足。在治疗会谈期间，他的脑海中有一连串想法，比如"我不知道自己在做些什么"，于是他变得相当被动且安静。他的来访者对沉默感到不适，并指责了他；这又强化了他无能的信念。另一个觉得自己不够胜任的心理治疗师则对某位与她意见不一致的来访者感到愤怒，认为他是在暗示她不知道自己在说什么。来访者随后开始自责，并感到难过。因此，重点是同时对来访者的信念和行为、你的信念和行为以及它们之间的相互影响，进行准确的认知概念化。

下面是我想让你在每天开始工作前都先做的一件事。看一下你的日程安排，然后问问自己：

> "今天我希望哪些来访者不来？"

如果有来访者出现在你的脑海中，就需要你对自己用上认知行为疗法的技术。识别你对这位来访者的认知，并尝试以下一条或多条建议。

- 评估并回应你对来访者的想法，做一张应对卡，随时可以读一读。
- 检查你对来访者的期待。尽力接受他们和他们固有的价值观。
- 检查你对自己的期待，确保它们是现实合理的。
- 把你的顾虑具体化，并进行概念化：来访者在会谈内（或会谈外）做什么或说什么（有时不做什么或不说什么）会成为问题？这种行为的背后可能有哪些信念？
- 培养你对外界的非防御性和好奇心。
- 独自或与同事／督导师一起进行问题解决。
- 为来访者设定适当的边界。
- 尽力接纳自身的不良情绪。
- 在一天内，好好地进行自我关照（如深呼吸、散步、给朋友打电话、做简短的正念练习和健康饮食）。

我还记得，在第一次治疗一位患有自恋型人格障碍的来访者时，我不得不对自己做一些心理建设。在会谈前，我总是很紧张，有时甚至希望她能隔一周再来。我的想法是"她会说些挑衅的话，而我不知道怎么回应"。我能找出一大堆证据，表明她很可能通过某种方式贬低我。在之前的会谈中，她曾质疑我的经验和专业知识，她说觉得自己比我聪明，她甚至批评了我办公室的装修风格。我不得不提醒自己，她的挑衅性言论是一种应对策略，因为她是新来做治疗的来访者，还没能体会到我不会轻视她或让她觉得自惭形秽。换句话说，和我在一起时，她还没有感觉到足够安全。

我意识到，自己可以通过说"你能把这些告诉我，真的很好"来回应她的某些挑衅性言论。或者我还可以询问："如果你说的是对的，有什么不好之处呢？"如果她说"哦，没什么"，我就会在心里记下所发生的事，然后把讨论带回当前要解决的问题。如果她继续表达挑衅性内容，比如"我希望治疗师能比我聪明"，我就会说："我们可以再一起工作几次，看看到时是否有更多信息，让你能更了解我。"无论如何，我都提醒自己，"无能"的信念可能被激活，所以我要充分准备好以一种非防御的方式做出反应。进行这些心理建设使我对会谈有了好奇之心（"不知道今天她会做些什么来让自己觉得安全？"），而不是提心吊胆。

因此，重要的是观察自己的消极反应，非评判性地接纳自己的情绪性行为反应，然后思考该怎么做。一旦来访者和你在一起时感觉安全，你就可以开始处理他们用在你身上的适应不良的应对策略了——同样的策略很可能也被用在与别人的交往中。注意你的共情程度，并留意自己的无益反应。要评估你的技术短板，不断进行自我反思和自我提升（Bennett-Levy & Thwaites，2007），接受更多的培训，定期与同行做个案研讨或寻求督导，以此提高自己的胜任力。另外，在必要时，可以考虑接受咨询。

总　　结

与来访者建立好的治疗关系至关重要。为了达成这一目标，你需要因人而异地调整治疗进程，运用良好的咨询技术，开展合作，适当地引出并回应反馈，修复关系中的破裂，以及管理自己的消极反应。处于困境中的来访者可能对自己持有强烈的、消极的核心信念，并将它们带进治疗。如果来访者对他人也持有强烈的消极信念，他们或许会认为你将以某种不公正的方式对待他们。这正是要帮助来访者感觉安全的重要原因。

反 思 提 问

如何帮助来访者在会谈中感到安全？什么样的自动思维可能会影响你向来访者征求反馈？如何应对这些想法？

实 操 练 习

写一张关于治疗关系的应对卡，在治疗会谈前读一读将对你有所帮助。

第五章

评 估 会 谈

有效的认知行为疗法需要对来访者进行全面的评估，因为只有这样，你才可以精确地理解个案，针对来访者进行个案概念化，并制订治疗计划。尽管不同障碍的治疗方案会有重叠之处，但针对特定障碍的治疗仍存在重要差异，这源于特定障碍的认知概念化的独特性：特定障碍有自己的关键性认知、行为策略以及维持因素。关注来访者所呈现的问题、目前的功能状况、症状和既往史，并理解他们的价值观、积极特质、优势和技能，有助于你形成初步的个案概念化，并规划整体的治疗计划。

评估会谈在首次治疗会谈之前。然而评估的任务不只涉及此阶段。未来在每次会谈中，你都要继续收集评估资料，进一步确认、修订及补充你的诊断和概念化，以确保来访者有所进展。如果出现下述情况，误诊就有可能发生：

- 收集的信息不全；
- 来访者有意隐瞒信息［一些有物质滥用问题的来访者，或有自我协调性（ego-syntonic）进食障碍的来访者，可能会这样做］；
- 把某种症状（如社交孤立）错误地归因于某一类障碍（抑郁障碍），而其实另一种障碍（社交焦虑障碍）也可能有此症状。

如果其他临床医生已经做过评估，你仍然需要从认知行为疗法的角度出发，收集新的相关信息。

在本章中，你会看到对以下问题的回答。

什么是评估会谈的目标和结构？

怎样进行评估会谈？

在评估会谈的第一部分（开始评估会谈），要做什么？

在评估会谈的第二部分（进行评估），要做什么？

在评估会谈的第三部分（介绍初诊印象，设定总体目标，介绍总体治疗计划），要做什么？

在评估会谈的第四部分（制订行动计划），要做什么？

在评估会谈的第五部分（建立治疗期待），要做什么？

在评估会谈的第六部分（总结并引出反馈），要做什么？

在评估会谈与首次治疗会谈之间，要做什么？

评估会谈通常需要 1~2 小时（也可能更久）。

评估会谈的目标

评估会谈的目标包括：

- 收集信息（正面与负面的都需要）以形成准确的诊断，制订初始的认知概念化及治疗计划；
- 确定你是不是合适的治疗师，能否提供合适的治疗"剂量"（如治疗强度、会谈频率以及治疗周期）；
- 确定是否需要辅以其他服务或治疗（如药物治疗）；
- 开始与来访者（如果需要，也包括其家属）建立治疗联盟；
- 帮助来访者了解认知行为疗法；
- 制订一个简单的行动计划。

在进行评估会谈之前，收集到的信息越多越好。请来访者发送或者安排别人发送从当前及以往的临床医生（包括心理健康专业人员和医疗专业人员）那里得到的相关报告。如果来访者能够预先填写一些问卷或其他形式的自我报告，评估会谈将能节省一些时间。尤其重要的是，确保来访者近期已进行了医学检查。有时候，来访者是因为器质性问题而感到痛苦的，并非因为心理问题。例如，甲状腺功能减退可能被误诊为抑郁障碍。

在首次电话沟通时，应该告知来访者，如果家人、伴侣或者信任的朋友能够陪同来访者进行会谈，是非常有益的，因为他们能够提供一些额外的信息，也可以借此机会了解如何更好地帮助来访者。务必让来访者理解评估将帮助你确认他们是否适合认知行为疗法，以及你能否给他们提供所需的治疗。

评估会谈的结构

在这一会谈中，你将：

- 欢迎来访者的到来；
- 与来访者一起讨论并确定家庭成员或朋友是否应该参与此次会谈；
- 设置会谈的议程，传达对会谈合适的期待；
- 实施心理社会评估；
- 设定总体目标；
- 与来访者沟通你暂定的诊断及大体的治疗计划，解释认知行为疗法；
- 共同制订行动计划；
- 建立治疗期待；
- 总结会谈，引出来访者的反馈。

在评估会谈或者首次治疗会谈中，你还需遵守就职机构所规定的伦理和法律要求。即使你所在机构并无此类要求，明智的做法仍然是：请来访者阅读并签署关于治疗的知情同意书，内容应涵盖治疗中的风险、获益、保密原则的适用性、强制性汇报（突破保密原则的情况）以及对个案记录的保护等。

第一部分：开始评估会谈

在来访者到达诊室之前，应回顾他们带来的所有记录及填好的各种表。通常，最好在一开始单独会见来访者。然后，你可以与他讨论其家人或朋友是应该参与全部会谈、部分会谈，还是不参与会谈。通常，在本次会谈结束时，请家人（朋友）加入是有好处的，因为你此时会介绍你的初诊印象（包括暂时的诊断），也会描述总体治疗目标。你可以询问家人（或朋友）对来访者问题的看法，也可帮助他们了解能做哪些对来访者更有帮助的事情。

设置议程

以自我介绍开始会谈，并设置议程。

朱迪丝：阿贝，正如我在电话中解释的，这次是我们的评估会谈，不是治疗会谈。因此，我们今天不会着手解决问题，那将留到下一次进行。（停顿）今天，我会向你询问许多问题（给出原理），只有这样，我才能给出诊断。有一些问题是与你密切相关的，也有一些可能听起来关系不大，但我也需要了解，以确定你真正的问题，同时排除你没有的问题。（表达合作意愿）你觉得可以吗？

阿　贝：可以。

朱迪丝：等一会儿在谈话过程中，我也许会偶尔打断你，目的是获得我需要的信息。如果这让你感到不舒服，请你告诉我，好吗？

阿　贝：好的。

朱迪丝：在开始之前，我想先跟你说说今天将谈到的内容，我们把这个环节叫作"议程设置"。今后在每次会谈时，都会有这个环节。今天，我首先会问问你来这里的原因，也要了解一下你目前的症状、近期的功能状况以及过去的经历。（停顿）你觉得可以吗？

阿　贝：可以。

朱迪丝：接下来，我想了解在你生活中运作良好的部分，以及过往人生中最
　　　　美好的时光。然后，你可以告诉我你觉得有必要让我知道的其他事
　　　　情。这样行吗？

阿　贝：（点头。）

朱迪丝：好，接着，我会告诉你我大概的评估，但我可能还需要再翻阅一下
　　　　你填写的各种记录和表以及我的笔记，所以我下周还会跟你谈这个
　　　　主题。最后，我会跟你讲一下，我认为在治疗中应该关注什么。（停
　　　　顿）在这个过程中，我会解释认知行为疗法的理念，也会问你对这
　　　　个疗法的感受。（停顿）最后，我们会根据你所期望的改变，一起
　　　　制订总体的治疗目标。如果你有问题或者有任何担忧，都可以提出
　　　　来，好吗？

阿　贝：好的。

朱迪丝：还有什么内容是你想在今天谈的吗？

阿　贝：嗯，我想知道治疗大约会持续多久。

朱迪丝：（记笔记）好问题。在今天会谈快结束前，我们会讨论这个内容。

阿　贝：好。

第二部分：进行评估

评估的领域

　　你需要了解来访者现在以及过去的多方面经历，这样才能制订一个贯穿多次
会谈的全面的治疗计划。你还需要制订在每次会谈中的治疗计划，建立良好的治
疗关系，以及执行有效的治疗。（参见附录 B 中对阿贝的案例总结，其中列举了
你需要向来访者询问的多方面内容；你也可以在贝克研究所网站的"CBT 资源"
中找到对应的问题清单。）

　　本书并未涉及详细的评估程序和工具，不过，你可以参考很多其他的资源，

包括安东尼和巴洛（Antony & Barlow，2010）、多布森及其同事（Dobson & Dobson，2018）、凯肯及其同事（Kuyken et al.，2009）、拉扎勒斯及其同事（Lazarus & Lazarus，1991）、莱德利及其同事（Ledley et al.，2005）以及珀森斯（Persons，2008）的研究。此外，评估来访者存在多少杀人或自杀风险至关重要。温策尔及其同事（Wenzel et al.，2009）针对有自杀风险的来访者提供了评估和实操的指南，以及关于自杀主题的课程（可以在贝克研究所网站的"CBT 资源"中找到）。

描述典型的一天

评估会谈（或首次治疗会谈）的另一个重要部分是询问来访者如何利用自己的时间。请来访者描述自己典型的一天是如何度过的，这会给你提供理解其日常生活的额外视角，帮助你们设定目标，识别他们生活中现有的积极面，鼓励他们更多地参与这类活动。在这个过程中，你也会注意到，来访者在有些事情上花费了太多时间，在另一些事情上则花费了太少时间。

在来访者描述自己度过的典型的一天时，请做笔记并留意以下方面：

- 他们情绪的变化；
- 他们与家人、朋友以及同事互动的程度；
- 他们在家里、在工作中及在其他方面的社会功能；
- 他们如何度过闲暇时间；
- 哪些活动能带给他们愉悦感、成就感以及与人联结的感觉；
- 他们有哪些自我关照的活动；
- 他们回避哪些活动。

朱迪丝：阿贝，我想大概了解一下，你通常会怎样度过一天。你可以跟我说说，从早晨起床到晚上入睡前的这段时间，你都做了哪些事情？

阿　贝：好的。（叹气）嗯，我差不多早上 7 点醒来。

朱迪丝：接着你会做什么呢？

阿　贝：我一般都会在床上辗转反侧几小时，有时候能睡着片刻。

朱迪丝：那么你会几点起床呢？

阿　贝：这个说不准，有时候得到上午 10 点。

朱迪丝：起床后，你会先做什么？

阿　贝：我会喝杯咖啡，吃一点早饭。有时候我会换身衣服，有时候不换。

朱迪丝：早饭后呢？

阿　贝：我一般就待在家里，看看电视，上上网。

朱迪丝：下午的时候还会做点什么呢？

阿　贝：有时候，我可能就坐在沙发上，什么都不做。如果我觉得精力够，可能会出去买点吃的。不过在大部分时间里，我都不出去。

朱迪丝：你会吃午饭吗？

阿　贝：会随便吃点。

朱迪丝：嗯，还有什么事是你在下午会做的？

阿　贝：可能偶尔洗衣服，有时候我会想读读报纸，不过通常就睡过去了。

朱迪丝：所以，在多数情况下，你白天都会再睡一觉？

阿　贝：对，我会睡一两小时。

朱迪丝：晚餐怎么解决呢？

阿　贝：用微波炉加热一点速冻食品。

朱迪丝：晚饭之后呢？

阿　贝：基本上就不做什么了。还是看看电视，上上网。

朱迪丝：那你几点上床睡觉呢？

阿　贝：11 点左右。

朱迪丝：入睡容易吗？

阿　贝：不那么容易，通常都要很久才能睡着。

朱迪丝：然后你会一直睡到早晨 7 点？

阿　贝：有时候可以，有时候我凌晨 3 点就醒来了，然后一连几小时都睡不着。

在这段对话之后，我又询问了阿贝在周末的情况，看看是否与平时有所不同。幸运的是，他在周末比平时稍微积极些，偶尔会去观看孙子的比赛，或者跟他的孩子一家拜访别人。他告诉我，差不多在 1 年前，他的日常活动发生了一些改变。在那以前，虽然他有中度抑郁，但在星期六也会跟两个老朋友吃早饭，星期日也有固定的社区活动。

用这种方式收集数据，可以指导你形成初步的治疗计划。在首次治疗会谈里确定治疗目标和行动方案时，你也会用到这些信息。

回应绝望和怀疑

在评估过程中，你应该对阻碍来访者投入治疗的不确定因素保持警觉。例如，在阿贝描述当前的症状时，他表达出了绝望的想法。我借用了他的这些自动思维，有技巧地引出认知模型，以此说明这类想法将是我们未来的一个治疗目标，并确保我们的治疗联盟并未因此受到损害。

> **临床小贴士**
>
> 如果来访者讲述了过多的信息，你可以将他们的回应结构化。这样一来，就有时间处理你所需要的信息了。在这方面，可以为来访者提供具体的指导，例如，你可以说："对接下来的几个问题，我只需要你回答'是''不是'或者'不确定'（或者简单地用一两句话作答）。"
>
> 当来访者开始讲述一些不必要的细节或者开始跑题时，温和地打断是很重要的，例如，"抱歉打断你，但我需要知道……"。

阿　贝：我觉得我的问题太多了，没什么能帮助到我。

朱迪丝：嗯，谢谢你告诉我，这是一个有意思的想法——"我认为没什么能帮助我"。这个想法会让你有什么感受呢？悲伤？绝望？

阿　贝：都有。

朱迪丝：这一类让人沮丧的想法**正是**我们下周要开始探讨的。我们需要找出这种想法是 100% 真实的，还是完全不真实的，又或者只有部分是真实的。不过，我还想知道，我所说的话或所做的事是否会让你觉得我无法帮助你，或者你是否觉得我们的**治疗方式**没有用？

阿　贝：不是因为这些……

朱迪丝：那么是什么让你这样想的呢？

阿　贝：我不知道。是我的问题令我感到难以承受吧。

朱迪丝：谢谢你告诉我。按照你现在的抑郁程度，有这样的感受是正常的。不过，在接下来的日子里，我们会一次解决一个问题，也需要合作。我希望你记住，你不再是一个人了，我已经加入了你的队伍。

阿　贝：（松了口气）好的，不错。

朱迪丝：我没有预知未来的水晶球，所以没有办法给你 100% 的保证，但是就你跟我提及的内容而言，**并没有什么**让我觉得**没有**办法帮到你的。（停顿）相反，我听到了很多令我对你的治疗很有信心的内容。你想听听看吗？

阿　贝：想。

朱迪丝：很显然，你是一位非常聪明和有能力的人。你曾经有许多成就，在抑郁之前，各方面都很优秀。很多年来，你在工作方面成绩斐然。你升职了，也为自己的工作深深自豪。你做事高效，为人可靠。你是一位好父亲，也一直尝试做一位好丈夫。此外，你有知心的好友，也乐于帮助别人，这些都是很好的迹象。

阿　贝：嗯。

朱迪丝：所以，你觉得如何？愿意尝试吗？你下周还想来这里吗？

阿　贝：想，我愿意。

临床小贴士

　　若来访者因之前的治疗效果不佳而有所顾虑，请为他们能够向你表达犹疑而给予正强化（"你能告诉我这些，这很好"）。你可以询问他们，是否与之前的治疗师建立了良好的关系。在**每次**会谈中，他们的治疗师是否会：

- 设置议程；

- 同他们一起找出做什么事可以让他们在接下来的一周过得更好；

- 确认会谈中的重点内容已被记录下来，使他们回家后能够温习；
- 教他们如何评估和回应自己的想法；
- 成功地赋予他们改变行为的动力；
- 征求反馈，以确认治疗在正确的轨道上推进。

大部分来访者没有经历过这样的治疗，这时你就可以说："听到你说以前的治疗师没有做这些，我还蛮开心的，因为这意味着我们的治疗将会大有不同。如果我们接下来要做的是你以前就做过的，我反倒会感觉没那么大信心。"

如果来访者说上述内容是以前的治疗师在每次会谈时也会做的，不要立刻接受这一说法。可以花一些时间询问来访者当时的具体情况，尤其要考查以前的治疗师有没有基于最新的研究和实践指南，为来访者及其具体的障碍制订个人化的治疗方案。无论怎样，你都可以鼓励来访者尝试与你进行四五次会谈，并告诉他，你们将一起观察治疗的效果。

获取其他信息

在评估的最后阶段，你可以向来访者提两个问题，这会很有帮助。一个问题是："还有没有什么重要的信息是我需要知道的？"另一个问题是："有没有什么事是你不愿告诉我的？你不必告诉我是什么，我只想知道是否有更多的事情是你在未来的某个时间想要说的。"

让可信的亲友参与

如果来访者来时是由家人或朋友陪同的，此时你可以询问他是否想让这位亲友加入会谈（当然，如果这位亲友一开始已经在场，就不必问这个问题了）。确认来访者会不会希望你避免在亲友面前提及某些内容，需要得到来访者的知情同意来进行以下方面的工作：

- 询问亲友，他们认为最需要让你知道的信息是什么；
- 询问来访者的积极品质、优势以及有益的应对策略；
- 向他们介绍你目前的初诊印象；
- 提出你的初步治疗计划并征求反馈。

如果来访者不希望你谈论这些主题，或者希望你讲点别的内容，你可以跟他探讨并达成共识，或者说明为什么你觉得谈论这些是有必要的。

第三部分：介绍初诊印象、设定总体目标及介绍总体治疗计划

初诊印象

如果你此时对来访者的诊断不是很有把握，就向他解释一下，你需要时间回顾一下自己的笔记、他们填的表以及之前的诊断报告。对于很多来访者而言，提出你的初诊印象，赋予他能够获得帮助的希望，都是很必要的。

朱迪丝：阿贝，很显然，你抑郁了。下周，我会跟你谈谈为什么我会这么说，好吗？

阿　贝：好的。

朱迪丝：不过，好消息是，抑郁是能被治愈的，特别是用认知行为疗法，有大量研究表明，它治疗抑郁是很有效的。

设定目标并介绍总体治疗计划

设定目标并提出一个让来访者感觉合理的治疗计划，能够为来访者赋予希望

（Snyder et al.，1999）。知道怎样获得改善进而康复，对来访者来说很重要。当你提出治疗计划时，不要忘记征求来访者的反馈。

朱迪丝：现在我想跟你一起设定大致的治疗目标，也会跟你说说我觉得怎样可以帮助你有所改善，然后我想听听你的想法。

阿　贝：好。

朱迪丝：（把"目标"两字写在一张纸的最上面，在会谈快结束时，给阿贝一份复印件。）我知道，你希望克服抑郁，减少焦虑，对不对？

阿　贝：对。

朱迪丝："帮助你提升幸福感"会不会也是一个好目标？

阿　贝：是的，这真的很重要。

朱迪丝：根据你刚才提到的，我们也会帮助你改善在家里的功能。还有，如果你准备好了，帮你与他人重新建立联结，找一份工作。

阿　贝：嗯，很好。

朱迪丝：（为避免让阿贝觉得任务太艰难）我们会一步一步地达成这些目标，不至于让你感到太困难。（停顿）你觉得怎么样？

阿　贝：（松了口气）好的。

朱迪丝：从下周开始，我会找出什么对你来说最重要，还有你最想要的生活是怎样的。然后，我们就可以设置更具体的治疗目标了。在每次会谈中，我们都会依照目标工作。比如，下周你可能会说，你想要联络一位朋友，或者是在家里多做一点事。我们会一起探讨什么在阻碍你达成这些目标，然后努力解决这个问题。（停顿）你觉得怎么样？

阿　贝：好的。

朱迪丝：事实上，在我们的治疗过程中，差不多有一半的精力和时间都会用在解决问题上。在另一半的时间里，你会学到一些技术，帮助你改变自己的思维和行动方式。我们会特别关注那些让你受阻的抑郁思维，就像刚才你在会谈中提到的"我什么都做不好"；还有当你这么想的时候，你有多沮丧。你有没有发现，这个想法是如何阻碍你从沙发上站起来的？它又给你带来了怎样糟糕的感受？你最后又是怎么选择继续看电视，而不是起来活动一下的？

阿　贝：是的，这正是我的状态。

朱迪丝：所以，我们将要合作完成的一个任务，就是评估类似的想法。有哪些证据证明了"我做不好任何事"的想法？哪些证据证明那不是真实的，或者不是 100% 真实的？还有没有其他方式可用来理解这种状况？比如，我们可能会发现，正因为你感到情绪低落，所以在解决问题或激励自己的方面，你会需要一些帮助，但"需要帮助"并不意味着你做错了一切。

阿　贝：嗯。

朱迪丝：我们会做三件事。第一，帮助你把抑郁和焦虑的想法转化为更符合现实的想法。第二，我们会一起找出你可以尝试的行动，这些行动会帮助你改善现状，越来越接近你想要的生活。第三，你会学到一些技术，供你在会谈后的一周内使用，甚至是一生都受用。（停顿）你觉得怎么样？

阿　贝：很合理。

朱迪丝：嗯，这就是大体的治疗计划——设定目标，然后一个一个地实现目标，并且学习有用的技术。其实，这就是一个人得以改善自我的方法，一天天在想法和行为中做出小的调整。（征求反馈）好，到现在为止，在我说的内容里，有没有听起来**不**太合适的地方？

阿　贝：没有，你说的都很有道理。

第四部分：制订行动计划

在评估会谈中，你可以与来访者一起制订一份较简单的行动计划。这会帮助他习惯一个非常重要的观念：他要在会谈后的一周内执行这份行动计划。确保你也留有一份行动计划的副本。下述对话是我和阿贝从治疗计划过渡到行动计划的过程。

朱迪丝：很好。我会把刚才谈到的一些重点记下来，方便你这周查看（见图
    5.1）。如何称呼你在会谈外要做的事情比较好呢？"行动计划"？
    "自助活动"？还是别的什么？

阿　贝："行动计划"就挺好。

朱迪丝：你觉得你能做到每天都把这份行动计划读两遍吗？早上读一遍，晚
    些时候再读一遍。特别是在又开始变得消沉的时候？

阿　贝：嗯，我可以。

朱迪丝：怎样记住读它呢？

阿　贝：我会把它放在咖啡机旁。每天早晨我都要喝咖啡，所以我会看见它。

朱迪丝：我希望你在每次读完时，都给自己肯定。

阿　贝：可以。

朱迪丝：你知道吗？当人抑郁的时候，就好像试图走过一片流沙，所有的事
    情都变得比以往更难。你有没有这种感觉？

阿　贝：有。

朱迪丝：所以，我的希望是，如果你执行了行动计划，或者做了任何一件你
    觉得有难度但还是去做了的事，都给自己肯定。或者就对自己说一
    句，"我做了那件事，很好"。（停顿）你可以试着在这周里这样肯
    定自己吗？

阿　贝：可以。

朱迪丝：好的，我把这些写下来。下周，我们还会更多地谈到肯定自己这
    件事。现在，让我们想想看，如果你开始感觉绝望，要怎么提醒
    自己。

阿贝和我一起写下了下面这段话。

　　"当我觉得抑郁开始加重时，我要提醒自己：治疗计划是有道理的。
我有朱迪丝的帮助，每周都在朝这些目标一步步前进。我要学会评估自
己的思维，它们可能100%真实，一点也不真实，或者处在两者之间。
让我能够变好的方法是在每一天都让我的想法和行动有小的改变。"

朱迪丝：所以，会谈外的工作大多要由你来完成。（停顿）你觉得在这周之内，有没有什么是你可以尝试去做的，并证明你有能力改变？（停顿）你能不能试着做一件很久都没有做过的事，特别是跟家人一起做的事？

阿　贝：（思索）我可以带孙子和外孙女出去吃个冰激凌。

朱迪丝：太棒了！当你做到的时候，可不可以对自己说，这是我控制抑郁的重要的第一步？此外，能不能肯定自己？

阿　贝：可以。

朱迪丝：我把它写下来，好吗？

阿　贝：好。

行动计划　　　　　　　　　　　　　　　　　　　　（5月6日）

请把这份行动计划放在咖啡机旁边，每天早晨读一遍，白天晚些时候再读一遍。

1. 治疗笔记：当我觉得抑郁开始加重时，我要提醒自己，治疗计划是有道理的。我有朱迪丝的帮助，每周都在朝这些目标一步步前进。我要学会评估自己的思维，它们可能100%真实，一点也不真实，或者处在两者之间。让我能够变好的方法是在每一天都让我的想法和行动有小的改变。

2. 带孙子和外孙女外出吃冰激凌。

3. 如果我完成了以上活动，或者坚持完成了我觉得有点难的任何事，我都要肯定自己。

图 5.1　阿贝在评估阶段的行动计划

第五部分：建立治疗期待

为来访者树立合理的治疗期待是很重要的（Goldstein，1962）。这样做可以减少脱落（Swift et al.，2012），并提高治疗效果（Constantino et al.，2012）。你应该让来访者大概了解治疗需要多长时间，对于大多数单纯抑郁的病人来说，最好建议治疗 2~4 个月。有一些个案能够提前结束（或者由于经济／保险等因素不得不提前结束）。其他的来访者，特别是罹患慢性精神障碍或者合并物质滥用或人格障碍等问题的人，可能需要更长的治疗时间。如果来访者的心理障碍程度严重或多次复发，他可能需要在症状很明显时接受更为密集的治疗，也需要在很长一段时间内参加定期的巩固会谈（booster session）。

大多数来访者借助一周一次的会谈就能取得进步。然而，有些症状严重、功能水平很低的来访者需要更密集的会谈，特别是在治疗初期。到治疗后期时，你可以逐渐拉长两次会谈的间隔，给予来访者独立发挥其功能的机会。

在接下来的这段对话中，我帮助阿贝了解了我期待治疗如何展开。

朱迪丝：阿贝，如果可以，我们计划每周见一次。如果你感觉明显好转了，我们就两周见一次，之后可能会三四周见一次，我会和你商量会谈的时间间隔。即便在我们决定结束治疗之后，我也建议你间隔几个月能回来一次，让我们巩固一下疗效。（停顿）你觉得如何呢？

阿　贝：好的。

朱迪丝：目前，我很难预测你要治疗多久，就你现在的抑郁程度而言，我想很可能要进行十五至二十次会谈。如果在这个过程中发现还有一些根深蒂固的问题是你想要改变的，就可能需要更长的时间，到时候，我们会**一起**商量如何进行安排，这样可以吗？

第六部分：总结并引出反馈

在评估会谈结束时，你要对会谈中涉及的内容进行总结，使来访者对你们已经取得的进展有一个清晰的了解。你也要提醒来访者，治疗将于下周正式开始。接着要做的是：引出来访者对这次会谈的反馈。

我是这样对阿贝说的。

朱迪丝：现在，让我来总结一下今天谈到的内容。之前我说过，这次是评估会谈，不是治疗会谈，下周才会正式开始根据你的目标和问题来进行工作，对吧？

阿　贝：对。

朱迪丝：刚才我问了你很多问题，也给了你一个暂时的诊断。你跟我描述了自己是如何度过典型的一天的。接着，我也跟你稍微解释了一下，你的想法是怎样使你感到抑郁的，以及当人们抑郁时，想法可能是符合事实的，也可能不是。是这样吗？

阿　贝：是的。

朱迪丝：我们讲了这个疗法的大概理念、你的治疗计划要聚焦的重点，我们还一起制订了下一周的行动计划。我们也讨论了治疗的安排，比如，我们会多久见一次面，整个治疗大约会持续多久。（停顿）最后，你还有什么问题吗？有没有什么是你觉得我弄错了或者我没有理解的地方？

阿　贝：没有了，我觉得你很理解我。

朱迪丝：好的，那我们下周就开始第一次治疗会谈。

在评估会谈与首次治疗会谈之间

在首次治疗会谈开始前，你要完成初始评估会谈的评估报告，形成初步的治疗计划。如果你之前没有做过，现在你可以利用这段时间获得来访者的知情同意，联系来访者曾经的心理健康专业人员和医疗专业人员，获取之前的报告，了解情况并询问额外信息。你也可以与其他正在帮助来访者的专业人员一起讨论你的发现并协调治疗计划。通过与其他专业人员进行沟通，你常常可以获得许多并未被记录下来的重要信息。你也可以开始形成初步的认知概念化和治疗计划。（参见第三章和第九章。）

总　　结

在与来访者的第一次会谈中，你需要进行全面的评估并收集数据，以使你准确地对来访者进行个案概念化、做出诊断以及制订计划。在这个阶段需要达成几个目标，包括建立治疗关系，提升来访者的希望，介绍认知行为疗法的理念，解释认知模型，回应来访者的绝望和怀疑，确定总体治疗目标，告知大概的治疗计划，制订行动计划，建立治疗期待，进行总结并引出反馈。在评估会谈结束后，你要对诊断结果进行确认；如有需要，可以联络曾经或正在为来访者提供帮助的专业人员。在接下来的每次会谈中，你都要继续对来访者进行评估，以确定诊断，优化概念化，监测治疗进展。

反 思 提 问

在评估阶段，除了收集信息用以诊断，还有什么重要任务是必须完成的？

实 操 练 习

为一位来访者（真实存在的或虚构的）撰写部分案例报告（参见附录 B 的第一部分和第二部分）。

| 第六章 |

首次治疗会谈

首次治疗会谈的最重要目标是激发来访者的希望感。你可以通过以下方式达成这个目标：进行心理教育（比如，研究表明，认知行为疗法对来访者的问题是有效的）；重述总体的治疗计划，直接表达信心（告诉来访者，你能够帮助他）；识别来访者的价值观、志向和目标。

你也要和来访者建立融洽且信任的治疗关系，让他们熟悉治疗，做一次心境检查（借此监测治疗进展和调整治疗方案），为个案概念化收集更多的信息，向来访者讲解认知模型、安排活动、解决问题、制订新的行动计划以及引出反馈。图 6.1 给出了首次治疗会谈的结构。在第九章，你会进一步学习如何为其他会谈确定结构。

除了下列内容，你还可以将心理教育、对自动思维的识别和回应、制订行动计划、目标确定等内容融入整个会谈过程。

首次治疗会谈的初期阶段
1. 进行心境检查（如果需要，也应询问药物及其他治疗的情况）
2. 设置议程
3. 获取来访者（自评估会谈以来）的最新信息，回顾对行动计划的执行情况
4. 讨论来访者的诊断，并进行心理教育

首次治疗会谈的中期阶段
5. 识别来访者的价值观、志向和目标
6. 安排活动或着手解决某个问题
7. 共同制订新的行动计划

首次治疗会谈的结束阶段
8. 提供总结
9. 确认来访者完成新行动计划的可能性
10. 引出反馈

图 6.1 首次治疗会谈的结构

在本章中，你会看到对以下问题的回答。

如何做心境／药物（或其他治疗）检查？

如何设置首次治疗会谈的议程？

如何询问来访者最近的情况并回顾行动计划的执行情况？

如何对抑郁、负性思维、治疗计划以及认知模型等方面进行心理教育？

如何引出来访者的价值观、志向和目标？

如何制订行动计划？

如何总结会谈并引出反馈？

在开始首次治疗会谈之前，治疗师应回顾对来访者的评估，并在会谈的过程中牢记初始概念化和治疗计划。为来访者提供个性化的治疗是很重要的，所以要做好根据需要随时做调整的准备。大多数标准化的认知行为疗法会谈的持续时间为 40~50 分钟，而首次治疗会谈通常需要 1 小时。在与来访者的会谈过程中，可以尝试识别一个或多个自动思维，并借机向来访者介绍（或重新介绍）认知模型；也可以通过一个例子来介绍认知模型。此外，要在会谈中寻找可以引起来访者积极情绪的机会，比如，邀请来访者在脑海中构筑梦想达成时的画面，或者与他们简短地谈谈兴趣爱好或价值观，可以做一些自我表露。

临床小贴士

- 你可能需要事先在会谈笔记上写下会谈结构的一些关键词（参见图 10.1），这有助于你记住要做的事情。

- 在首次治疗会谈中，你可能要花很多时间做心理教育。类似《应对抑郁》（*Coping with Depression*；J. S. Beck，2020）这样的小册子综述了重要的概念，可以作为行动计划中的一项内容。

心 境 检 查

在会谈开始时，治疗师会先和来访者打招呼，然后做心境检查。研究表明，当治疗师与来访者有规律地追踪治疗进展，利用反馈来改善治疗时，治疗的效果就会得到提升（Miller et al.，2015）。你可以选用已发表的量表，比如，贝克抑郁量表—II（Beck Depression Inventory–II；Beck et al.，1996）、贝克焦虑量表（Beck Anxiety Inventory；Beck & Steer，1993a），以及贝克绝望感量表（Beck Hopelessness Scale；Beck & Steer，1993b）；也可以用公共领域里的量表，比如，病人健康调查表－9（Patient Health Questionnaire-9，PHQ-9）或者广泛性焦虑障碍量表－7（Generalized Anxiety Disorder Scale-7，GAD-7）。如果来访者没能力填写量表，或者不愿意填写量表，你可以教他们使用 0—10 分的等级来评定自己的心境，如"请你回想过去一周的情况，如果 10 分意味着你遇到了最强烈的抑郁，0 分意味着完全不抑郁，那么在上周的绝大部分时间里，你的抑郁程度是多少分？"。在下面的对话里，我采用了 0—10 分的等级，供来访者评定自己的幸福感，这也是较便利的做法。

更为关键的是，务必检查来访者的自杀风险（以及攻击和杀人的冲动水平）。若量表中有关自杀和绝望的项目分数较高，说明来访者可能处于风险之中。这时，治疗师需要通过风险评估（Wenzel et al.，2009）来确定：在接下来的部分会谈（或整个会谈）中，是否需要制订计划来保护来访者的安全。详细检查其他相关方面也很重要，比如睡眠情况、焦虑症状以及冲动行为。这些议题将关系到会谈议程的设置。如果你有一份症状清单供来访者勾选，将省去额外询问问题的时间。

使用症状清单时，也应请来访者做出相应的主观描述（"这周感觉怎么样？"），并将其回答与量表上的分数相对照。不管你采用什么方式评估来访者的心境，务必确认他所报告给你的不是当下的感受，而是对过去一周的整体心境状况的描述。请提醒来访者，你每周都会做心境检查。你可以这样说：

"我希望在每次会谈时，你都能提前几分钟来，先填写一下这些表。（给出原理）这可以帮助我快速了解你过去一周的情况。当然，我也十分乐意听你亲口描述在过去一周的经历。"

在下面的对话里，你会看到，我从检查阿贝的心境开始进行这次会谈。我一边听他讲，一边快速浏览他刚填写的病人健康调查表-9和广泛性焦虑障碍量表-7。接着，我请他给自己的幸福感打分。（这是为了确认我们的会谈不只在缓解他的抑郁和焦虑，也能帮助他提升整体的幸福感。）

朱迪丝：阿贝，你好！你今天感觉怎么样？

阿　贝：嗯，不太好。

朱迪丝：不是很好吗？

阿　贝：嗯。

朱迪丝：让我先看看你刚才填写的量表，可以吗？

阿　贝：当然可以。

朱迪丝：谢谢你花精力填写这些量表。（重述原理）我上周应该跟你提到过，这些量表可以帮助我们确认你在过去的这段时间里是否取得了进展。（浏览量表）让我们看看。和上一周相比，你这一周的心情怎么样？

阿　贝：差不多吧。

朱迪丝：嗯，量表上的数据也显示差不多。在这份评估抑郁的量表中（给阿贝看病人健康调查表-9），上一周和这一周的分数都是18。（停顿）这一份是评估焦虑的量表（给阿贝看广泛性焦虑障碍量表-7），这一周仍是8分。（停顿）你能不能告诉我，在这一周的大部分时间里，你的幸福感能打几分？0分代表完全没有幸福感，10分代表你曾体验到了最强烈的幸福感。

阿　贝：可能是1分吧。

临床小贴士

心境检查的环节应尽量简短。如果来访者提供了太多细节，你可能要打断他并道歉，然后在下面两句话中任选一句进行回应。

- "可不可以请你用一两句话总结在这一周的感受？"
- "我们先把你的这些感受（你现在讲的这件事）放在会谈的议程中，等一会儿再回来详细谈，好吗？"

对药物或其他治疗的检查

如果来访者因目前的困扰正在服药，你应确认他是否在持续遵循医嘱，在服药期间是否遇到了什么问题或是否有副作用。请注意，不要用这种问法——"你这周吃药了吗？"；而要以询问频率的方式来问——"在这一周里，你有多少次按医嘱剂量服药了？"［见 J. S. 贝克（J. S. Beck，2001）和苏达克（Sudak，2011）提供的帮助来访者规律地服药的建议。］

不管来访者是在服药，还是在接受其他方式的治疗（比如电休克疗法、经颅磁刺激或者其他脑刺激疗法），你都要在取得来访者同意之后，定期与其他治疗提供方联络，以获取有用的信息。你不可以修改用药建议，但当来访者在完全按照医嘱服药方面遇到困难时，你可以帮助他们。比如，有的来访者会对药物的副作用、剂量和药物依赖情况有困惑，有的在考虑其他药物或其他治疗方法，请帮助他们把具体问题记下来，也建议他们把医生的回复记下来。如果来访者当下没有在服药，而你觉得药物或其他方面的干预是必要的，你可以建议他们去咨询精神科医生或其他医生。

临床小贴士

如果来访者对咨询精神科医生感到犹豫，你可以与他探讨咨询精神科医生和不咨询精神科医生的利弊。告诉他们，不需要立刻做出用药或接受其他治疗的决定，可以先从医生那里获取更多信息，再加以考虑。

设置首次治疗会谈的议程

在理想情况下，可以很快完成议程设置。当你向来访者介绍会谈安排时，他们往往能欣然接受。如果你能够提供合理的解释，会让治疗过程更容易被接受，也能促进来访者更加结构化地、有效地积极参与其中。

朱迪丝：（以合作的态度）如果你觉得可以，我想先跟你确认一下今天会谈的议程。（给出原理）这样能帮助我找到对你来说最重要的内容，也可以与你一起决定怎样最好地利用这段时间。因为这是首次治疗会谈，涉及的内容很多，所以分给议程里每一项的时间比较少。下周，时间就会稍微充裕一点。（停顿）这样可以吗？

阿　贝：可以。

朱迪丝：等会儿你会发现，在会谈过程中，我要做很多记录，（给出原理）这是为了确保我能记住重要的内容。如果这让你觉得困扰，请你告诉我。

阿　贝：好的。

接下来，要逐一列出各项议程。

朱迪丝：首先，我会问问看，从上周评估到现在，你经历了什么。（给出原理）据此，我好判断今天是否需要增加其他重要内容。接着，我们会看一看你上周的行动计划的执行情况，再谈谈关于你的诊断。

阿　贝：好的。

朱迪丝：然后，我们会设置一些目标，如果还有时间，我们就谈谈你这周可以做的事情，并把它放在新的行动计划里。我们也可能着手对某一个目标进行工作。（停顿）最后，我会听听你对这次会谈的想法。（停顿）你觉得怎么样？

阿　贝：好的。

朱迪丝：（引出阿贝的议程）关于这项议程，你还有需要确认或者补充的内容吗？

阿　贝：没有了，听起来内容已经很多了，应该足够了。

在会谈过程中，如果浮现出潜在的重要议题，请你随时保持警觉。你和来访者要共同确定新议题的重要性是否超过了原定议程里的内容。如果来访者将话题引向了另一个领域，你需要提醒他，并与他确认，当下是要在这个方向继续深入，还是要回到之前的议题里。

获取最新信息和回顾行动计划

在传统的认知行为疗法会谈里，我们会这样询问："从上次会谈到现在，有没有发生什么事，是你想要让我知道的？"这个问题难免引出来访者一连串的负面经历，尤其是在治疗早期。所以，我们选择采用另一种问法，即"发生了什么积极的事情"。在接下来的这段对话中，我们采用康复导向认知疗法（Beck et al., in press），会从正面的经历入手，帮助来访者得出更具适应性的结论。获取来访者最新信息的过程往往穿插着对行动计划的回顾。

朱迪丝：阿贝，你知道，当人们抑郁时，他们往往会专注于问题。（给出原理）所以，把焦点放在进展还不错的方面很重要。我想问问你，在过去的一周里，你在什么时候感觉最好？

阿　贝：（思考）应该是我带孙子伊森（Ethan）出去吃冰激凌的时候。

朱迪丝：这么说，你的确做到了！

阿　贝：是的。

朱迪丝：（给予正强化）太棒了！你完成了这部分行动计划。

阿　贝：是的，挺好。

朱迪丝：（表现出谈话兴趣，试图进一步提升他的心情）你吃冰激凌了吗？

阿　贝：吃了。

朱迪丝：伊森怎么样？他开心吗？

阿　贝：我想他很开心。

接下来，我帮阿贝聚焦这一经历，引出他对这件事以及对自己的积极结论。

朱迪丝：带伊森出去这件事，让你看到了哪些好的方面？

阿　贝：嗯，能出门，做点事，本身就是好事。我们外出了一会儿，单是与
　　　　他相处，跟他一起玩，对我来说就已经是最棒的事了。

朱迪丝：（多问一些问题，帮助阿贝重新体验这一正面事件）你跟他聊了
　　　　什么？

阿　贝：大部分都是关于足球的，因为他参加了一个足球队。我们聊了聊他
　　　　踢得怎么样，足球队怎么样。

朱迪丝：（保持谈话热情，表达兴趣）他踢得怎么样呢？是不是一名好
　　　　球员？

阿　贝：按照他的说法，他踢得挺不错的。我最近没有去看过，所以我不知
　　　　道。我想应该是吧。

朱迪丝：（试图引出积极的核心信念）阿贝，你带伊森出去吃冰激凌这件事，
　　　　让你怎么看待自己？上次你对我说，这是你很久没有做过的事了。

阿　贝：我觉得我应该早点做这件事。

强化认知模型

　　与很多来访者相似，阿贝表达了自我批判的自动思维。所以我借着这个机
会，使用认知模型加以分析。

朱迪丝：嗯，我确信，你期望自己早点这么做。（探索阿贝是否为自己的回
　　　　避赋予了消极含义）你觉得自己为什么没有早点这么做呢？

阿　贝：我不知道，我总是在想"这一切都太难了"。

朱迪丝：当你有这个想法——"这一切都太难了"——的时候，你的情绪如

何？（提供选项）开心、伤心、焦虑？

阿　贝：伤心，非常伤心。

朱迪丝：这会让你做什么？

阿　贝：在沙发上坐着，什么也不干。

朱迪丝：你看这么说对不对？有一种情况似乎经常发生。（用认知模型做总结）当你面临选择——决定做还是不做一件事时，就像你要带孙子出门这件事，你会想，"这一切都太难了"。这个想法让你觉得很伤心，以至于最终还是在沙发上坐着，什么也没有干。

阿　贝：是这样的。

此时，我可以帮助阿贝学习如何回应自己的自动思维。然而，为了避免偏离目标，我还是接着询问他的最新情况。

朱迪丝：我们等会儿可以回来谈谈这个想法。现在，接着讲讲上周的情况吧。还有没有什么事是我应该知道的？

阿　贝：我想不到什么了。我没做多少事。

回顾行动计划

如果你和来访者在评估阶段一起制订了行动计划，那么探讨计划的执行情况以及了解行动计划在多大程度上帮助到了来访者，是很重要的。在这段会谈里，我从回顾我们写的治疗笔记开始。

朱迪丝：可以看看你的行动计划吗？看看还有什么是你完成了的。你有没有把它带来？

阿　贝：带来了。

朱迪丝：很好。你有没有把它放在咖啡机旁边？在每天早晨和晚些时间各读一次？

阿　贝：我每天早晨都读了，不过在其他时间就没有读了。

朱迪丝：好的。（在心里记住，在等会儿的会谈里，要讨论读两遍行动计划的安排。）可不可以请你现在读一遍，然后告诉我，你觉得怎么样？

阿　贝："当我觉得抑郁开始加重时，我要提醒自己，治疗计划是有道理的。"

朱迪丝：嗯，你还觉得治疗计划有道理吗？

阿　贝：有道理。

朱迪丝：笔记上还写了什么？

阿　贝："我有朱迪丝的帮助，每周都在朝这些目标一步步前进。我要学会评估自己的思维，它们可能 100% 真实，一点也不真实，或者处在两者之间。"

朱迪丝：关于这个部分，你怎么想？因为你抑郁了，所以你的想法不见得总是完全真实的。

阿　贝：嗯，到现在为止，我的想法好像都是 100% 真实的。

朱迪丝：（做笔记）等会儿我们再回来看这一点。后面写了什么？

阿　贝：（继续读）"让我能够变好的方法是在每一天都让我的想法和行动有小的改变。"

朱迪丝：正是如此。

接下来，我们一起回顾了在上周的行动计划里列出的活动内容。

朱迪丝：再来看看下一条内容。带伊森出去吃冰激凌，这个你**的确**做到了。第三条怎么样？你愿意读一下吗？

阿　贝：如果我完成了以上活动，或者坚持完成了我觉得有点难的任何事，我都要肯定自己。

朱迪丝：嗯，带伊森出去吃冰激凌，对于这件事，你有没有肯定自己？

阿　贝：没怎么肯定。我觉得那是我应该做的（自动思维）。

朱迪丝：等一会儿，我们回来谈谈你的抑郁，看看它是怎样阻碍你的。在过去的一周里，你每天早晨都能坚持读治疗笔记，对于这一点，你有没有肯定自己？

阿　贝：有，算是在大部分时间里做到了吧。

朱迪丝：很棒！

此时，为使治疗过程更易于理解，也帮助我们不偏离主题，我做了一个总结。

　　"刚才，我们完成了心境检查和议程设置，你跟我讲了最新的状况，我们也一起回顾了你的行动计划的执行情况。接下来，我想谈谈对你的诊断。"

诊断及有关抑郁的心理教育

多数来访者都想知道他们的大致诊断，以确定你不会觉得他们奇怪或异于常人。在通常情况下，在首次治疗会谈中，应当避免给病人贴上人格障碍（或其他严重心理障碍）的标签，而代之以描述来访者所经历的痛苦。比如，"你似乎在经历重性抑郁障碍，而且有一些人际关系和工作方面的问题也长期困扰着你，是不是这样？"

告诉来访者你是如何得出诊断的，并为他们的状况提供一些初步的心理教育，是很好的做法。我们希望看到，他们能够将自己的一些问题归因于某种障碍，而不是性格品质。"我有问题了""我真懒""我一无是处"，诸如此类的想法会给他们的心境（或行动）带来消极影响，进而削弱他们的动力。

朱迪丝：我想谈谈对你的诊断。阿贝，你是真的患病了，这种病名叫抑郁障碍。你可能听到过很多人把"我真抑郁"挂在嘴边，这完全不一样。当一个人说"我真抑郁"时，有点像得了普通感冒，（提供类比）但你患的这种病相当于很严重的肺炎。普通感冒和肺炎天差地别，对不对？

阿　贝：对。

朱迪丝：你是真的患了一种名叫抑郁障碍的病。我之所以这么说，是因为有一本书可以帮助治疗师对来访者的状况做出诊断，这本书简称为

DSM[①]。它列出了抑郁障碍的相关症状。（停顿）上周，在我们谈话之后，我发现你**的确**符合抑郁障碍的诊断标准。

接着，我把那些表明他有抑郁障碍的症状一一列了出来。

　　"你听听我说的对不对。你在大部分时间里感到乏力，很久以来，情绪都非常低落，几乎对每件事都提不起兴趣，很少感到快乐。你的胃口变差了，而睡觉的时间增加得太多。你没法集中精力，很难做出决定，有时候甚至想到了死亡。（停顿）这些都是重性抑郁障碍的症状。这是真实的疾病。"

在描述了他的症状之后，我也给予了阿贝希望。

朱迪丝：幸运的是，研究表明，有一种真正有效的治疗抑郁障碍的方法，即认知行为疗法。这也是我使用的治疗方法。（停顿）你怎么看待你真的生病了这件事？

阿　贝：你说的都有道理，我确实如此，描述很符合我的情况。对于生病这件事，我没什么概念。大部分就像是我没有做自己该做的事。

抑郁与肺炎的类比

朱迪丝：假如你患上了严重的肺炎，你觉得自己能像往常一样做该做的事吗？

阿　贝：不能。

朱迪丝：不能，因为你在大部分时间里都觉得自己很疲倦，是不是？

阿　贝：（点头。）

朱迪丝：如果症状很严重，你可能就没有办法集中精神了。抑郁障碍跟肺炎

---

① 是英文 *Diagnostic and Statistical Manual of Mental Disorders* 的缩写，中文书名为《精神障碍诊断与统计手册》。——译者注

一样真实。阿贝，它的一部分症状正是你的抑郁式思维。

关于抑郁障碍和负性思维的心理教育

来访者往往会因为其症状而责备自己。我接下来讲的话就是针对这一点的。

朱迪丝：有这样的思维并不是你的**错**，这些念头会自动跳出来。事实上，它们被称为"自动思维"。（停顿）抑郁思维正是抑郁障碍的症状之一，它与乏力、睡眠过多和情绪低落一样，是这种疾病的症状。（停顿）你可以理解吗？

阿　贝：嗯。

朱迪丝：阿贝，每个患有抑郁障碍的人（提供类比）在看待自己的经历时都像带了一副颜色最深的墨镜。所以，他们看到的每件事都很灰暗、很消极。（停顿）你觉得呢？

阿　贝：嗯，我觉得是这样的吧。

有关治疗计划和抑郁思维的进一步心理教育

接下来，为了增加希望感，我向阿贝描述了我们将要怎么处理他的抑郁思维。

朱迪丝：因为你现在很抑郁，我们知道，有一些自动产生的想法不是100%真实的。有些或许是真实的，但并没有什么帮助。我会教你怎么评估你的想法，这样你就能了解它们有多准确，或者它们是否有帮助了，好吗？

阿　贝：好。

朱迪丝：我也想给你提供另一个类比。当人们抑郁的时候，嗯，也像戴着眼罩的马在赛跑。马为什么要戴眼罩呢？

阿　贝：这样就不会分神，可以始终直视前方。

朱迪丝：完全正确。当人们抑郁的时候，也像戴了眼罩。他们能够看到的只有眼前的一点。不止如此，他们还带了墨镜，所以看到的这一点还显得很可怕、很消极。阿贝，你和我要做的一件事就是把这些眼罩拿开，这样你就可以看到生活中的**全部**了，而不只是消极的一面。

阿　贝：嗯。

朱迪丝：你觉得，在这周记住这一点会不会有帮助？

阿　贝：会吧，应该会。

接下来，我们一起写下了一份治疗笔记，以供阿贝在下周会谈之前每天进行阅读。

朱迪丝：你愿意把这个写下来吗？还是由我来写？

阿　贝：你来写吧。

朱迪丝：好。我们大概可以这样开始，"当我批评自己的时候，要记住……"，你觉得这时候最好能记住什么？

请阿贝用自己的话总结，这样我可以确认他真正理解到了什么程度。这也可以使他在会谈中更加积极地投入，在他的头脑中强化那些更具适应性的应对方法。

阿　贝：我现在看到的只是一部分。

朱迪丝：好的，"我看到的只是一部分"，哪部分？

阿　贝：戴着墨镜看的那部分。

朱迪丝：对，"我现在看到的只是事实的一部分，而且是透过墨镜看到的"。

为保证他的回应更加有力，我提供了另外两点想法。

朱迪丝：你觉得这句怎么样？"这么做不是我的错。"

阿　贝：（叹气。）

朱迪丝：你并不完全相信这句话，是吗？

阿　贝：是的，不太信。

我不想写下阿贝不同意的内容，所以我做了修改。

> 朱迪丝：如果改成"**朱迪丝说，这不是我的错**"呢？
>
> 阿　贝：行。
>
> 朱迪丝：这样可以吗？
>
> 阿　贝：可以。
>
> 朱迪丝："朱迪丝说，这不是我的错。"那么关于你会变成这样的原因，我是怎么说的？
>
> 阿　贝：因为我患了抑郁障碍。
>
> 朱迪丝：对。"因为我有抑郁障碍，所以我才会这样。"（停顿）你可以在这周之内把这句话读给自己听吗？
>
> 阿　贝：嗯，好的，我可以。

针对认知模型的心理教育

在会谈的后半部分，我用阿贝自己的例子来解释和阐述认知模型的原理，并做了记录。我还请阿贝用自己的话复述我讲的内容，以确认他已理解。

> 朱迪丝：接下来，我想要做的是跟你聊聊你的抑郁思维。几分钟前，有一个例子。我们刚才聊到，为什么你很久没带伊森外出吃冰激凌了。你记得自己当时在想什么吗？你脑海里的具体念头是什么？
>
> 阿　贝：我不太记得了。
>
> 朱迪丝：你说的是，"这一切都太难了"。
>
> 阿　贝：哦。
>
> 朱迪丝：是这样吗？所以，当你想到"这一切都太难了"的时候，你有什么样的感受？
>
> 阿　贝：非常沮丧。
>
> 朱迪丝：然后你一般会做什么？
>
> 阿　贝：就坐在沙发上。

朱迪丝：让我画一张图给你看。

```
┌─────────────────────────────────────────────┐
│  情境：考虑要做一件事，比如带孙子外出          │
│                    ↓                          │
│  自动思维："这一切都太难了"                    │
│              ↙        ↘                       │
│  情绪：抑郁      行为：继续坐在沙发上           │
└─────────────────────────────────────────────┘
```

　　如果你有另一种想法，你会不会有不同的感受？打个比方，假设你想的是，"嗯，这一切**看起来**特别难，不过因为我正处在抑郁中，所以这不一定是真实的。治疗是行得通的。朱迪丝说过，她能够帮助我，而且我的确已经做到了一些事，比如带伊森去吃了冰激凌"。当你的脑海里有这些想法时，你觉得自己的感受会怎么样？

阿　贝：会好些。

朱迪丝：正是这样。（指着画下来的认知模型）事情本身并不会让你感到疲倦、糟糕或者沮丧，你的感受来自你对这件事情的**想法**。所以，如果你的想法是"这一切都太难了"，你肯定会觉得很沮丧，就干脆坐在沙发上不动了。如果你的想法是"嗯，治疗是行得通的，朱迪丝说她能帮助我"，你可能就会觉得好一点，也会更愿意做一些事情。

阿　贝：我明白了。

朱迪丝：在我们的治疗中，有一件特别重要的事，就是帮助你学会识别自动思维。这是一种可以学习的技术，就像骑自行车一样。我会教你怎样做。识别一个思维之后，我们再来判断它是完全真实的、完全不真实的，还是只有部分是真实的。（停顿）比如，你可以告诉我，在你带伊森外出吃冰激凌之前，你有没有觉得那是一件非常有难度的事情？

阿　贝：有。

朱迪丝：结果怎么样？

阿　贝：还行。

朱迪丝：有没有你之前想象的那么难？

阿　贝：没有。

朱迪丝：你看，这其实就是一个非常好的例子。你本来有一个自动思维，"这一切都太难了"或者"带他出去太难了"。结果却发现，那种想法并不是真实的，或者说，并不完全是真实的。是这样的吗？

阿　贝：是的。

朱迪丝：好的，现在可不可以请你用自己的话讲一讲，刚才我们说的是什么意思？

阿　贝：嗯，我猜你说的意思是，因为我抑郁了，所以我才有这些负性想法。

朱迪丝：是的。这些想法会给你带来什么影响？

阿　贝：让我感觉糟糕，然后我就可能坐在沙发上什么也不做了。

朱迪丝：嗯，总结得很好。你说的对，你的想法会影响你的感受，继而影响你的行为。让我们设想一下，如果你的想法是"带伊森出去太难了"，而不是"挺难的"，你猜会怎么样？

阿　贝：不知道，我可能连电话都不会打吧。

如果来访者难以识别自动思维，你可以参考第十二章的内容（见本书第242–245 页）加以回应。但要注意，当他们实在难以做到时，就要淡化识别自动思维的重要性。你肯定不希望让来访者感觉自己很无能。

临床小贴士

如果识别来访者的某个自动思维让你感到困难，你可以举一个例子。

治疗师：我想要花几分钟时间谈谈你的想法是怎样影响你的感受和行为的。

来访者：好。

治疗师：如果你在 8 小时前给最好的朋友发了一条短信，结果他到现在都没有回复你，你会怎么想？

来访者：嗯，不知道他是不是出了什么事。

治疗师：这个想法会让你感觉怎么样？

来访者：应该是担心。

治疗师：那么你会做什么？

来访者：很可能再发一次信息，如果还是没有回复，我大概会打电话。

治疗师：嗯，这就是想法影响感受和行为的一个好例子。

　　如果你想要强化认知模型，可以为同一件事提供另一种自动思维。比如，你可以请来访者设想，假如她想的是"他总是这样对我，真无礼"，她又会有怎样的感受。然后，你可以请她用自己的话总结她学到了什么。

临床小贴士

　　假如来访者的认知能力受损或有限，你可以用一些具体的材料作为辅助，比如，使用不同表情的卡通人物图，他们头上有空白的"思维气泡"，用以填写他们可能有的想法和情绪。

制订行动计划以强化认知模型

　　我建议阿贝在接下来的一周里留意他的自动思维。我请他做好准备，预期自动思维会出现，并且提醒他，这个自动思维可能真实，也可能不真实。

朱迪丝：在接下来的一周里，我给你的建议是，留意你的情绪会在什么时候开始变得低落，或者你的效率会在什么时候变低。然后问问自己："我刚才在想什么？"

阿　贝：好。

朱迪丝：我在想，你能预测一下自己会有哪些想法吗？

阿　贝：什么都可能。就比如我可能坐在沙发上，想到要做点什么事，打扫房间……

朱迪丝：嗯，好，假设你正在想的是去打扫房间，你觉得自己可能会有怎样的感受？

阿　贝：大概是疲倦吧。我可能会想，"我太累了，什么也做不了"。

朱迪丝：这是一个好例子。所以有这样一幕，你坐在沙发上。当你想到打扫房间时，你想到的是"我太累了，什么也做不了"。这个想法会在情绪上给你带来什么感受？

阿　贝：情绪低落。

朱迪丝：假如你相信这个想法，认为自己太累了，什么也做不了，你觉得自己接下来会做什么？

阿　贝：应该就是继续窝在沙发里。

朱迪丝：我也觉得差不多。（停顿）那么，在接下来的这一周，我希望你注意自己在什么时候感到很抑郁，或者效率变低了。这时候，我想让你问问自己："我刚才在想什么？"（停顿）然后，记录下这些想法。不过，在写的过程中，要提醒自己，这些想法并不一定真实，或者至少不是 100% 真实的。你觉得可以吗？

阿　贝：我试试看吧。

朱迪丝：你可以把自动思维记在这张工作表里（拿出图 6.2 所示的识别自动思维工作表），也可以写在白纸上或记在笔记本或手机里。你觉得哪种方式最好？

要记住：我有了一个想法并不等于这个想法就是真实的。如果我能改变那些没有益处的或者不准确的想法，很可能会感觉好些。

说明：当我的情绪开始变得低落，或者我开始做一些无益于自己的事情时，问问自己："我刚才在想什么？"把这些想法记在下面。

图 6.2　识别自动思维工作表

阿　贝：就用这张工作表吧。

朱迪丝：好。（把工作表递给阿贝）最上面这里是说明，我刚才也跟你解释
　　　　过了。

阿　贝：好的。

朱迪丝：（确认阿贝知道要做什么）你可以先把这条自动思维写下来吗？"我
　　　　太累了，什么也做不了。"

阿　贝：好。（把这一条写在工作表中。）

朱迪丝：你觉得你需要一些提醒吗？比如写张便签？或者把手表换到另一只
　　　　手腕上？或者戴一根橡皮筋？当你看到这些的时候，就会想起要留
　　　　意自动思维了。

阿　贝：我觉得我需要一类看得见的提醒。橡皮筋应该可以。

朱迪丝：我这里有一条。你愿意现在就戴在手腕上吗？

阿　贝：好的。

朱迪丝：（递给阿贝一根皮筋，他戴在了手腕上）所以，每当你看到这条橡
　　　　皮筋时，你会问自己什么问题？

阿　贝：刚才我在想什么？

朱迪丝：对！特别是在你心情不太好的时候，或者在你什么都不想做的时
　　　　候。还有，你要提醒自己，那些想法可能并不真实。

阿　贝：好的。

识别价值观和志向

引出价值观

接下来，你要开始识别来访者的价值观。价值观是一个人对生命中何为最重
要的事物所秉持的持久信念。价值观塑造我们的选择和行为。当人们发现其生活
与价值观不符时，通常都会感到失落。请你试着以谈话的语气询问来访者。"在

你的生活中，什么对你来讲是重要的？或者，曾经有什么对你来说是重要的？"

临床小贴士

如果来访者的回答是，对他来说没什么是重要的，或者他们觉得难以回答，你可以提供建议："你觉得_____对你来说有多重要？"

你可以询问他们对下述领域的看法：

- 关系（家人、朋友和亲密伴侣）；
- 效率（外出工作和打理家务）；
- 健康（可以包括身体管理、饮食、睡眠和酒精或物质使用）；
- 自我提升（教育、技能、文化、外表和自制力）；
- 社区（当地的或更广范围的）；
- 精神；
- 休闲（娱乐活动、兴趣爱好和运动）；
- 创造力；
- 自然；
- 放松。

请来访者反思什么是他们最看重的，可以帮助他们找到自己的志向并设定目标。这类干预可以激发希望感，提高来访者对治疗的投入度和完成行动计划的动力，也能帮助他们克服日复一日要面对的障碍和困难。

朱迪丝：阿贝，我想我们可以谈点别的，谈谈对你来说什么是重要的。什么是你人生中最重要的事？或者说，在你变得抑郁之前，什么对你来说曾非常重要？

阿　贝：我的儿女。

朱迪丝：好的。

阿　贝：还有孙子和外孙女。

朱迪丝：嗯，孙子和外孙女。还有其他的吗？

阿　贝：还有，工作、效率，这些对我来说一直很重要，但是我搞砸了。

之前，我们已经谈到了认知模型，我此时决定暂时不去处理自动思维，而是继续探索价值观。

朱迪丝：还有什么对你来说很重要吗？

阿　贝：朋友。还有运动。我以前一直很喜欢运动。

朱迪丝：哦，很好啊。做运动还是看体育节目，还是两者都喜欢？

阿　贝：两者都喜欢。

朱迪丝：还有别的吗？

阿　贝：不知道，我以前还会去参加社区活动，做些其他事，当志愿者，帮助别人。我以前还挺喜欢帮助别人的。

朱迪丝：还有吗？在健康方面呢？

阿　贝：我过去会留意饮食健康和锻炼，差不多是这类吧。

引出志向

你可以询问以下一个或多个问题，以探索来访者的志向（Beck et al., in press）。

> "你想过什么样的生活？"
>
> "你对未来有什么希望？"
>
> "你希望未来是什么样的？"
>
> "在你成长的过程中，你希望自己的生活是什么样的？你期盼什么？"

引出阿贝的志向的过程相对容易。

朱迪丝：我知道，很长一段时间以来，你的情绪都非常低落，你对现在的人生状况不满。（停顿）你想过什么样的生活？

阿　贝：我想过没有抑郁之前的那种生活。

朱迪丝：那是什么样的?

阿　贝：我想有份工作，跟家人和朋友有更好的关系。(思考)我希望更好地照顾自己和家庭。

朱迪丝：还有吗?

阿　贝：(思考)我想要自我感觉好一些，觉得自己是有用的，对别人是有帮助的。

对志向做一个小结

重要的不仅仅是来访者的志向和体验，还有来访者赋予它们的意义。要帮助来访者得出结论：实现这些目标和志向意味着什么，特别是在改善生活、自我形象、目的感、掌控感和与人相联结等方面的意义。你可以询问以下问题(Beck et al., in press)。

> "实现了这些志向和目标，有什么特别的好处?"
>
> "那时，你对自己感觉如何?这说明你是一个什么样的人?其他人会如何看待你，或者他们对待你的方式会有什么不同?"
>
> "这对你的未来意味着什么?"
>
> "如果这些都实现了，(在情绪上)你会有什么感觉?你现在能体验到那种情绪吗?"

在与阿贝谈话的过程中，我使用了这些提问。

朱迪丝：阿贝，如果，你有了一份好工作，跟家人和朋友的关系都很好，你能照顾好自己，打理你的家，也能够时常帮助别人，这会给你带来什么好处?

阿　贝：我会自我感觉很好，我做事也会很高效。

朱迪丝：那意味着你是一个什么样的人呢?

阿　贝：我想，那说明我是一个好人，一个负责任的人。

朱迪丝：会不会也说明你是一个好员工、好父亲、好祖父和好朋友？

阿　贝：是的。

朱迪丝：那别人会怎么看你呢？

阿　贝：希望他们还是像以前那样看我，认为我是可靠的、努力的和友善的人。

朱迪丝：如果这些都实现了，你觉得你的未来会怎么样？

阿　贝：我想应该挺不错的。

朱迪丝：那时，你对自己的感受又会怎么样？

阿　贝：比现在好很多。

描绘志向实现的意象

利用意象可以让来访者的志向变得更加具体，也可以帮助他们在会谈中体验到积极的情绪。

朱迪丝：阿贝，请你试着想象一下，在未来的某一天，你完全从抑郁中康复了，所向往的都实现了。假设这是 1 年以后的场景。你觉得你起床的时候会在哪里？

阿　贝：如果我在工作，有更多的钱，我可能会住在另一所公寓里。

朱迪丝：你能想象睁开眼睛的那个瞬间吗？这个房间看起来是什么样子的？

阿　贝：嗯，1 年以后吗？我的卧室比现在的大，房间里的光线很充足，干净整洁，井井有条。

朱迪丝：你醒来的时候感觉如何？

阿　贝：很好。

朱迪丝：是不是对那天很期待？

阿　贝：如果我有一份好工作，是的。

朱迪丝：你能看到自己起床后的样子吗？你会想什么？

阿　贝：很可能是在想那天要做什么。

朱迪丝：你感觉怎么样呢？

阿　贝：挺不错的。

朱迪丝：接下来，你会做什么？

我继续引导阿贝想象未来这一天的细节。在他进行描绘时，我看得到他的情绪开始一点点好起来了。

设定目标（第一部分）

找到了来访者的价值观和志向之后，你们可以合作，完成目标的设定与记录。这个阶段的目标比评估会谈中的总体目标更为具体。抑郁的来访者会从确定不同领域的目标中获益良多（Ritschel & Sheppard，2018）。你可以建议他们按照本书第 115 页所列出的领域来思考相关目标。在下文中，我和阿贝一起设定了目标。然后，我们对一项有阻碍的自动思维进行了工作，接着继续设定目标。

朱迪丝：阿贝，我们可以谈谈你有哪些具体的目标吗？你希望你的生活有怎样的不同？你有怎样的不同？

阿　贝：我希望像以前一样，能够做到我们刚才谈的那些事情。

朱迪丝：就是说，你希望有更多的时间跟孩子们以及孙子和外孙女在一起？

阿　贝：是的。

朱迪丝：（记录下来）这是一个好目标。还有吗？

阿　贝：嗯，找到一份好工作。不过我不知道怎样才能做到，到目前为止，我都无能为力。

应对妨碍目标设定的自动思维

我没有继续设定目标，而是对阿贝的自动思维进行了概念化。在这个时候对此做出回应是很重要的。我们的讨论是为了强化以下信念：

> - 他的想法可能带有偏差且不准确；
> - 我们会合作，共同面对；
> - 我有充分的理由相信治疗会有效；
> - 来寻求治疗本身就体现了某种内在的力量。

我还请阿贝承诺在下周内做出一点改变，即使有构成干扰的想法。

朱迪丝：是的，抑郁的确会让这些变难。不过，现在跟以前有什么不同了呢？

阿　贝：不知道。

朱迪丝：阿贝，你现在**有我**了。你觉得我能帮上忙吗？

阿　贝：我觉得你或许可以帮助到我。

朱迪丝：（试图提升希望感）阿贝，我必须要说，**没有什么**让我觉得你**不能**战胜抑郁。我真的认为你可以。你想听听我为什么会这么认为吗？

阿　贝：想啊。

朱迪丝：好，第一点，即使你对治疗心存疑惑，但你上周还是愿意来做评估会谈，而且你做得非常好。你能够回答我的所有问题。我们也成功地制订了行动计划，特别是关于带你的孙子外出吃冰激凌的这项行动，虽然你觉得很难，但还是做到了。所以我看得出你愿意尝试治疗。你现在仍然对治疗有怀疑，这很正常。（停顿）你需要亲眼看看它是否有效，是吗？

阿　贝：嗯。

朱迪丝：还有，你并不是在独自面对这一切，我们两人是一个团队。我们会联手朝着目标前进，一步一步来，这样你就不会觉得一下子难以承受了。你需要学会一些技术，比如回应自己的自动思维。你现在还不知道要怎么做，之后我会教你。

阿　贝：不过，我一直觉得我应该自己解决问题。

朱迪丝：嗯。让我们再回想一下那个关于肺炎的类比。如果你得了细菌性肺炎，你能自己治好自己吗？

阿　贝：不能，我会去看医生。

朱迪丝：医生会帮助你。（停顿）我也会。只不过，我给你的不是药，而是
　　　　怎样战胜抑郁的方法，那些被研究证实了真的可以帮助人恢复的方
　　　　法。（停顿）我这样讲，你明白吗？

阿　贝：大概明白。

朱迪丝：你知道吗？你愿意做自己很不情愿做的事，在我看来，这就是你内
　　　　在力量的一个佐证。

阿　贝：也许我真的是戴着墨镜来看所有事的。

朱迪丝：是的，我也是这么认为的。所以我们需要一起做的事——记住，我
　　　　说的是"一起"——就是把眼镜上的黑色颜料擦掉，这样你就可以
　　　　克服自己的抑郁了。（停顿）现在，我们可以继续设定目标了吗？

阿　贝：好。

设定目标（第二部分）

对阿贝的功能不良的自动思维做出回应之后，我们又回到了目标设定上。我
要保证不给阿贝设太多目标，以防他感到被压垮。此外，我也控制了这部分讨论
的时长，为后续的活动安排留出时间。

朱迪丝：好，你还有其他的目标吗？

阿　贝：我应该多见见朋友。但他们跟我在一起可能会很烦，所以我也不知道
　　　　这样做有没有用（自动思维）。我已经有一段时间没跟他们联系了。

我没有对这个自动思维进行回应，我觉得，此时继续设定目标更为重要。

朱迪丝：我们先在这里加一个问号好吗？

阿　贝：好。

朱迪丝：还有别的吗？

阿　贝：嗯，如果我能把公寓打扫一下就好了。

朱迪丝：关于健康管理这方面呢？

阿　贝：是的，吃些健康的食物，还有运动。

朱迪丝：这**真的**是一个非常好的清单。我会把这些目标写在你的行动计划的最下面。在本周之内，你愿不愿意时不时地看看这份清单，看看有没有什么是你想要删掉、增加或者改变的内容？我觉得可能还有一条——寻找一些乐趣，多做让你开心的事。不过，这由你决定。

目标清单	（5月13日）
● 找到一份好工作	
● 多见见朋友	
● 打扫公寓	
● 吃得更健康	
● 锻炼	

在设定目标方面的困难

在设定目标的过程中，通常会遇到三类问题：

> 1. 来访者自己很难提出目标；
> 2. 来访者设定的目标过于宽泛；
> 3. 来访者为他人设定目标。

当你询问目标时，如果来访者说"我不知道"，你可以采用"奇迹问句"。焦点解决短期疗法（de Shazer，1988）给出的建议是："如果有一个奇迹发生了，第二天早晨，当你起床时，发现自己不再抑郁了，你会发现有什么不同？别人会怎样看出你的抑郁已经好了呢？"此外，你也可以探索来访者是否觉得设定目标有不利之处。

有时候，来访者提出的目标太宽泛（比如，"我不想再抑郁了""我想要更开心"，或者"我只是希望一切都好起来"）。你可以通过提问来帮助他们把这些目标变得具体，比如："如果（你不再抑郁了／你更开心了／一切都好起来了），你会有哪些不同的做法？"

有时候，来访者提出来的目标是他们无法直接控制的："我希望伴侣对我好一些""我希望老板不要再给我这么多压力了""我希望孩子可以听我的话"。在这种情况下，你要帮助他们重构这个目标，将它转化成他们能够掌控的内容。

> "我无法承诺让你的姐姐对你更友善。如果我们改一个说法，把它变成'学会用新的方式与姐姐交流'，你觉得怎么样？这是一个你可以把握的目标，你或许可以通过改变自己的行为来影响她。"

如果你需要进一步了解在来访者为别人设定目标时该怎么办，可以参考《认知疗法——进阶与挑战》（J. S. Beck，2005）.

临床小贴士

在以后的会谈中，你可以把出现的新目标继续添加到这份清单中。请注意，目标是问题的反面。比如，如果来访者说："我实在不知道怎么面对我家正处在青春期的孩子。"你可以回应说："你想不想把目标设置为'知道面对孩子时可以做些什么'？"如果来访者说："这一切都太难了。"你可以说："要不要把目标设置为'弄清楚做些什么能让事情变得简单'？"

安 排 活 动

如果首次治疗会谈还有时间，你可以帮助抑郁特别严重的来访者在下周的安排中预留各项活动的时间，并让他们因为进行了这些活动而肯定自己。或者，如果会谈中有一个亟须关注的问题，你也可以用这个时间来处理。因为阿贝一直很不主动，而且他也没有提到亟须解决的问题，所以我就提出对下一周的活动进行安排。在下一章里，你会看到我们的具体做法。

会 谈 总 结

在会谈结束的时候做一个总结，可以把其中涉及的内容联系起来，并对其中重要的部分加以强化。刚开始可能是由你来做总结的。如果你觉得来访者能够胜任这个任务，你也可以请他们做总结。

首次治疗会谈临近结束时，你可以这样说："现在，我想来总结一下我们今天讨论的内容，帮我们两个梳理一下思路。我们谈到了你的诊断以及你的想法怎么影响到了你的情绪和行为。我们讨论了什么对你来说是最重要的，你希望你的人生是怎样的。接着，我们设定了目标，确定了你这周要做的事情。"

总结还包括对来访者所认可的行动计划进行回顾，以及对他们完成行动计划的可能性进行评估。在第八章里，你会读到相关的内容。图6.3是阿贝首次治疗会谈的行动计划。请记住，要把记录下来的行动计划以及所需要的其余工作表和笔记都提供给来访者。

行动计划　　　　　　　　　　　　　　　　　　　　（5月13日）

一天读两次这份行动计划（以及上周的行动计划）。
继续肯定自己。

我的思维如何影响我的反应：

情境：考虑要做一件事，比如带孙子外出

↓

自动思维："这一切都太难了"

↙　　　　　↘

情绪：抑郁　　　　　行为：继续坐在沙发上

当我批评自己时，提醒自己，我只看到了事情的一部分，而且是透过黑色的墨镜看的。朱迪丝说，这不是我的错，我只是抑郁了。

当我注意到情绪正变得低落或者自己在做无益的事情时，就问问自己："刚才我在想什么？"把我的想法写在思维识别工作表里。在手腕上戴一根橡皮筋来提醒自己。

记住，墨镜是这样的：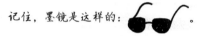。

如果我真的感觉很累，只想躺在沙发上，而不是外出（或做其他事情），就告诉自己必须回到现实世界里。外出很重要，不出去很可能让我抑郁。我想要回到现实世界，这样可以让我重新变得高效，善待家人，我会感觉更有用、更有能力且更有掌控感。外出不一定能立刻影响我的心情，但我需要先动起来再说。

待做事项：
1. 带伊森外出吃冰激凌。
2. 在本周内外出四次。比如，出去散步5分钟，去一趟商店，或者去硬件零售店。证明给自己看，我可以掌控生活，可以做一些事情。
3. 查看目标清单。我是否想增加、删减或者修改什么内容？

图6.3　阿贝的首次治疗会谈的行动计划

反　　馈

首次治疗会谈的最后一项内容是反馈。在会谈结束时，大多数来访者都会对治疗师和会谈过程感受良好。请来访者做出反馈可以进一步加强你与他们的关系，也能体现你对他们的感受很在意。反馈给了来访者表达的机会，也给了你化解任何误会的机会。来访者有时候可能会对你的某些言行产生独特的（负性）解读。询问他们在会谈过程中是否有任何让他们感到困扰或不自在的地方，请他们表达出来，并进行检验。除了口头上的反馈以外，请来访者填一份书面的反馈表也是很好的做法（图6.4）。

姓名＿＿＿＿＿＿＿＿＿＿＿＿＿＿　日期＿＿＿＿＿＿＿＿＿＿＿＿＿＿

在今天的会谈里，有哪些内容是你想记住的？

关于治疗师或者治疗过程，有没有什么让你感到困扰的地方？如果有，是什么？

你觉得自己有多大可能完成新的行动计划？这个计划与你的志向、价值观有怎样的联系？如果你完成了这些行动计划，说明了什么（尤其是关于你是一个什么样的人）？

你觉得下次会谈有什么是必须涉及的吗？

图6.4　反馈表

> 朱迪丝：阿贝，你能对这次的会谈给我一些反馈吗？（给出原理）如果需要，我会在下次会谈时做出改变。（停顿）你觉得刚才的会谈怎么样？有没有让你觉得困扰或不太自在的地方？或者你觉得有什么地方是我还没有理解的吗？
>
> 阿　贝：没有，我觉得挺好的。

朱迪丝：有没有让你觉得下次需要改变的地方？

阿　贝：没有，我没觉得有什么地方需要改变。

朱迪丝：假如有消极反馈，你觉得你可以坦诚地告诉我吗？

阿　贝：应该可以。

朱迪丝：如果你能告诉我，我会说的第一句话是"你能告诉我这些，真是太好了"。假如有什么是我做得不对的，我很希望知道，这样我就可以改正了。事实上，你还有另外一个机会告诉我。可否请你在前台填写这份反馈表？填好后，你可以把它交给前台，他会转交给我的。这张表可以帮助你回顾这次会谈，也可以让你思考还有没有什么是你想要告诉我的。

阿　贝：好的。

朱迪丝：太好了。我很高兴你今天来了。下周的同一时间你还方便吗？

阿　贝：方便。

朱迪丝：那我们到时再见！

反 思 提 问

为什么帮助来访者识别其价值观、志向和目标很重要？

—— 实 操 练 习 ——

用本章列出来的问题问自己，试着找出你的价值观和志向。然后，确定至少一条目标。为了实现它，写下一两步你可以在本周内采取的行动。

第七章

活 动 安 排

对抑郁的来访者来说，最重要的初始步骤之一就是活动安排（Cuijpers et al.，2007）。大部分来访者已经退出并正在主动回避一些活动，这些活动曾给他们带来成就感、掌控感、愉悦感或人际联结感，有助于改善他们的情绪。许多人不再遵循日常起居，也很少进行自我关照。就像阿贝，他们吃得更少，锻炼得更少（如果有），睡得太多或太少。他们还经常增加某些行为，比如待在床上、看电视、玩电子游戏、看社交媒体或上网。这种转变会维持或加强他们当前的沮丧感，使他们感觉到自己多少是有些失控的。让我们看看以下信息。

"按照你的价值观行事是很重要的，做那些真正对你重要的事情，而不是你想做的事情——因为抑郁会让你觉得疲倦，然后你就会想要回避。但回避只会让抑郁变得更糟。不要等你感觉精力充沛或有动力时才开始做一项活动或任务。先去做，然后你可能会发现，在开始行动一段时间后，你会变得更有精力和动力。

"在你从事活动时，要对那些可能削弱胜任感、目标感及与他人的联结感的负性想法保持警觉。由于抑郁，至少有一些想法可能是不准确的，或至少有一部分是不准确的。当你完成任务或活动时，一定要给自己肯定——你可以说'很棒'之类的话。要意识到，推动自己做些事情意味着你正在掌控抑郁，即使只是在一些小的方面。"

来访者通常认为他们不能改变自身的情绪体验。帮助他们动起来并肯定他们付出的努力，是治疗中必不可少的组成部分。这样做可以改善情绪，增强自我效能感——证明自己比之前所认为的更能控制情绪和行为。我们通常在第一次或第二次治疗会谈中开始以合作的方式安排活动。

在本章中，你会看到对以下问题的回答。

如何对活动减少进行概念化？

如何对缺少掌控感和愉悦感进行概念化？

如何与来访者一起安排活动？

如何使用活动图？

如何帮助来访者追踪其活动并进行评分？

抑郁的来访者应该从事什么类型的活动？

如何使用活动图对预测进行评估？

对活动减少的概念化

在考虑参加某些活动时，来访者的抑郁性自动思维常常会构成阻碍。

情境

考虑参加一项活动

↓

（常见的）自动思维

"我太累了""我不会乐在其中"

"我的朋友不愿意花时间与我在一起"

"我没能力完成""没有什么可以帮我感觉好一些"

↙ ↘

（常见的）情绪反应　　**（常见的）行为**

悲伤、焦虑、绝望　　　　保持不活动状态

　　来访者活动的减少与其情绪低落有关，因为他们没有机会获得掌控感、愉悦感或联结感，这又将带来更多的负性思维，从而导致他们更加沮丧，更不愿意活动，最终陷入恶性循环。

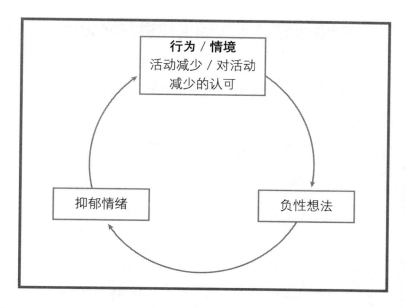

　　另一方面，能活动起来并认识到自己值得肯定，通常会改善人们的情绪，也就更容易继续保持活动状态，甚至变得更具活动性。

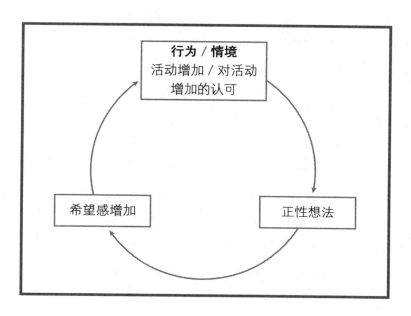

如果你认为有用，你可以为来访者画这些图，并把它们作为行动计划的一部分，让来访者回家后进行回顾。

对缺少掌控感和愉悦感进行概念化

即使来访者的确参与了各种活动，他们也常因自我批评的自动思维而获得较低水平的满足感和愉悦感。

> **情境**
>
> 参与一项活动
>
> ↓
>
> **（常见的）自动思维**
>
> "这样做是没有意义的""我做得很糟糕""我早就应该完成了"
>
> "还剩这么多要完成""我还是像往常一样无法完成"
>
> "这件事在以前有趣多了""我不配做这件事"
>
> ↓
>
> **（常见的）情绪反应**
>
> 悲伤、焦虑、内疚、生自己的气
>
> ↓
>
> **（常见的）行为**
>
> 停止活动
>
> 未来也不再参加这项活动

来访者在参加了活动后，也可能有类似的负性自动思维（"我应该做得更好""这样做只是杯水车薪"）。因此，在安排活动时，很重要的是，提前预期可能会干扰来访者做这些活动或维持这些活动的自动思维，以及那些会减少他们在活动中和活动后的愉悦感、成就感或人际联结感的自动思维。

安 排 活 动

　　大多数抑郁的来访者已经在某种程度上改变了每天或每周的活动。帮助他们重新更充分地参与生活很重要。一些治疗师会让抑郁的来访者在治疗早期填写一张活动图（见图 7.1），记录他们每小时做的活动。如果他们愿意，还可以评估其掌控感和愉悦感。

　　然后，他们会使用这些信息来指导来访者进行活动安排。但并不是所有的来访者都愿意填写这张图。我更喜欢在评估阶段就让他们安排活动。这就是为什么我要求他们描述在典型的一天里的活动，这能给我提供足够的信息来发现他们回避了哪些类型的活动。在理想的情况下，在评估阶段和首次治疗会谈时，你有充足的时间引出来访者潜在的活动。如果时间不够，可以建议进行与来访者的志向和价值观相一致的活动。在随后的会谈中，你可以继续给出一些建议，并引出关于活动的新点子。

　　以下是我在第一次治疗的会谈中与阿贝讨论的内容。

朱迪丝：（合作）我们能谈谈你是如何打发时间的吗？你仍然一直坐在沙发
　　　　上，看电视或者使用计算机吗？

阿　贝：是的，总是那样。

朱迪丝：（以合作的方式收集数据，并试图激发阿贝的动机）当你这样做了
　　　　几小时后，你的情绪通常如何？

阿　贝：（思考）我觉得很糟糕。我一直觉得我做起事来应该更高效。

朱迪丝：我们能谈谈你这周能做的其他事吗？我觉得这将是获得掌控感的重
　　　　要一步。

阿　贝：好的。

朱迪丝：（给出原理）首先，研究表明，如果你想克服抑郁，你就需要动起
　　　　来。我们今天没有多少时间了，但是我想知道你能否想到一些在这
　　　　周内能做的事情。

阿　贝：我不太确定。（表达一个可能造成阻碍的自动想法）在大多数时候，

活动图（第一面）

姓名：埃里克·L.

日期：<u>10月24日</u>

志向、价值观或目标：<u>做一个更好的父亲和丈夫。从事喜爱本行业。好好照顾自己的身心健康。找到精神家园。参与社区活动。</u>

评分等级请参见本图背面（第二面）。

	星期一	星期二	星期三	星期四	星期五	星期六	星期日
上午 6:00—7:00	睡觉						
7:00—8:00							
8:00—9:00							
9:00—10:00	打盹——2						
10:00—11:00	起床/洗澡/穿衣——3						
11:00—12:00	早餐/清理厨房（10分钟）——3						
下午 12:00—13:00	看电视/用计算机/玩电子游戏——2						
13:00—14:00	看电视/用计算机/玩电子游戏——2						
14:00—15:00	小睡——2						

15:00—16:00	吃午餐／清理厨房（10分钟）——3			
16:00—17:00	给姐姐莎打电话——6 洗衣服（10分钟）——4			
17:00—18:00	跑腿或散步——5			
18:00—19:00	看电视／用计算机／玩电子游戏——2 洗衣服（10分钟）——3			
19:00—20:00	吃晚餐／清理厨房（10分钟）——3			
20:00—21:00	在商场周围散步——4			
21:00—22:00	看电视／用计算机／玩电子游戏——2			
22:00—23:00	看电视／用计算机／玩电子游戏——2			
23:00—24:00	上床，试着睡觉——2			
24:00—1:00	睡觉			

晚上

图 7.1 活动图局部（第一面）示例：追踪活动并评分。总体情绪的评分范围为 0—10 分。

我都觉得很疲倦。

朱迪丝：你愿意尝试一些事情作为实验吗？看看你是否真的**太累了**？

阿　贝：可以。

朱迪丝：例如，在这周的大多数日子里，尝试走出公寓，就算只有几分钟，也够了，你怎么看？

阿　贝：我想我可以做到。

朱迪丝：你可以步行5分钟，或者可以坐车去某个地方。

阿　贝：好的。

朱迪丝：（让这一步更具体）你可以去哪里呢？

阿　贝：（思考，叹气）嗯，我今天得去一趟超市了。

朱迪丝：这很好。那在其他的日子呢？

阿　贝：我想可以去灯具店吧，我得买一些灯泡。

朱迪丝：听起来不错。如果你不需要买什么东西，你还可以去哪里呢？重要的是向自己证明，你可以开始更多地掌控自己的生活。即使你感觉疲倦，也可以开始重新融入这个世界。

阿　贝：好的，我明白。

接下来，我想确保阿贝为"外出并没有使他感觉好一些"的可能性做好了准备，我还强化了认知模型。

朱迪丝：现在，我不知道外出是否会对你的情绪产生影响，这将取决于你的想法。如果你想到"这样做有什么意义呢？"或者"这只不过是杯水车薪"，你认为自己会有什么感觉？

阿　贝：抑郁。

朱迪丝：我认为你说的对。如果你认为，"嘿，这真的很好。尽管我累了，但我还是获得了一些掌控感，这是非常重要的一步"，那么你认为自己会感觉如何？

阿　贝：会好一些。

朱迪丝：很好。我没办法确保外出一定会改善你的心情。有些人确实马上就感觉好多了。但对其他人来说，它就像一个玩偶盒；你知道吗？就是那种拧一下把手（做了一个用手拧的动作），会有小丑弹出来的玩偶盒。

阿　贝：知道，我孩子有一个。

朱迪丝：有些人只需要拧一下，小丑就能弹出来——他们感觉好多了。但有些人需要拧很多下。可能要花几周的时间，小丑才会弹出来，然后他们才能感觉好一些。但你必须先做起来。

阿　贝：我应该每天都走出公寓吗？

我不想设计一个可能让阿贝为难（然后他开始责怪自己）的行动计划，所以我提出了一个范围。

朱迪丝：也许，你这周可以出来四次吗？四次就很棒了，如果你能出来更多次，就更好了。

阿　贝：好的。

朱迪丝：我把这个写下来，还是你想自己写下来？

阿　贝：你来写吧。

朱迪丝：（将这些写在阿贝的行动计划中。）

接下来，我将这些活动与阿贝的志向和价值观联系起来，通过这种方式从他那里引出安排活动的原理，以帮助阿贝应对那些可能阻碍了活动的自动思维。

朱迪丝：现在，让我们写下**为什么**这样做是有益的。

阿　贝：你说过这是获得掌控感的第一步。

朱迪丝：完全正确。（写下来，然后寻找潜在的阻碍）现在，有什么会阻碍你吗？

阿　贝：（叹气）比如我太累了。

朱迪丝：你可能真的很累。如果你感觉真的很累，你想对自己说些什么？

（问这个问题是因为我感觉阿贝会给出很好的回应。对其他来访者来说，苏格拉底式提问可能很重要。）

阿　贝：我猜，"继续走出去"？

朱迪丝：很好，继续走出去，因为……

阿　贝：因为我想重新回归这个世界。

朱迪丝：重新回归这个世界对你有多重要？

阿　贝：非常重要。

朱迪丝：（激发他的价值观和志向）为什么这很重要？

阿　贝：这样我就可以回去工作了，我会觉得自己很有用，我可以很高效。

朱迪丝：还有吗？

阿　贝：嗯，我能够成为更好的父亲和祖父。

朱迪丝：我们也要写下来吗？"如果我真的感觉很累，想待在沙发上，而不是出去走走（或做些其他事情），我可以提醒自己……"

阿　贝：我必须回归这个世界上。走出去很重要。不出去可能会一直抑郁。

朱迪丝：你想回归这个世界上，这样你就可以……

阿　贝：更有成效，对我的家庭来说也更好。

朱迪丝：当你回归这个世界时，你会觉得自己更有用、更胜任、更有掌控感、更有目的感吗？

阿　贝：是的，会有这些感觉。

朱迪丝：很好。让我们继续谈谈你的行动计划吧。（停顿）我们要不要补充一点，走出去可能会影响你的情绪，也可能不会影响什么。如果没有产生影响，这只意味着你需要再多拧一拧玩偶盒？

阿　贝：好的。

朱迪丝：（写下来）现在，你有多大的可能性做到这周至少走出公寓四次呢？哪怕只是花5分钟散步或快速去趟商店。

阿　贝：我一定会去做的。

朱迪丝：好的！现在，如果你发现自己做不到，也没关系。这只意味着我们可能需要从一些更简单的事情开始做起。但你要尝试追踪那些对你构成阻碍的想法。

阿　贝：好的。

朱迪丝：我也把它添加到行动计划中（写下来）。

> **临床小贴士**
>
> 　　如果上面的讨论没有说服力，你可以尝试我在和玛丽亚工作时所用的方法（见下文）。

当来访者拒绝安排活动时

　　当我在首次治疗会谈中试图给玛丽亚安排活动时，她不想承诺做任何具体的事情。我认为，推动这一点会损害治疗关系，因此我们达成了一致：她至少会努力尝试在总体上多动一动。当我们在下一次会谈中回顾她的行动计划时，我发现玛丽亚并没有增加活动，所以我们将这一目标添加到了议程中。我从提醒她活动安排的原理开始，开启了以下对话。

朱迪丝：我们谈一下在这周安排一些活动的事，可以吗？

玛丽亚：好的。

朱迪丝：你还记得我们上周说过这为什么很重要吗？

玛丽亚：不太记得。

朱迪丝：首先，研究表明，克服抑郁的一个必不可少的部分是能够动起来。其次，听起来，你目前能做的很多事情并不能带给你多少快乐，或者帮助你感到自己是胜任的、富有成效的、有掌控力的，是这样吗？

玛丽亚：是的，我想并不能。

朱迪丝：你知道吗？大多数抑郁的人都认为，只要一直待在床上，就会感觉好一些。我能问你一个问题吗？你是不是已经做过实验了？就是在床上待着，甚至一连待上好几个月。那有没有帮助你从抑郁障碍中恢复过来？（指向玛丽亚的志向）它帮助你达到生活中你想要的状态了吗？你说过，你想有更多的朋友，想要工作和赚钱，想有一套更好的公寓，想开始一段恋情……

玛丽亚：没有。

朱迪丝：如果你一直躺在床上，你认为这会突然起效吗？

玛丽亚：我想不会。

朱迪丝：那么你这周想尝试一下不同的实验吗？

玛丽亚：（叹气）我想可以试试。

朱迪丝：我们可以谈一谈你觉得你可以做的活动，它们可以是有意义的活动，也可以是简单的活动。你认为哪一种更好？

玛丽亚：也许两种都可以？

朱迪丝：好主意。好，这里有一些类别。第一类是自我关照，比如洗澡、穿衣服、吃得好和锻炼；第二类是与他人联系；第三类是把家打理得更好；第四类是娱乐或休闲。所以有自我关照、与人联系、打理家务以及娱乐／休闲，（停顿）你认为哪一类活动既简单又有意义？

玛丽亚：我看不出安排活动会有什么用。（有点生气）我的整个人生都是一场灾难。

朱迪丝：你能告诉我这些就很好。也许，我本应该多解释一些。你说的很对，你的确有一些很大的问题需要解决。但我发现，当人们像你一样变得抑郁时，想要解决真正的大问题会很困难，会让人觉得难以应付。这就是为什么最好从小事开始，通过做这些小事，建立起掌控自己生活的自信心。所以这些小步骤也很重要。

玛丽亚：（叹气）好的。

接下来，我提醒玛丽亚，她的志向以及实现这些志向将如何让她感觉良好，并改变她对自己的看法，以及别人对她的看法。我们还画了一张图，以呈现她的行为如何使她的情绪变得更好或更坏：

能让我感觉好一些的事情	能让我感觉更糟糕的事情
与朋友见面	待在床上
找些事情和朋友一起做（听音乐会等）	长时间打盹
烘焙	看太多电视
看看照片	坐着（毫无成效）
制作剪贴簿	当妈妈生气时，和她长时间打电话
有一间干净的公寓	沉溺于过去
给希拉里打电话	喝太多酒
做一件手工艺作品	听悲伤的歌
计划旅行	

然后，她更有动力继续进行活动安排了。

朱迪丝：我能再回顾一下这四类活动吗？自我关照、与人联系、打理家务以及娱乐／休闲。你是否要选择一个类别？

玛丽亚：打理家务，我想这个不错。

朱迪丝：很好。这周，你能做哪三件既有意义又相对简单的事？

玛丽亚：我不确定。我不知道自己是否有精力做更多的事情。

朱迪丝：你愿意尝试一些事情作为一个实验吗？看看你能否比你想的更有能量。

玛丽亚：嗯，也许可以试试。

朱迪丝：好的，三件不会让你感觉太累的事情可以是什么？

玛丽亚：我可以把报纸扔掉，把垃圾拿出去。

朱迪丝：很好，还有呢？

玛丽亚：换一下床单。

朱迪丝：好的，还有呢？

玛丽亚：（思考）把冰箱里的一些东西扔掉。

朱迪丝：都挺好的。如果你能做这些事情，那么这意味着什么？

玛丽亚：我不确定。

朱迪丝：这也许意味着，即使累了，你也可以做一些事情？你能开始掌控自己的生活？你能够采取措施过上更好的生活？

玛丽亚：是的，我认为是这样的。

朱迪丝：能在你的行动计划上写下来吗？

接下来，玛丽亚和我讨论了可能阻碍她的因素，或可能让她在做这些活动时没法感觉良好的因素。我们讨论了她在活动之前、之中以及之后可能有的无益的想法。我们回顾了肯定自己的重要性，并建立了一个提醒制度。我们还讨论了她在完成这些任务时可能会有的感受，以及这对她和她的未来意味着什么。最后，我们提出了一个"必定成功"的建议：她要么做这些活动，要么追踪那些阻碍她去做这些活动的想法或实际问题。

使用活动图

一些来访者，比如阿贝，即使没有精确地讨论在何时去做一些活动，也很可能将他们在会谈中承诺的活动坚持到底。但对另一些来访者来说，让他们承诺在某些天的某些时候做某些事情，会更有帮助。你可以和来访者合作，在行动计划中安排这些活动或使用活动图（见图 7.1）。你要确保帮助来访者在图的顶部写下他们的志向，这有助于激发他们的动机。

对有些来访者而言，与他们以合作的方式使用活动图，按每小时来计划一整天，是很有用的。来访者也可以将这个日程安排作为模板，在每天早上或前一天晚上确定一个更具体的时间表。要确保日程安排比较简单，尤其是当来访者有更严重的抑郁时。期待他们从几乎完全不活动变成在一天中的每小时都动起来是不合理的。他们可能需要安排一段相对不活动的时间，其间穿插着需要付出更多努力的活动。

对活动进行评分

当来访者使用活动图来安排活动时，他们在之后可以使用同一张图来圈出或检验自己实际上已经完成了哪些活动。一些来访者愿意把他们的所有活动都填写在活动图上，无论是否做了预先安排。如果来访者愿意评估他们从每项活动中获得的愉悦感和掌控感，你就会收集到很多重要的数据。他们也可以仅对自己在这项活动中的总体情绪进行 0—10 分的评分。来访者创建评分等级时可以使用自己的例子作为一些等级（例如，1、5、10 或 2、5 和 8）的锚点（图 7.2 是两个评分等级的例子）。

活动图的评分等级

姓名：埃里克·L. 　　　　　　　　　　　日期：10月24日

指导语（可选）：可使用上下两种等级中的一种，并填写活动。

	愉悦度	掌控度
0	与合伙人争论	想到我的信用卡债务
5	在电视上看冰球比赛	去年清扫落叶
10	发现我晋升了	完成5千米赛跑

	总体的评分等级	
0	非常难过／沮丧	女朋友和我分手时
5	中性的情绪	跑腿
10	感觉很棒	看足球比赛

图 7.2 活动图局部（第二面）示例：评分等级

当人们感到抑郁时，记忆通常比实际经历消极。他们可能认为一整天或一整周过得都不好。在活动结束后（或在午餐、晚餐和睡觉前）立即进行评分有助于他们发现其中比较好的部分。活动图也可以让你们俩都看到来访者是否需要更多的能带来愉悦感、掌控感、社交或自我关照的活动，以及是否需要减少其他活动。

这里还有一个附加说明：一些来访者不喜欢评分等级，一些来访者可能缺少追踪自身体验的动机。因此，要确保来访者有较高的可能性对他们的活动进行评分——否则，最好只将评分作为可选项。但另一方面，那些有很高的组织计划性且注重细节的来访者会很愿意追踪一周内的所有活动并进行评分。

活动的类型

如果你不知道该向来访者建议哪些活动，可以回顾他们典型的一天（见本书第 133–135 页），然后问自己以下问题。

> "考虑到来访者的志向……
>
> - 哪些活动做得太多了？
> - 哪些活动做得太少了或完全回避了？
> - 在掌控感、愉悦感、自我关照和社交体验之间有很好地平衡吗？
> - 能做哪些有意义的能带来积极情绪、联结感和赋能感的事情？
> - 能做些什么来帮助自己得出积极的结论？尤其是关于自己的方面。"

还要问问自己："来访者最有可能投入到哪些新的活动中？"

你还可以建议来访者在网上搜索令人愉快的活动或爱好；或采访其他人，以了解他们在做些什么。在适当的时候，你可以建议他们参与一些与家人、朋友、邻居或社区中的其他人一起做的活动。无论如何，要在之后的会谈中回顾行动计划，以确保协助来访者从这些经验中得出结论，尤其是做这些事情对他们来说意味着什么。在下一章中，你会了解到更多关于设置和回顾行动计划的内容，以及当来访者难以执行行动计划时，应如何处理。

临床小贴士

当来访者有问题行为或习惯时

对于暴食、吸烟、物质滥用、过度消费、赌博以及愤怒或攻击行为的来访者来说，治疗师可以记录他们所有的活动，来探索行为发生的模式，也可以只记录所发生的适应不良的行为。

使用活动图对预测进行评估

当来访者不确定安排活动是否有帮助时，你可以让他们先预测一下掌控感、愉悦感和联结感的水平，或他们在活动图上的总体情绪，然后记录他们的实际评分。这些比较可以作为有用的数据来源。如果他们发现自己的预测不准确，通常会更有动力继续安排活动。如果他们的预测是准确的，你可以通过提问来对问题进行概念化，然后尝试解决问题，并对无益的自动思维做出回应。

朱迪丝：我们能看看你在活动图上的预测以及实际**发生**了什么吗？

玛丽亚：（点头。）

朱迪丝：（看第一张图）让我们看看……看起来，你预测的分数很低，你对计划和朋友见三次面的预测分数大多是 0 分和 1 分，但实际上你把愉悦感和联结感评为 4 分和 5 分。（停顿）你怎么看？

玛丽亚：我想是我错了。我以为我不会玩得开心，但我至少感到有一些开心。

朱迪丝：你觉得这说明了什么？你愿意和你的朋友聚在一起，即使你预测自己不会玩得很开心吗？

玛丽亚：我想，这表明我愿意去试一试。

朱迪丝：确实如此！这是一个好兆头。（停顿）那你想在下周安排更多的社交活动吗？

玛丽亚：想。

朱迪丝：很好。你发现什么了吗？事实上，你在来接受治疗之前是怎样的？你以前一直觉得你不会和朋友玩得开心，因此你没有制订任何计划。实际上，你还曾经拒绝了他们的邀请。听起来，这个行动计划似乎都助你检验了自己的想法，你发现"自己不会玩得开心"是错误的，因此你现在愿意做更多的安排了。是这样吗？

玛丽亚：是的。不过这也提醒了我，我想谈一件实际结果比我想的更糟糕的事。

朱迪丝：哦，那是什么时候的事？

玛丽亚：我觉得周末去社区花园会得到 5 分，但实际上只有 2 分。

朱迪丝：你知道是为什么吗？

玛丽亚：不太清楚。

朱迪丝：在那个花园里时，你感觉怎么样？

玛丽亚：有些悲伤。

朱迪丝：你脑中想到了什么？

玛丽亚：我也不知道。我的意思是，去那个花园曾是我最喜欢做的事情之一，但这次并不开心，我就是觉得累了。

朱迪丝：你有这样的想法吗？"去那个花园曾是我的最爱之一，但现在并不开心。我太累了。"

玛丽亚：嗯，我想是的。

朱迪丝：你还有其他想法吗？

玛丽亚：我还记得上次和前男友一起去那里时的情景。那是在我们相遇后不久发生的事，我对我们之间的关系充满期待。

朱迪丝：你的脑海中有关于那个情景的画面吗？

玛丽亚：有。我们手牵手四处走着。我告诉他我所知道的花名。但他最终还是和我分手了。

朱迪丝：好的，让我看看我是否理解了。（小结）在我办公室的时候，你预期自己去那个花园时会有中等程度的愉悦感。但实际上，你获得的愉悦感很低。听起来，你好像在回想过去是怎样的，然后你有了一些负性想法，比如"去那个花园曾是我的最爱之一，但我现在并不开心，我太累了"。此外，在你的脑海中浮现了第一次和罗杰去那里的情景，以及后来他和你分手的记忆。这些想法和记忆让你感到悲伤。（停顿）听起来是这个样子吗？

玛丽亚：是的。

在最后这部分，我使用活动图识别了那些没有让玛丽亚从这项活动中获得快乐的自动思维。接下来，我们会一起对这些想法和回忆做出回应，这样她就可以在未来更享受去那个花园了。

临床小贴士

当来访者没有聚焦在当下时

将所有注意力投入到所参与的活动中，对来访者而言是非常重要的。如果他们沉浸在抑郁性思维反刍或强迫性思维中，正念（第十六章）可以把他们拉回来，进而将注意力集中在当下的体验中。

总　　结

安排活动对大多数抑郁的来访者来说都是必不可少的。许多来访者需要我们给出这么做的原理，提醒他们有什么志向，并在选择和安排活动上提供指导。此外，还需要指导他们将注意力完全集中在自己的体验上（当他们走神时，如何将注意力重新带回来），以及对可能会干扰他们开始活动或从中获得愉悦感、掌控感或联结感的自动思维做出回应。在帮助来访者增加活动方面，治疗师通常需要温和而坚定。学习设计日常活动安排并照此行事，对那些最初不活动的来访者很有益处。对安排活动持怀疑态度的来访者则可能受益于通过行为实验测试其想法；或通过将他们的预测和实际发生的事情进行比较，来检验其自动思维的准确性。

反 思 提 问

为什么安排活动对大多数抑郁的来访者而言如此重要？如何对来访者的活动减少、缺少掌控感或愉悦感进行概念化？

—— **实 操 练 习** ——

使用活动图为下一周安排一些符合你价值观的活动，这些活动与你的志向相一致，但你可能很难做出承诺。创建一个评分等级，来预测你将从每项活动中获得的愉悦感、掌控感和联结感。在实际参与这些活动后，使用相同的评分标准写下你实际的评分。

第八章

行 动 计 划

行动计划（在传统上被称为"家庭作业"）应该是认知行为疗法最基本的一部分，不是可有可无的（Beck et al.，1979；Kazantzis et al.，2018；Tompkins，2004）。回忆一下我们在评估会谈或首次治疗会谈中告诉来访者的：

> 人们会通过每天在行为和思维上做出一点小小的改变而好起来。

在每次会谈中，来访者需要学习新的思考方式和行动方式，并在家练习。研究者发现，在认知行为疗法中，执行行动计划的来访者比不执行行动计划的来访者好得更快（如 Callan et al.，2019；Kazantzis et al.，2016）。

让来访者体验并看到自己的成功，在行动计划的每项活动中都有所收获，是很重要的。当他们这么做时，治疗进展得更快，来访者会有更多的希望感、驾驭感、自我效能感和控制感，他们的心境会改善，症状会缓解。当他们没有做到时，通常会自我批评或感到无助。

在本章中，你会看到对以下问题的回答。

如何制订行动计划？

行动计划的项目有哪几类？

如何鼓励来访者制订自己的行动计划？

如何提高来访者成功地完成行动计划的可能性？

如何预见无法遵循行动计划的问题并防止它们发生？

如何让来访者为潜在的消极结果做准备？

如何在下一次会谈中回顾行动计划？

如何围绕完成行动计划进行概念化和问题解决？

什么样的信念会影响行动计划的完成？

治疗师可能会有什么样的无益认知？

制订行动计划

制订行动计划没有固定的公式。你和来访者如何决定什么会对来访者有利呢？这取决于你的概念化、来访者的志向、在会谈中谈论的内容（受你的总体治疗计划和来访者的目标影响），以及你们觉得做什么最有帮助。还有非常重要的一点，即来访者愿意做什么以及能够做到什么。来访者在治疗一开始时越感到抑郁，那时的行动计划就越要强调改变行为（如通过活动安排）。一开始的认知工作通常包括对影响行动计划执行的自动思维进行修正，或者让来访者在所参与的活动中获得成就感、愉悦感或联结感。当他们的症状缓解时，你再对认知改变进行额外的强调。

好的行动计划会为来访者提供机会以：

- 对自身及其体验得出积极的结论；
- 进行自我教育（例如，通过阅读治疗的方式）；
- 收集数据（如通过监测想法、感受和行为）；
- 评估和修正（或远离）其认知；
- 练习认知和行为技术；
- 对新行为进行实验。

行动计划的类型

除活动安排外，许多行动计划还包含以下内容。

1. **阅读治疗笔记**。在对一个问题或一项议题进行讨论后，你要求来访者总结或者说一说对他们而言最重要的、需要记住并去做的是什么（见本书第 291—294 页），你要经常提供一些方法来让来访者的治疗笔记更加有效。

2. **监测自动思维**。从第一次会谈开始，你就要鼓励来访者在心情改变或做无益的行为的当下，问自己："此刻我正在想什么？"你也要让他们提醒自己，想法有可能是真实的，也有可能不是真实的，或者不完全是真实的。他们可以快速记录自己的想法（记在智能手机上、计算机上、纸上、笔记本上、索引卡上或者工作表上）。

3. **评估并回应自动思维**。事实上，在每一次治疗中，你都会帮助来访者修正不准确的或无益的想法，特别是那些阻碍行动计划执行的想法。你也要教来访者自行评估自动思维。

4. **进行行为实验**。对于检验负性预测的证据来说，很重要的一点是和来访者合作，设计可以在会谈外或会谈内进行的行为实验。一开始，使用苏格拉底式提问通常是有用的，但是个体在现实世界中发现自己的体验与原本预测不一致，会带来更大的认知和情绪改变（Bennett-Levy et al., 2004）。

5. **和想法保持距离**。有些想法是无益的思维过程（自我批评、思维反刍、强迫思维或者频繁的闯入性想法）的一部分。也许，你要教来访者正念的技术，并让他们在会谈外进行练习。

6. **朝着目标采取行动**。你可以问来访者在每一次会谈中的目标，并且与来访者合作，确定他希望在下一周采取什么行动。你还可以找出影响来访者采取这些行动的障碍，并且针对那些产生干扰的认知进行认知重建或者进行问题解决。

7. **参加一些活动来提升情绪**。这些活动通常和来访者的志向、价值观以及目标紧密关联，而且能促进自我关照、社交互动以及打理好家里和工作上的事，提高愉悦感、掌控感及目的感。

8. **肯定清单**。理想的情况是，在做了任何感觉难但最终还是完成了的事情时，来访者都在心里肯定自己，并且将这些事情持续地记在一份清单里。当来访者有非常多的自我批评或具有无能或无助的信念时，这个任务尤其重要。这一任务背后的原理是，它可以帮助人们重获自信心，并且更现实地看待自己。如果你像我一样每天都能肯定自己，就可以用自我表露来激励来访者也这样做。

9. **练习行为技术**。为了有效地解决问题，来访者也许需要学习新技术。他们需要将练习新技术作为行动计划。比如，你可以教来访者正念或放松技术、情绪调节技术、沟通技术、组织管理技术、时间管理技术或成本控制技术。

10. **进行阅读治疗**。来访者在会谈外进行的阅读，可以大大巩固你们在会谈中谈论过的概念。阅读专为抑郁的来访者准备的认知行为疗法书籍［如行为和认知疗法协会（Association for Behavioral and Cognitive Therapies）推荐书籍］或小册子（J. S. Beck，2020）会让很多来访者受益。这可以强化你们在会谈中谈到的重要观点。要求来访者在阅读时做笔记，可以在脑海里想，也可以写下来：他们赞同什么内容？不赞同什么内容？他们有什么疑问？但是在建议这类行动计划的时候要小心，在建议来访者读什么或读多少的时候，要考虑其专注力和动机水平。如果他们试着读了，但是读不懂，就可能自我批评或者害怕你的批评。

11. **为下次治疗会谈做准备**。如果来访者在来治疗室之前能想一想要和治疗师讲些什么，每次治疗会谈的开头部分就能被大大地加快。治疗准备工作表（见本书第 197 页的图 10.3）可以帮助来访者准备会谈。

鼓励来访者制订行动计划

在刚开始进行治疗时，你也许需要为行动计划的内容提供建议，因为来访者通常不知道做什么有利于他。但随着治疗的进行，就要鼓励来访者制订自己的行动计划。

> "（关于这个事项或为了达成你的目标）你这周想要做些什么？"
> "如果你开始变得焦虑且不舒服，你可以做些什么？"
> "如果这个障碍确实出现了，你会如何处理？"

能定期为自己制订行动计划的来访者在治疗结束后更可能继续制订行动计划。

提高行动计划的遵循度

许多来访者很乐意做行动计划并很容易完成它。另一些来访者却不是这样的。即使是经验最丰富的治疗师，偶尔也会在这方面遇到难题。然而，你应该在一开始假设，如果你适当地制订了行动计划，那么所有来访者（除非其功能非常差）都会执行行动计划。以下是制订行动计划的一些准则。

- 为个人量身定制行动计划。
- 提供或引出原理。
- 通过合作来制订行动计划，征求来访者的意见和同意。
- 宁愿行动计划过于容易，也不要过于难。
- 提供明确的指示。
- 建立提醒制度。
- （如果可能）在会谈中就开始执行行动计划。
- 让来访者想象完成了一项行动计划。

为个人量身定制行动计划

行动计划不应该是一刀切的。你和来访者要合作，决定某一项行动计划的内容。当提出一项任务时，要考虑来访者的个性特征：

- 志向、目标、优势和个人资本；
- 阅读、写作、思考和理解能力；
- 偏好；

- 动机水平；
- 目前的痛苦程度、症状、执行功能和一般功能（认知方面、情绪方面、行为方面和社交方面）；
- 实际的限制（如时间、机会、缺乏家庭成员的配合）。

在大多数情况下，阿贝是一个积极主动的来访者，他愿意通过努力来克服抑郁。他在会谈外完成的任务从一开始就比玛丽亚多，玛丽亚对治疗是否有帮助持高度怀疑的态度，并且她的功能水平更低。对一位来访者而言合理的行动计划不一定适用于另一位来访者。许多像阿贝这样的来访者在前两次会谈中就能够识别自己的自动思维，所以你也不妨让他们在会谈外自己试试。而玛丽亚在第一次会谈中没有理解认知模型，而且当我试图用另一种方式进行解释时，她有点生气了。她说："你没理解，我不知道我的脑海里有什么想法。我只知道我很心烦。"让她在那次会谈后监测自己的自动思维作为行动计划并不是合适的做法。

给出或引出原理

在你提供行动计划的原理时，来访者能知道为什么行动计划可以帮助自己以及它如何帮助自己，也更可能完成行动计划。比如，你可以说："研究表明，运动通常能让人不那么抑郁，你觉得这周多做一点锻炼怎么样？"

用提问将行动计划和来访者的志向、目标和价值观联系起来，这些能增加他们的动机，以下是一些例子。

> "当你生气的时候，为什么要很麻烦地控制自己的行为呢？"
>
> "询问别人是否可以给你介绍交往对象，这有什么意义呢？"
>
> "为什么找到一份工作对你来说是重要的？"
>
> "你能看到在工作中大声说出你的想法是如何让你感到更自信的吗？"
>
> "如果你能够帮到邻居，你会得到怎样的评价呢？"

通过合作来制订行动计划

注意，不要单方面地制订行动计划。要询问来访者的意见并获得他们的同意。比如，你可以说：

> "让老板调整你的工作日程，你觉得怎么样？"
>
> "如果在离开公寓之前读一读这张应对卡，你觉得会有帮助吗？"
>
> "这一周，你想不想练习一个特定的技能？"
>
> "我觉得如果你起床后马上去冲个澡，这就表明你能够掌控自己的一天。你怎么看？这是不是你想尝试的？"

宁愿行动计划过于容易，也不要过于难

新手治疗师常犯的一个错误是给抑郁的来访者制订一份过难的行动计划。比如，刚介绍了认知模型，就马上让来访者每天完成一张思维记录表。记住，来访者的精力和动机通常是匮乏的，他们的专注力和执行功能也许是受损的。在实践中，要将一项大任务拆分成一些更容易管理的小任务。例如，你可以建议来访者阅读某本关于认知行为疗法的大众书籍中的一章，花 10 分钟做练习，或者洗一次衣服。

提供明确的指示

在许多时候，你要引导来访者决定在何时、何地执行行动计划中的活动以及做多长时间（有时候要考虑和谁一起做）。比如，阿贝和我一致同意，在一次治疗会谈之后，他要马上去银行拿贷款申请表，回家后就马上花 15 分钟填写这张表。

建立提醒制度

从第一次会谈开始就做记录，或让来访者记录每周的行动计划，是至关重要的。如果行动计划是写在纸上的，就问来访者，他们会把这张纸放在哪里，他们怎么能记住去看看这张纸。他们可以：

- 将行动计划和另一项日常活动捆绑在一起（例如，"在吃饭和睡觉前记下你做了什么值得肯定的事，你觉得怎么样？"）；
- 将笔记贴在冰箱上、卫生间的镜子上、计算机屏幕上或者汽车仪表盘上；
- 用来访者的日程记录本、便携设备、计时器或计算机提醒他们（你也许可以在来访者还和你待在治疗室里时就建议他们在手机上设置闹钟）；
- 让其他人提醒他们。

你也可以问来访者，他们平常是怎么记住每天都要吃维生素或吃药之类的事情的。对于你想让他们在一整天都记住的活动（比如，监测自动思维或给自己肯定），他们可以贴便利贴或在手机里设置闹钟。你也可以建议他们在手腕上绑一根橡皮筋，把表换到另一只手上，或者戴一个不习惯戴的手镯。如此一来，每当他们注意到手腕的时候，就可以提醒自己完成行动计划了。

在会谈中就开始执行行动计划

如果可行，建议来访者在治疗会谈中就开始执行行动计划。这可以让你评估他们的能力。比如，如果你希望他们填写工作表，那么首先要确保他们能在会谈中完成它。如果他们无法在会谈中完成，那么在会谈外也很可能完不成。在会谈中就开始执行行动计划也会使来访者更有可能回家贯彻执行它。继续执行行动计划比刚开始执行它们容易得多。这一点尤其重要，因为来访者经常认为完成行动计划最困难的部分是在还没开始前。

让来访者想象完成了一项行动计划

如果来访者能看到一个积极的结果，就更可能完成行动计划。建议他们想象在下一周的某个时间点完成了一项任务或一个活动。让他们想象给自己肯定。你们可以讨论用各种方法这样做［例如，"我做到了，很棒""我（因为做到了这件事而）值得被肯定""太棒了""对我来说，这是很重要的一步"］。

对于他们来说，想象并描述这段经历的好处、这段经历对他们意味着什么以及他们的情绪感受，都是可取的。看看他们能否在与你的会谈中体验到同样的积极情绪（Beck et al., in press）。

预见问题并预防它们发生

预见来访者在完成行动计划中可能遇到的各种阻碍是非常重要的。为了增加来访者这样做的可能性，你可以做的有：

> - 检查完成行动计划的可能性；
> - 预计有哪些阻碍，并在发现阻碍时，通过想象进行预演；
> - 警惕来访者的消极反应；
> - 检验利弊；
> - 改变行动计划；
> - 在治疗初期，制订就算失败也无所谓的行动计划。

检查完成行动计划的可能性

在制订行动计划时，预计潜在的阻碍是非常重要的。考虑一下有什么自动思维或现实问题可能会阻碍行动计划。要让来访者评估完成行动计划的可能性，最重要的问题是：

> "从 0 到 100%，你做这件事的可能性有多大？"

识别阻碍并在想象中预演

当来访者说他们执行行动计划的可能性小于 90% 时，你需要找出阻碍。有一次，玛丽亚执行行动计划的可能性只有 75%，我问她：

> "你觉得，那 25% 让你不去执行行动计划的部分是什么？"

我也可能会问：

> "为什么你有 75% 确定自己会执行，而不是有 50% 确定？"
>
> "要从 75% 提高到 90%，我们可以做些什么？"
>
> "执行这个行动计划的好处和坏处，分别是什么？"

根据来访者的回答，你可以：

> - 进行问题解决；
> - 进行技术训练；
> - 帮助他们应对产生干扰的自动思维；
> - 让行动计划更简单，或者让它作为可选项。

为了提高玛丽亚完成行动计划的可能性，我使用了很多技术。首先，我会了解她遇到的阻碍。然后，我让她确认在什么时候执行行动计划。接下来，我使用了在想象中预演的技术。我让她想象她执行行动计划的样子，帮助她应对产生干扰的自动思维。我让她想象她正在读那份行动计划。最后，我们讨论了她想要如何提醒自己应对其他自动思维。

朱迪丝：你觉得有什么会阻碍你向兰迪（Rondy）求助吗？

玛丽亚：我不确定。

朱迪丝：（让她明确并承诺一个时间）在什么时候给她打电话比较好？

玛丽亚：星期六早上。我觉得可以，因为她那天不用工作。

朱迪丝：你可以想象现在是星期六早上吗？你可以看到那幅画面吗？几点
　　　　了？你在哪里？

玛丽亚：我想是 10 点左右，我在厨房里，刚刚吃完早饭。

朱迪丝：你可以想象你对自己说"我真的应该给兰迪打电话"吗？

玛丽亚：可以。

朱迪丝：你感觉怎么样？

玛丽亚：有一点紧张。

朱迪丝：你在想什么？

玛丽亚：我不想给她打电话（自动思维）。也许我该自己想办法整理东西。

朱迪丝：嗯，你**可以**做做看。你觉得你能成功吗？

玛丽亚：（思考）不，我觉得我做不好。我已经很累了，我也不知道该做什
　　　　么。但是她可能会说她太忙了（以预测的形式出现的自动思维）。

朱迪丝：有可能。要不要提醒自己我们之前讨论过的内容？给她打电话是一
　　　　个实验。除非打电话，否则我们不知道会发生什么。如果她没办法
　　　　帮忙，我们可以一起想一个备用计划。（停顿）把它写在行动计划
　　　　里，让你可以在星期六的早上到来之前多看看它，这会帮到你吗？

玛丽亚：也许吧。

朱迪丝：好的。现在你能想象你在厨房吗？你在想"我该自己想办法整理东
　　　　西"。现在发生了什么呢？

玛丽亚：我不想给她打电话。我觉得我应该看一下行动计划。

朱迪丝：好主意，行动计划在哪里呢？

玛丽亚：在我梳妆台最上层的抽屉里。

朱迪丝：你可以看到自己去拿行动计划吗？或者把它放在厨房是不是更好？

玛丽亚：放在梳妆台抽屉里就行。如果有人过来，我不想让别人看见它。

朱迪丝：好的。你可以想象拿出行动计划，然后看它的内容吗？

玛丽亚：可以。

朱迪丝：现在，发生了什么？

玛丽亚：也许我知道我为什么应该给她打电话了，但我仍然不想打。所以我会做点别的事。

朱迪丝：在这个时候，你可以提醒自己什么呢？

玛丽亚：我也许**应该**给她打个电话，把这件事做成。她也许**会**帮忙。如果我不在那个时候给她打电话，也许就永远不会打电话，这样就错过了她可能提供的帮助。

朱迪丝：很好。然后发生了什么？

玛丽亚：我给她打电话了。

朱迪丝：然后呢？

玛丽亚：她要么说她会帮我，要么说她帮不了我。

朱迪丝：如果她帮不了你，我们可以想想下周做些什么。（停顿）你觉得我们应该在行动计划上写些什么？

这种在想象中的预演能帮助你发现阻碍行动计划完成的现实困难和功能不良的认知。

警惕来访者的消极反应

在制订行动计划时，如果来访者有消极反应，那么首先要对他们愿意把消极反应告诉你的行为进行正强化。然后将问题具体化，明确它对来访者的意义是什么。接下来是进行干预（如果没有足够的时间，就记下这个问题，在下次会谈中进行干预）。在一次早期的会谈中，玛丽亚和我刚刚讨论完一份行动计划，我注意到她看起来更难受了。

朱迪丝：玛丽亚，你现在是不是更烦了？你刚才在想什么？

玛丽亚：我不知道……我不确定这样的治疗是否适合我。

朱迪丝：你觉得治疗帮不了你？

玛丽亚：是的，不见得能帮上忙。你看，我有现实生活的问题。**不仅仅是我的想法的问题。**

朱迪丝：我很高兴听你告诉我这些。我**确实**相信你有现实生活的问题，我并不是要暗示你没有这些问题。你和妈妈的问题、和妹妹的问题，还有你的孤独感……当然，这些都是确实存在的问题，是我们要共同解决的问题。我**不**觉得我们只要听听你的想法就行了。很抱歉我给了你这种感觉。

玛丽亚：没关系。我只是……嗯……觉得不堪重负。我不知道可以做些什么。

朱迪丝：你愿意再过来吗？这样我们就可以一起讨论一下这种感受了。

玛丽亚：好的。

朱迪丝：行动计划有没有让你觉得压力大？

玛丽亚：（停顿）也许有吧。

朱迪丝：你希望怎么制订行动计划？如果你想，我们可以把行动计划设为可选项或者部分可选项。

玛丽亚：（松了口气）好，那就好。

朱迪丝：最难的是哪部分？

玛丽亚：就是要不断记录我的想法。

朱迪丝：好，我们在那个边上写上"可选"两字。或者我们把它划掉？

玛丽亚：不用，你可以写"可选"。

朱迪丝：（照做）还有什么让你觉得太难了？

玛丽亚：也许是给朋友打电话。我可能还没准备好。

朱迪丝：好的，我要写上"可选"还是划掉它？

玛丽亚：也许就划掉吧。

朱迪丝：好。（照做）现在，还有什么困扰你吗？

当玛丽亚给我消极反馈时，我意识到我需要加强治疗联盟。如果我不征求反馈或者不擅长应对她的消极反馈，那么会发生什么呢？玛丽亚有可能会完不成行动计划。（她也可能不再来做心理治疗了。）

我将这次遇到的挑战变成完善概念化的机会。我在行动计划上的灵活性帮助玛丽亚重新审视了她对认知行为疗法是否合适的疑虑。通过对她的反馈进行回应，并做出合理的调整，我表现出对玛丽亚的理解和共情，这加强了我们之间的合作和信任。在未来，我要保证她不会因为行动计划而感到不堪重负。而且在下一次会谈的一开始，我就强调，我和她作为一个团队，以合作的方式为她量身定制治疗方案和行动计划是非常重要的，这能保证它们是适合她的。

检查利弊

当来访者不确定要不要执行某项行动计划时，你们也许能以合作的方式看看执行这项行动计划的利弊，以及不执行这项行动计划的利弊（如第十九章所示，见本书第 367–369 页）。然后你可以要求来访者权衡这项行动计划，以决定什么对他来说最重要。当引出"利"时，要弄明白来访者是否会因为不做这项活动或任务而感到解脱。如果确实是这样的，你也许需要帮助他们看到大局。

> 朱迪丝：当你决定在床上躺到中午时，你的心情怎么样？
>
> 玛丽亚：（叹气）嗯，一开始我感觉好了一点。
>
> 朱迪丝：那你在中午起床的时候感觉怎么样？
>
> 玛丽亚：很糟糕，之前说的要做的事，我一样也没做。
>
> 朱迪丝：那么你得出了什么结论呢？
>
> 玛丽亚：我总是认为躺在床上就会感觉好一些，但并不是这样的，好的感觉不会超过几分钟。
>
> 朱迪丝：待在床上是让你离自己的长期目标更近了，还是更远了？
>
> 玛丽亚：（叹气）更远了。

临床小贴士

有时，来访者对行动计划的有效性表现出了矛盾心理。这时，你应该承认你也不知道结果会怎么样："我不确定这样做是否有帮助"。然后考虑问以下问题。

"如果那不起效，你会损失什么？"

"如果那起效了，从长远上可能给你带来什么帮助？"

对于某些行动计划，你可以说："你不是已经做了那个（在午饭前不起床，不穿上衣服）的实验吗？在一般情况下，结果怎么样？要不要试试不一样的做法？"

改变行动计划

如果你判断某项行动计划是不适合的，或者如果来访者依然不确定他要不要做这项行动计划，那么你也许需要做些改变。用一位来访者很可能会去做的更简单的行动计划来代替，远比让他们习惯不做在会谈中答应的事情好得多："我不确定你是不是做好了执行这套行动计划的准备。（我不确定这套行动计划是否适合。）你怎么看呢？你觉得是继续尝试，还是等下次再执行它？"

正如前面描述的，你们可以用合作的方式决定哪些行动计划是可选的，也可以降低某项行动计划的难度、频率和时长。

（在最初）让行动计划"必定成功"

在最初的一两次会谈中，在讨论行动计划时，强调以下这点也是很有用的：即使来访者没有完成行动计划，也能收集到有用的数据。在这种情况下，没有执行行动计划的来访者也不太会把自己定义为失败者。你可以说："如果你做了这个行动计划，那很棒。如果难以完成，也挺不错的，这时可以看看是什么样的想法在阻碍你，我们可以在下次会谈时讨论一下，你觉得可以吗？"

有时，来访者会连续两周没有执行大部分的行动计划；或者没有每天都执行行动计划，只是在来治疗之前做一下。在这种时候，你应该引出起阻碍作用的认知或现实障碍，并且强调每天执行行动计划有多重要，而不是继续让行动计划"必定成功"。

为潜在的消极结果做准备

有时候，你和来访者都无法预测行动计划能在多大程度上取得成功。将治疗笔记放在行动计划中是很有帮助的，如果行动计划没有按照来访者想要的方式进行，来访者可以阅读治疗笔记。例如，阿贝担心，如果他去看望母亲，母亲会批评他。但他还是决定去了。我们将这次拜访作为一次行为实验，并共同撰写了以下治疗笔记来供他阅读，以防他母亲的态度是消极的。

如果探望母亲不顺利，就提醒自己：

"我不知道妈妈会不会批评我，但这值得一试，我去看望她是值得肯定的。我不需要把她的批评放在心上。她对每个人都很挑剔，不只是对我。而且她不知道我有抑郁障碍，所以她的批评可能是不合理的。我希望她能有所改变，但现实是她可能不会改变。下次去看她的时候，我可以提前告诉她，我只会待一小会儿，然后我可以想一些我们能一起做的事，让她把注意力转移到别的事情上。"

回顾行动计划

在每次会谈之前，通过回顾前一次会谈的笔记和行动计划来做好准备。在治疗开始前，与来访者一起回顾行动计划。这样做会让来访者觉得行动计划很重要。如果来访者处于危机之中，可以在会谈后期花几分钟讨论行动计划，或者以合作的方式说明上次的行动计划不适用于当下的情况。

决定花多少时间来回顾行动计划，并讨论来访者是否想继续执行既定的行动计划，是治疗艺术的一部分。若以下情况发生了，你要花更多的时间在行动计划上：

- 行动计划涵盖了重要的、持续存在的议题或目标，需要进一步讨论；
- 来访者没有完成一项任务；
- 来访者成功地完成了行动计划，但很难从中得出结论，或者批评自己做得不够好。

你可以要求来访者经常大声朗读治疗笔记（如果他们不愿意，也可以由你朗读）。然后问他们："你有多相信这些话？"如果他们不太认同自己的治疗笔记，你可以问："你不相信哪一部分？"你也可以问："你不同意哪一点？"

当来访者成功地完成了行动计划中的一项活动或任务时，你可以问几个问题，来帮助他们发掘积极的意义，加强关于自己的积极信念（Beck et al., in press）。

"你做到了这些，所以能给自己一个肯定吗？"

"在这段经历中，最好的方面是什么？（例如，'我帮助了别人''我的家人很幸福''我把工作做完了'）"

"你经历过什么样的情绪？"（例如，'我感觉很好''我很高兴''我感到自豪'）[你可以给他们一张积极情绪清单（见本书第255页），帮助他们识别他们可能体验过的其他积极情绪。]

"这段经历对你来说意味着什么？"（例如，'这表明_____'
'值得付出努力''人们似乎很喜欢我'）

"这段经历告诉了你什么？"（例如，'我能做有难度的事情''我能掌控局面''我比自己想象的坚强''我是一个好人''我是可爱的''我是有效的／胜任的／有能力的''我有能力保护自己''我能做出正确的决定'）

你也可以对来访者进行正强化，比如，"你_____，真是太棒了，这表明，你_____"。

当这个行动计划和接下来的治疗目标有关联时，可以询问来访者是否希望在接下来的一周继续执行它。

对困难进行概念化

当来访者在执行行动计划的过程中遇到困难时，要对问题产生的原因进行概念化。困难与以下方面有关吗？

- 现实问题？
- 产生干扰的认知？
- 被现实问题掩盖了的产生干扰的认知？
- 与治疗师的认知有关的问题？

现实问题

如果你们仔细地以合作的方式制订行动计划，并让来访者做好准备，那么大多数现实问题都可以避免。在想象中预演也可以帮助你识别潜在的阻碍。大多数现实问题可以通过问题解决和技术训练来处理。

以下是三个常见的现实问题（不一定包括无益的认知）：

1. 忘记了行动计划的原理；
2. 组织混乱或缺乏责任心；
3. 行动计划中的某件事执行起来太困难。

下面将讨论这些阻碍。

忘记原理

来访者偶尔会忽略行动计划，因为他们不记得它为什么很重要了，也不记得它与他们的志向、价值观或目标有什么联系了。可以通过让确实会忘记原理的来访者在行动计划旁记录其中的原理，以避免这个问题。

玛丽亚：我没有执行行动计划，因为我这周感觉很好。

朱迪丝：你还记得我们几周前说过的话吗？为什么不管你感觉如何，每天早上花 5 分钟做正念练习都是有帮助的？

玛丽亚：我不记得了。

朱迪丝：嗯，假设你有几周没做正念练习了。然后你度过了非常紧张的一周，你发现自己又开始担心很多事情了。到那时，你的应对技术能有多么熟练且有效？

玛丽亚：我想不会太好。

朱迪丝：你觉得，管理压力以及让你和别人待在一起时感觉更放松，对你来说有多重要？

玛丽亚：一直非常重要。

朱迪丝：那么，即使你这周没有压力，也试着练习正念呢？你觉得怎么样？

玛丽亚：我想我应该练习。

朱迪丝：也许，你也可以写下练习为什么对你而言很重要。还有什么能减轻你的压力？（停顿）还有其他问题会妨碍你吗？

如果理由似乎不够充分，你可以看看来访者是否愿意探索执行行动计划和不执行行动计划的利弊。

组织混乱或缺乏责任心

一些来访者必须使用每日清单，这样才更有可能执行行动计划。你或来访者可以在会谈中画一张简图（图 8.1），来访者可以在每天傍晚填写它。这个技术可以帮助来访者记住行动计划，也让他们意识到他们漏做了什么。或者，来访者可以把他们的行动计划写在日历、日程表或手机上。（第一天先一起在治疗室里填写每日清单，并要求来访者在会谈结束后写下其余的内容。）在完成行动计划后，来访者可以在旁边打钩或把它划掉。

	星期一	星期二	星期三	星期四	星期五	星期六	星期日
阅读治疗笔记。							
列一份肯定清单。							
当我心烦意乱的时候，填写思维记录表。							
每天花10分钟整理卧室。							

图 8.1 玛丽亚的每日清单示例

临床小贴士

当来访者的依从性很低时，你可以建议他们在完成某项行动计划后，给你的办公室打电话进行留言。知道你在期待他们的电话，可能会激励来访者完成行动计划。与任何干预一样，你在提出这个建议时要给出原理，并确保来访者同意。

行动计划太难

如果你在随后的会谈中意识到行动计划设置得太难了或定义不清（新手治疗师常见的问题），请你承担起责任：否则，来访者可能会不公正地批评自己。你可以说：

"我们之前已经讨论过了，我想我没有很好地解释这个行动计划。（或者'我知道这真的太难了。'）对此，我很抱歉。当你没能（或没有）做这件事的时候，你在想什么？"

在这里，你有机会：（1）展示你可以犯错误并承认错误；（2）建立融洽的关系；（3）向来访者展示你重视为他量身定制的治疗计划和行动计划；（4）帮助来访者看到对他缺少成功体验的另一种解释。

产生干扰的认知

无论来访者是否遇到了阻碍他们完成行动计划的现实问题，他们的困难可能都和无益的认知有关。有些来访者需要对适应不良的想法和信念做出回应，以完成行动计划。他们可能会相信：

> "必须执行行动计划说明我有缺陷。"
>
> "如果我尝试执行行动计划，我就会失败。"
>
> "我不应该为了感觉好一点而付出那么多努力。"
>
> "我的治疗师应该在我不改变的情况下治愈我。"
>
> "行动计划是微不足道的，不会让我变得更好。"
>
> "我的治疗师试图控制我。"
>
> "如果我想到自己的问题，就会感觉更糟。"
>
> "如果我执行行动计划并有好转，我的生活会变得更糟。"

以下是可以针对几类功能不良的认知而使用的策略。

负性预测

当来访者处于心理压力之下时，特别是当他们感到沮丧时，他们倾向于假设会有消极的结果——就像阿贝在考虑是否填写工作申请时那样。这些预期可能会干扰行动计划的开始或完成。当你发现来访者没有完成行动计划时，要问他们是否仍然认为行动计划是一个好主意，然后让他们预期在接下来的一周内完成行动计划的障碍。

阿　贝：这周，我没有填写工作申请。

朱迪丝：你还认为填写工作申请是一个好主意吗？

阿　贝：（叹气）是的。我真的需要回去工作了。

朱迪丝：在过去的一周，是什么阻碍了你填写工作申请？有现实的问题吗？

你有足够的时间吗？

阿　贝：我有足够的时间。我不知道为什么就是无法让自己去做这件事。

然后我使用了在想象中预演的方法。要确保你或来访者在新的行动计划中记录了对来访者有帮助的任何陈述。

朱迪丝：你觉得下周在填写求职申请时会遇到同样的问题吗？

阿　贝：是的，可能会。

朱迪丝：你能想象做这件事吗？你感觉怎么样？

阿　贝：兴致不高，有点累。

朱迪丝：你在想什么？

阿　贝：我可能会在申请上犯错误。那样他们就不会给我这份工作了。

朱迪丝：难怪你难以开始填写它。事实上，也许应该让你在会谈中就开始填写申请。我们能不能看看你可能会犯错误这个想法？如果这一周你也有同样的想法，你想对自己说些什么呢？

然后我提出建议，让他的回答更有力。接下来，我们达成了一致，阿贝将在做完心理治疗后，一回家就花 10 分钟填写申请表（如果他愿意，他可以花更长的时间，但他没有必要这么做）。并且他会每天继续花 10 分钟做这件事，直到填完申请表。然后我们记录了行动计划和完成它的方式；以及如果出现干扰的想法，他就可以对自己说些什么。

来访者通常可以通过行为实验来检测负性预测［比如，"我的室友不想和我一起去（那个活动）""即使我请求帮助，也看不懂说明书"，或者"执行行动计划会让我感觉更糟"］。你可以用标准的苏格拉底式提问来帮助来访者评估其他想法，比如"这不值得付出努力"或"这样做不会起作用"。

高估行动计划的要求

一些来访者的负性预测高估了行动计划的不便或难度。或者他们没有意识到执行行动计划是有时间限制的。询问来访者某项行动计划需要花多长时间是一个好主意。

朱迪丝：本周有什么会阻碍你填几次思维记录表？

玛丽亚：我不确定是否有时间填写（自动思维）。

朱迪丝：你觉得填表要花多长时间？

玛丽亚：我不知道。半小时？你知道，我最近很忙。我有一大堆事情要做。

朱迪丝：你把这个告诉我，很好。实际上，我希望你只花 10 分钟来填写思维记录表。听起来容易吗？

玛丽亚：我不知道。

朱迪丝：也许你觉得不值得为此花费时间。你认为从长远来看，它会改善你的生活，帮助你过上更好的生活吗？

玛丽亚：（叹了口气）我想是的。

然后，你可以直接解决问题，找到可能的时间段。或者，你可以提出一个关于优先级的类比，或强调执行行动计划的不便是暂时的。

朱迪丝：这当然是真的；你最近**确实**很忙。我想知道——这是一个极端的例子——如果你必须每天花时间做一些可以挽救你的生命（或你所爱之人的生命）的事情，你会怎么做？例如，如果你每天都需要输血，会发生什么？

玛丽亚：我当然会有时间的。

朱迪丝：现在，如果你不填思维记录表，显然不会危及生命，但原理是一样的。一会儿，我们可以具体谈谈如何在其他方面削减时间，但首先要记住，**不是**说你在余生中都要做这些。我们只是需要你重新安排一些事情，直到你感觉好些为止。

高估行动计划所耗费精力的来访者也会从类似的问题中获益。在下一个例子中，玛丽亚对完成行动计划有一个功能不良的（并且扭曲的）意象。

朱迪丝：是什么阻碍了你这周去购物中心呢？

玛丽亚：（叹了口气）我就是没有精力。

朱迪丝：想象如果你去了，会发生什么？

玛丽亚：我就得把自己拖进一家又一家的店铺。

朱迪丝：嗯，我们讨论的只是 15 分钟。你觉得在 15 分钟内，你能逛完多少家店铺？我在想，你是不是把我们的行动计划想象得太难了？

在另一种情况下，玛丽亚正确地回忆了行动计划，但她又高估了需要为此投入的精力。我首先通过一个修改过的、简短的、在想象中的预演，来帮助她明确问题。然后，我问了她一个问题，将行动计划与她的一个重要的价值观联系起来。

玛丽亚：我不确定我是否有精力带凯莱布（Caleb）去公园。

朱迪丝：问题主要是出家门、去公园还是你在公园里要做什么？

玛丽亚：出家门。我得把这么多东西放在一起——他的尿布袋、婴儿车、零食以及他的外套和靴子……

朱迪丝：去公园和一些重要的事情有关吗？

玛丽亚：（思考）是的。我真的想做个好姨妈。我把他关了一整天，这可不好。

接下来，我们进行了问题解决；对玛丽亚来说，一个解决办法是在她感觉精力充沛、不那么不堪重负的时候，早点收拾好所有必需品。

临床小贴士

当来访者试图完美地完成他们的行动计划时，又会出现问题。他们可以从一个简单的提醒中受益，比如：

"学会识别自动思维是一种技能，就像学习计算机一样。你可以通过练习来做得更好。所以，如果你在这周再遇到什么麻烦，别担心。我们可以在下次会谈中一起解决。"

一些来访者对完美的必要性有着强烈的信念，让他们去做有意包含犯错的行动计划会有帮助。

治疗师：听起来，你想要完美的想法似乎妨碍了你的行动计划。

来访者：是的，我想是的。

治疗师：这周让你填一个故意不完美的思维记录表怎么样？你可能写得乱七八糟，或者写得不完整，或者有拼写错误。如果限定10分钟的时间，如何？

拖延和回避

抑郁的来访者通常很难开始执行行动计划。在前面的部分中，你已经了解了几种可以使用的技术。以下表述方式通常很有帮助。

"你是不是更关注当下的感受，而不是当你完成它时的感受？提醒自己，你要达成什么目标，以及达成目标为什么能帮到你。"

此外，告诉来访者，当你发现自己有拖延问题时会做些什么，也有一定帮助。例如，你是否偶尔难以着手做一项任务（例如，让自己开始写论文、报税或开始锻炼）？你会做什么来让自己有所进展？自我表露可以使这种经历正常化，并为他们提供一个可以做些什么的例子。

朱迪丝：填写保险单对你来说很困难，我也为你感到难过。我可以说说我是怎么让自己做我一直在逃避的事情的，你觉得可以吗？

阿　贝：可以。

朱迪丝：当我逃避某事时，我发现，开始前的几分钟是最不愉快的。可一旦开始做了，我就感觉好多了。在刚刚过去的这个周末，我不得不坐到书桌前查看邮件。要开始做这些很难，但我告诉自己，我可以在10分钟后停下来，并且这些事很可能在几分钟后就变容易了。最终也的确如此。（停顿）在你身上发生过类似的情况吗？

阿贝承认，他经常有同样的经历。他承诺进行一项行为实验，看看在下午晚些时候当他坐下来填表时会发生什么。

在最后一刻执行行动计划

在理想情况下，来访者会在一整周内都执行在治疗会谈中约定好的行动计划。例如，对来访者来说，在他们注意到自己的情绪发生了变化或自己正在做无益的行为时，捕捉并记录自动思维是最有用的。然后，他们可以在脑海中或书面上回应这些想法。一些来访者会避免在会谈外想到治疗。通常，这种回避是一个更大问题的一部分，你可能首先必须帮助来访者识别和修正某些信念（例如，"如果我专注于一个问题，而不是让自己分心，只会让自己感觉更糟"或"既然我无法改变，为什么还要尝试？"）。然而，另一些来访者只需要温和地提醒他们每天看看行动计划。

被现实问题掩盖了的产生干扰的认知

一些来访者提出，诸如缺乏时间、精力或机会等现实问题阻碍了他们执行行动计划。如果你认为同时也有想法或信念在干扰他们，你就应该在讨论现实问题之前，探讨这种可能性。

治疗师：好吧，你无法执行行动计划，因为你没有时间。让我们暂时假设这个问题神奇地消失了。假设你有一整天的空闲时间。**现在**你有多大可能性去执行行动计划？还有别的东西会干扰你吗？会有什么想法妨碍你吗？

与治疗师的认知有关的问题

最后，你应该评估一下你的想法或信念是否会阻碍你对行动计划的信心。治疗师会有的典型的功能不良的假设如下所示。

> "如果我试图找出他不执行行动计划的原因，我会伤害他的感情。"
>
> "如果我（友好地）问她，她会生气。"
>
> "如果我建议他试试监测行动计划，他会觉得受到了侮辱。"
>
> "她真的不需要执行行动计划来变得更好。"
>
> "他现在要做很多别的事，负担太重了。"
>
> "她的被动攻击太强了，不会执行行动计划。"
>
> "他太脆弱了，不能把自己暴露在令他焦虑的环境中。"

问问自己，当你考虑设置行动计划或探索为什么来访者没有执行行动计划时，你的脑海中会闪过什么想法。如果你有功能不良的想法，你可以使用思维记录表或行为实验，或者咨询督导师或同事。要提醒自己，如果你允许来访者跳过行动计划（研究表明，行动计划很重要），并且没有付出足够的努力来坚持这个设置，你就不是在帮来访者的忙。

总　　结

总之，你和来访者都应该将行动计划视为治疗的重要组成部分。行动计划应为来访者量身定制，并与他协同制订。可以使用各种技术激励来访者完成行动计划，包括预测和预防问题。当困难出现时，重要的是将问题概念化并思考用某些策略克服它。如果能恰当地进行设置并很好地加以完成，行动计划会让治疗更快地取得进展，并让来访者在治疗结束之后也能练习治疗技术。

反 思 提 问

想想你回避的一项活动。是什么现实问题或认知阻碍了你？你做了什么或者你本可以做什么，来克服你的回避？

——————— **实 操 练 习** ———————

在接下来的一周里，为自己制订一个难度适中的行动计划，如果你完成了它，就会丰富你对认知行为疗法的学习。预测可能出现的问题，将困难概念化，并思考你将如何克服它。

|第九章|

治 疗 计 划

把治疗看作一段旅程，把个案概念化看作路线图，将大有裨益。你需要和来访者一同讨论其志向和目标，也就是旅程的目的地。到达目的地的路径有许多，比如可以走高速公路，也可以走乡间小道。有时，绕个路就会改变原来的计划。当你变得更有经验，更善于进行个案概念化时，你能在地图上标注更多的细节，治疗的效率和效果也会提高。然而，在开始的时候，我们可以合理地假设，你可能无法以最有效的方式完成治疗。一个准确的认知概念化可以帮助你确定主干道以及最佳的旅行路线。在本章中，你将学习怎样为抑郁的来访者制订治疗计划（需要为患有不同障碍或共病的来访者查询专门的资料）。

在本章中，你会看到对以下问题的回答。

普遍的治疗目标是什么以及如何实现它们？

如何制订会谈外的治疗计划？

如何制订治疗计划？

如何制订实现某个具体目标的治疗计划？

如何制订单次会谈的计划？

如何决定是否关注一个特定的目标或问题？

如何帮助那些难以识别问题的来访者？

实现治疗目标

有效的治疗计划基于合理的诊断和切实的案例描述，同时还需考虑来访者的特点及其志向、价值观、决心和目标。治疗计划因人而异，你既需要有一个总体的干预策略，也需要为每次会谈制订具体的计划。你还要考虑个案概念化，治疗阶段，来访者的价值观、精神状态和动机水平，以及治疗联盟的特点和牢固程度。

在最普遍的层面上，治疗目标是促使来访者的障碍得到缓解，显著改善来访者的情绪、社会功能和心理复原力，以及预防复发。在会谈内外为来访者安排有意义的活动体验，可以提升来访者的乐观、希望和动力，同时增强其控制感、价值感、效能感、意义感、联结感和幸福感。还要帮助来访者增加思维和行动的灵活性。鉴于阿贝的价值观和志向，我对阿贝的治疗目标是帮助他看到自己是一个顾家的好男人和好员工，一个有勇气的、机敏的人，一个能解决问题和应对挑战的人，一个乐于助人的人，并且相信自己可以过上富足和令人满意的生活。

为了实现治疗目标，你需要做到如下几点：

- 与来访者建立良好的治疗联盟；
- 明确治疗的结构和进程；
- 每周监测治疗进度，并根据需要修改治疗计划；
- 给来访者讲授认知模型，并与他们分享个案概念化；
- 通过各种干预措施（包括认知重建、问题解决和技术训练），减轻来访者的痛苦；
- 通过创造有意义的、愉快的、富有掌控感和／或社交经验的机会，增加积极的情感体验；
- 通过让来访者获得积极的体验，识别和弱化消极信念，引导来访者对消极体验做出更具适应性的反应，来发展和增强来访者对自己、他人、世界及未来的适应性（积极的）信念；
- 教授来访者认知行为疗法技术和其他技术，引导来访者学会广泛地加以运用，同时鼓励来访者在未来使用这些技术。

制订会谈外的治疗计划

治疗可以分为三个阶段。在治疗的初期，你可以做如下工作：

- 建立一个牢固的治疗联盟；
- 识别并明确来访者的志向、价值观及其治疗目标；
- 确定达成每个目标或解决每个问题的步骤；
- 清除妨碍目标实现的障碍（自动思维和问题）；
- 引导来访者参与治疗过程（例如，与你一起商讨会谈议程，提供反馈，并制订行动计划）；
- 对来访者进行有关认知模型、自身所患障碍及各种有效应对策略的心理教育；
- 强调来访者的优势、资源和积极的信念；
- 教来访者识别、评估、应对其自动思维；
- 帮助来访者从其经历中得出积极的结论，以及这些经历对他们而言意味着什么；
- 教来访者所需的技能；
- 帮助来访者进行日程安排（特别是在来访者出现抑郁和回避时）。

在治疗早期，促进来访者症状的缓解和功能的改善尤为重要。这样做有助于减少早期脱落，达到更好的治疗效果（King & Boswell，2019）。在治疗过程中，增加积极的情绪体验也很重要（Dunn，2012）。

在治疗的中间阶段，你不仅需要继续朝着这些目标的方向努力，还需进一步增强来访者更具适应性的积极信念。通过使用"理智"和"情绪"技术，你可以更直接地识别、评估和矫正来访者功能不良的信念。在治疗的最后阶段，你需强调为结束治疗做准备，继续朝着目标努力，增加来访者的幸福感，增强其心理复原力，预防复发。至此，来访者将在治疗中变得更加积极，主动进行议程设置，找出问题解决方法，应对无益的想法，撰写治疗笔记，以及制订行动计划。

制订治疗计划

制订治疗计划应基于以下几点：

- 对来访者所患障碍的评估诊断及对他的认知概念化；
- 该障碍的治疗原则及一般的治疗策略；
- 对来访者的个案概念化；
- 来访者的志向、优势、价值观和决心；
- 采取措施，在实现治疗目标时可能面临的困难。

治疗师需要根据来访者的个性特点及偏好、文化背景和年龄、宗教信仰、族群、社会经济地位、残障情况、性别及性取向，来调整治疗计划。制订了一个大致的治疗计划后，你可以视情况加以执行，并在必要时进行修改。分析来访者在实现治疗目标的过程中有哪些阻碍，需要你对来访者面对的难题进行详细的概念化，以形成有针对性的治疗计划来加以应对。这么做还有助于你聚焦每一次会谈，理解从一次会谈到下一次会谈的治疗流程，有意识地关注治疗进展。

我为阿贝设计了一个初始的治疗计划，详见图 9.1。

整体的治疗计划
- 减少抑郁、绝望和焦虑，增加乐观和希望
- 改善社会功能、人际互动及自我关照
- 增加积极情感
- 提升自我形象，增加自信心
- 预防复发

价值观、志向和目标
- 价值观：有家庭责任感，做一个好人，负责的、有价值的
- 志向："找回过去的自己"；具有掌控感、高效、乐于助人、心理健康，一个"好父亲和好祖父"

图 9.1 阿贝的初始治疗计划

- 目标：找份工作，花更多时间陪伴儿孙，重新联系朋友，整理房间，（如果可能）和前妻好好相处，更好地照顾自己（锻炼身体、好好睡觉和好好吃东西）

可能的阻碍

- 悲观，无助，对未来的焦虑
- 缺乏动力，没有活力，想逃避，没有行动力
- 消极的自我意象，自我批评，思维反刍
- 与前妻不和

可能的干预措施

- 针对抑郁或焦虑，用认知模型和信息加工过程进行心理教育，从抑郁模式转向适应模式，强调活动安排的重要性及会谈结构
- 创造积极体验，增加积极情绪，进而安排日常活动（自我关照、人际交往、打理家务、求职，以及一些兼具掌控感、愉悦度和人际互动的社交活动）
- 增加对这些经历的关注，并从中得出积极的结论
- 重新与家人朋友建立联系
- 减少躺在床上和沙发上的时间，减少被动活动（例如，看电视或上网）
- 把大任务分解为小任务
- 相信自己
- 在做决定时进行利弊分析（例如，如何处理与前妻之间的矛盾，寻找什么样的工作）
- 通过使用引导性发现、苏格拉底式提问和行为实验，评价和应对功能不良的想法和信念
- 教授正念技术，减少思维反刍
- 进行问题解决（尤其是下周可能出现的问题）
- 教授沟通技巧（例如，通过角色扮演来学习如何与前妻或面试官互动）

图 9.1 （续）

制订实现某个具体目标的治疗计划

明确治疗步骤有助于来访者达成治疗目标，解决特定的问题。图 9.2 提供了一个示例，上面概述了必要的治疗步骤，标注了每一步可能的阻碍（现实的困难、干扰的认知和技能的欠缺），以及相应的治疗计划。

目标：找到一份工作

明确治疗步骤及可能的阻碍，制订克服阻碍的治疗计划。

第一步：更新简历

可能的阻碍

- 自动思维："我做不好这件事""没有人会雇用我"
- 技能的欠缺：如何描述之前的工作经验

克服阻碍的计划

- 用苏格拉底式提问评估自动思维，总结治疗笔记
- 在网络上寻找简历的范本
- 向儿子求助；评估那些可能造成阻碍的自动思维（例如，"我不应该寻求帮助"），总结治疗笔记
- 对自己采取的措施给予肯定
- 制订上网寻找简历范本以及向儿子寻求帮助的行动计划；评估完成的可能性；如果必要，识别其他的阻碍或改变行动计划

第二步：确定潜在的工作意向并着手进行申请

可能的阻碍

- 自动思维："就算上网查找，我也找不到适合我的任何工作""如果我上网发求职信息，人们就会发现我失业了，他们会看不起我"
- 现实问题／技能的欠缺：不知道怎么上网查找

克服阻碍的计划

- 用苏格拉底式提问评估自动思维，总结治疗笔记
- 向儿子寻求帮助，在网上寻找工作机会

第三步：去面试

可能的阻碍

- 自动思维："我会给人留下不好的印象""我会搞砸面试"

克服阻碍的计划

- 角色扮演
- 努力保持良好的眼神交流；握手有力，面带微笑，表现出自信

图 9.2 确定具体目标的示例

制订单次会谈的计划

在制订单次会谈计划时，要记住，来访者要想好起来，靠的是他们每天在想法与行为上的一些微小改变。在会谈前和会谈中，你需要问自己一些问题，以便制订该次会谈的总体计划，指导会谈如何进行。在最基本的层面上，问问自己：

> "我想完成什么？怎样才能最有效地完成？"

经验丰富的治疗师会自动反思许多具体的议题。如果你是一名新手治疗师，下面的清单可能会让你望而却步。但现在阅读它们并定期回顾是很有用的，特别是在每次会谈之前。这有助于你更好地决定如何推进会谈。而在会谈过程中，有意识地思考这些问题无疑会干扰治疗进程。

1. 当你在会谈前回顾上一次的会谈记录时，问问自己：
   - "为了强化治疗联盟，我今天需要做些什么？"
   - "来访者问题的认知模式（最重要的认知、应对策略和维持因素）是什么？我对来访者的个案概念化是什么？"
   - "我是否需要改变治疗方法，以适应来访者的个性特点？"
   - "在过去的几次会谈中都发生了什么？我们在实现来访者的目标以及帮助来访者获得更良好的功能和幸福感方面，取得了哪些进展？有哪些阻碍在干扰我们？"
   - "我怎样才能强化来访者的优势、资本和资源，怎么帮助来访者在会谈中体验到积极的情感？"
   - "我们在治疗的哪个阶段（前期、中期还是后期），（如果有会谈次数限制）我们还能进行多少次会谈？"
   - "我们目前主要在处理哪个认知层次：自动思维、中间信念、核心信念，还是不同认知层次的混合？我们一直在为什么样的行为改变努力？哪些技术是我需要加强或引入的？"

- "来访者的行动计划是什么？如果有，我是否要答应帮忙做些什么？（例如，给来访者的医疗服务提供者致电，或寻找相关的阅读治疗材料）？"

2. 当你开始会谈，并核查来访者的**情绪**时，问问自己：

- "与最初的会谈相比，自上次会谈以来，来访者的情绪状态如何？哪些情绪占主导地位？"

- "客观评分是否符合来访者的主观描述？如果不符合，为什么？"

- "有没有与来访者的情绪有关的问题是需要被放入议程中，以便进行充分的讨论？"

3. 当来访者提供了对**一周的简要回顾**时，问问自己：

- "与前几周相比，来访者这周过得怎么样？来访者通常在什么时候状态最好？"

- "来访者有哪些进步的迹象？来访者体验到了哪些积极的感受？来访者从这些经历和自己身上得出了什么结论？"

- "这周有没有发生什么（正面／负面的）事情是需要提上议程的，以便进行充分的讨论？"

4. 当你询问来访者有无**酒精、毒品和药物**使用情况时，问问自己：

- "这些领域存在问题吗？如果存在，我们是否应该把它列入议程，以便进行充分的讨论？来访者在这些领域有无设定治疗目标？"

5. 当你和来访者**设置议程**时，问问自己：

- "本周，来访者想要朝着哪些目标努力？或者来访者需要我帮助他解决什么问题？"

6. 当你和来访者对**议程内容进行排序**时，问问自己：

- "哪一项议程最重要，应该优先讨论哪一项？"

- "每项议程需要多少时间？我们可以讨论几项议程？"

- "是否有某个目标或问题是来访者可以自己独立解决的，或可以与某人协商解决，或可以在下次会谈中提出？"

7. 当你和来访者**回顾行动计划**时，问问自己：

- "来访者在与其治疗目标相关的表现上，在过去一周中的什么时候处于最佳状态？"

- "来访者完成了多少行动计划？如果其中有阻碍或挑战，是什么？"
- "行动计划有用吗？如果没有用，为什么会没有用？"
- "来访者从行动计划中学到了什么？来访者对这些经历及自己的总结是什么？"
- "来访者对上周（以及前几周，如果之间存在一定关联）的治疗笔记有多少认同？"
- "（如果有）哪些行动计划有益于来访者在下一周继续执行？"
- "如果需要，我们应该如何修改今天制订的行动计划，以使它更加有效？"

8. 当你与来访者讨论第一项议程时，问自己以下四个方面的问题：

- **定义问题或目标**

    ——"来访者想处理的具体议题或目标是什么？"

    ——"这个议题或目标如何融入我对来访者的整体个案概念化？"

- **规划干预策略**

    ——"为了解决问题或达成目标，来访者已经做了哪些尝试？"

    ——"如果我是来访者，面对这个议题或目标，我会怎么做？"

    ——"我们有需要解决的现实问题吗？哪些认知可能会妨碍问题的解决、干预措施的执行或目标的推进？"

- **选择技术**

    ——"在我们讨论某项议程时，我具体想实现的目标是什么？"

    ——"过去的哪些技术对这位来访者（或类似的来访者）有效？哪些技术的效果并不好？"

    ——"我应该先尝试哪种技术？"

    ——"我该如何评估这种技术的有效性？"

    ——"我是在治疗中直接使用这种技术好，还是把它教给来访者好？"

- **监测进程**

    ——"我们能在多大程度上像一个团队那样一起工作？"

    ——"来访者是否有妨碍性的关于自己、本次治疗、治疗师及未来的自动思维？"

    ——"来访者的情绪好转了吗？这种干预技术的效果怎么样？我需要尝试别的技术吗？"

——"我们能适时结束对这项议程的讨论吗？如果还不能结束，我是否应
该建议继续讨论这项议程，并缩减或取消对另一项议程的讨论？"

——"何种行动计划可能是有益的？"

——"我们应该记录下什么，以便于来访者在家复习？"

9. 在讨论第一项议程后，问问自己：

● "来访者现在感觉如何？"

● "我需要做些什么来重新建立关系吗？"

● "这次会谈还剩多少时间？我们还有时间讨论下一项议程吗？接下来该做
些什么？"

10. 在结束会谈之前，问问自己：

● "这次会谈有进展吗？来访者感觉好些了吗？"

● "来访者是否承诺并有较大可能性去做我们商定好的行动计划？"

● "除了征求反馈，我是否需要询问来访者有无消极的反应（来访者可能没
有表达出来）？如果有消极反馈，我该如何处理？"

11. 在会谈结束后，问问自己：

● "我该如何完善来访者的个案概念化？"

● "我需要改善我们的治疗关系吗？"

● "在认知疗法评定量表（Cognitive Therapy Rating Scale，可以在贝克研
究所网站的'CBT资源'中找到）的每一项条目上，我会给自己评多少
分？如果可以重来，我会有什么不同的做法？"

● "我需要记住在下次会谈上解决什么问题？之后的会谈呢？"（你可以把这
些想法写在上次或下次的会谈记录上，或者在来访者的会谈工作表上贴一
个便利贴。）

决定是否聚焦一个目标或问题

在每次会谈中，如何分配会谈时间是十分重要的。尽管你要与来访者共同商
讨如何分配会谈时间，但还需问问自己：

> "我们可以解决哪些问题或达成哪些目标,以帮助来访者在会谈结束时及未来的一周中感觉好一些?"

温和地引导来访者,让他知道无须讨论以下问题:

- 可以自己解决的事;
- 不太可能再发生的单次事件;
- 并非极其痛苦的或和功能不良的行为无关的事;
- 不太可能立马取得很大进展的目标;与此同时,还有更紧迫的问题需要去解决。

我们应该避免讨论来访者不想处理的问题或目标,除非我们通过概念化了解到这对来访者来说非常重要,必须在那次会谈中讨论。如果你能准确地对来访者进行个案概念化,就可以避开来访者不想解决的问题或目标。即便如此,你仍需尝试对来访者为什么不愿意讨论这些问题或目标进行概念化。与来访者讨论他们自认为自己做得不好的方面,可能会增加其改变的意愿。尽管来访者不太想详细地讨论这些问题,但也可能愿意花几分钟说一说。不过,你最终还是需要尊重来访者的决定。

朱迪丝:玛丽亚,你觉得我们应该和你的家人谈谈即将到来的假期吗?

玛丽亚:不,不需要。

朱迪丝:我担心上个月发生的事会再次发生。我们是否可以只简单地讨论这件事的不利影响?或许还可以试着找一找这件事的潜在好处。

确定并明确一个议题或目标后,你需要考虑(与来访者协商)在这上面花多少时间和精力。(如果需要)你应该收集更多的信息,回顾你的选择,考虑实际情况,并要参考所处的治疗阶段。

当来访者首次提出一个问题时,无论是在设置议程时,还是在会谈的稍后阶段，你都需要评估这个问题的本质，并将它转化为一个治疗目标。例如，阿贝在议程设置中提出了一个新问题：他的表姐生意失败了，阿贝为她难过。我问阿贝，与这个问题对应的治疗目标是什么，从而评估在这个问题上花费多少时间是比较合理的。

朱迪丝：好的，你说你想讲一些关于你表姐的事情？

阿　贝：是的，有一阵子了，她的生意一直不景气，现在似乎要破产了。我真为她难过。

朱迪丝：你为何想和我谈论这件事？你想以某种方式帮助她吗？

阿　贝：不，我觉得我无能为力。

朱迪丝：你感到自己有多难过呢？你觉得这种难过在正常范围吗？还是说你认为这件事对你的影响比较大？

阿　贝：我觉得我的反应是正常的。

朱迪丝：（通过评估，没有对这个问题进行进一步工作的必要。）关于这件事还有什么问题吗？

阿　贝：没有了。

朱迪丝：好的，你表姐发生这样的事情，真是让人难过。（停顿）我们可以开始讨论下一项议程吗？

在这个问题上，阿贝似乎并不存在不合理的想法，他没有灾难化的倾向，问题似乎也是暂时的，最重要的是他对此的情绪反应是正常的。所以我们在商量后决定开始讨论另一项议程，阿贝想找一套新公寓，这确实值得讨论。

朱迪丝：你想谈一谈找新公寓这件事吗？

阿　贝：是的，只要想一想就让我很紧张。我不知道从何说起。

与阿贝表姐的问题不同，很明显，与阿贝一同商讨是否需要搬迁是一项合理的治疗目标。在会谈中，我们有充足的时间讨论可能的阻碍因素，并且仍然有时间处理其他重要的议题或目标。我帮助阿贝梳理了首先应该做什么。我们寻找可能的阻碍，然后帮助阿贝处理一些不合理的认知，提出问题解决策略，并教授了他一些必要的技术。

帮助来访者识别问题情境

有时，来访者能意识到自己很痛苦，但是无法确定与痛苦相关的情境或问题是什么（或情境中的哪一部分是最令人沮丧的）。当发生这种情况时，你可以通过指出几个可能引发不安的问题，让来访者假设解决了某个问题，然后询问来访者的情绪缓解了多少，从而帮来访者找出最棘手的问题情境。一旦具体的情境被确定，自动思维就更容易被发现了。

> 朱迪丝：（总结）所以，听起来，你在过去的几天里似乎一直很沮丧，而且不知道是为什么，你很难识别自己的想法——在大多数时间里，你只是感到沮丧，是这样吗？
>
> 玛丽亚：是的。我就是不知道我为什么这么难过。
>
> 朱迪丝：你都想到了什么呢？
>
> 玛丽亚：嗯，我还是总跟我妈吵架，妹妹也生我的气，我仍然找不到工作，我的房间乱七八糟，我也不太清楚，反正是所有的一切。
>
> 朱迪丝：还有别的吗？
>
> 玛丽亚：我感觉不太舒服，我怕我再生病。
>
> 朱迪丝：你妈妈、你妹妹、没有工作、你的房间以及感到自己生病了，在这些情况中，哪个最困扰你？
>
> 玛丽亚：哦，我不知道。这些都很糟糕。
>
> 朱迪丝：假设我们可以完全消除让你感觉不舒服的某个问题。如果你现在感觉身体很好，你现在有多沮丧？
>
> 玛丽亚：几乎与之前一样。
>
> 朱迪丝：好的，假设你妈妈和你妹妹打来电话向你道歉，说她们想跟你和好，并希望你们之间的关系更融洽，你现在感觉如何？

玛丽亚：好一些了。

朱迪丝：好的，假设你找到一份工作并最终通过面试，现在感觉如何？

玛丽亚：好多了。那就太好了。

朱迪丝：所以，听起来，工作好像是最令人烦心的事情。

玛丽亚：是的，我想是的。

朱迪丝：稍后，我们会多花些时间讨论找工作这件事，但现在我想和你谈谈我们是如何发现它最困扰你的，这样你以后就可以自己完成这个过程了。

玛丽亚：你让我列出了我所担心的所有事情，并假设它们一件一件地被解决了。

朱迪丝：然后你就能看到，如果问题解决了，哪一件事情会让你感觉最轻松。

玛丽亚：好的。

同样的过程也可以帮助来访者确定，在一个看似难以解决的问题中，哪一部分最令人苦恼。

临床小贴士

有时，你很难评估一个目标有多难实现，或者特定的讨论有多大可能激活来访者痛苦的核心信念。在这些情况下，你可以首先聚焦一个治疗目标，但当意识到干预策略可能无效或来访者正在经历更大的（始料未及的）痛苦时，你需要和来访者协商是否要更换一个治疗目标。以下是我和玛丽亚在早期治疗阶段的一段对话。

朱迪丝：好，我们开始下一项议程。你说你想认识更多人。（我们开始更具体地讨论这个目标）那么，你这周想要怎么认识新朋友呢？

玛丽亚：（轻声地）我想，我可以和楼里的人进行交谈。

朱迪丝：（注意到玛丽亚突然看起来很沮丧）你现在在想什么？

玛丽亚：我感到很绝望，我永远也做不到。我以前试过。（看起来很生气）我之前所有的治疗师也都尝试过。但我告诉你，我做不到！这没用！

玛丽亚突然表现出消极情绪，我猜测她的核心信念被激活了。我意识到，此时继续进行下去可能会适得其反。我没有继续关注治疗目标，而是通过对她的反馈进行正强化（"你能把这个告诉我，做得很好"），来修复治疗联盟。然后我让她选择是否继续此项议程［"你想再谈谈认识新朋友的事吗？或者我们另找时间（下次会谈）讨论，现在也许可以接着说说你和你妈妈之间的问题？"］

总　　结

治疗的首要目标是促进来访者所患障碍的好转，增强他们的决心、意义感、联结感和幸福感，增强心理复原力，预防复发。为了实现这些治疗目标，你需要较为透彻地理解来访者当前的症状和功能，志向、目标和价值观，存在的问题，诱发事件，以及病史和诊断。治疗计划应基于你对来访者进行的个案概念化，你需要与来访者讨论治疗计划，并征求来访者的反馈。重要的是制订治疗计划需贯穿单次会谈及整个治疗过程。

反 思 提 问

举例说明，什么样的问题或目标是适合在治疗会谈中解决或达成的？还要说明治疗会谈为什么有助于解决这个问题或达成这个目标。举例说明什么样的问题或目标在治疗会谈中无法解决或达成？并说明其中缘由。

实 操 练 习

假设你的目标是明年更熟练地运用认知行为疗法。使用图 9.2 练习制订一个计划，来实现这个目标。

| 第十章 |

结构化会谈

由于在首次治疗会谈中有很多内容需要介绍，所以首次治疗会谈的结构与其他会谈有所不同。我们认为本章所介绍的结构是最有效的进行治疗的方式。前文已经提及，如果来访者对会谈结构感到不适，不按结构进行会谈是很重要的。

在本章中，你会读到阿贝第五次会谈的内容，并看到对以下问题的回答。

如何确定会谈内容？

在单次治疗会谈中的每个部分都会做些什么（心境／药物／其他治疗性检查，设置初始议程，更新来访者信息及回顾行动计划，讨论会谈议程，进行阶段性总结，进行会谈总结，再次回顾新的行动计划，以及反馈）？

在阿贝的第十次会谈录像（可以在贝克研究所网站的"CBT资源"中找到）中，你将看到这些会谈要素。在第十一章中，你将学习和会谈结构有关的常见问题。

会 谈 内 容

根据来访者的问题和目的，以及你们的治疗目标，会谈内容也有所不同。在计划单次的会谈时，你需要留意治疗处于哪个阶段，并持续使用个案概念化来指导治疗。在来访者报告了心境状态，简要回顾了一周情况，并提出了本次会谈的议题后，你要思考如何将设定的治疗目标与来访者的议题相结合。

例如，在第五次会谈中，我的治疗计划是继续教阿贝评估自动思维及活动安排（虽然并非所有的抑郁来访者都需要这样做）。我们还讨论了阿贝在议程中加入的目标。如果你是认知行为疗法的初学者，在单次会谈中，你也许只能深入讨论 1~2 个议题或目标。有经验的治疗师在单次会谈中通常可以涉及更多的内容。

图 10.1 是我所撰写的和阿贝第五次会谈的记录。在会谈过程中做记录非常重要，它能帮助我们：

> - 记录在会谈中发生了什么；
> - 完善个案概念化；
> - 制订未来的会谈计划。

准备记录： 继续进行活动安排和评估自动思维，核对肯定清单

病人姓名： 阿贝　　　　　　**日期：** 10 月 6 日

会谈次数： 第五次　　　　**诊断或医疗服务的编码：** F 32.3

心境评分／客观测量（具体说明）： 感觉好一点，PHQ-9 = 15，GAD-7 = 6，幸福指数 = 3

药物／变化／副作用／其他治疗： 无

风险评估——自杀／自伤／杀人的想法： 不再有自杀的想法，低风险

更新信息／回顾行动计划／得出结论： 在公寓里做更多的事情／改变想法和行为来调整情绪／展现更多的掌控感；每天走出公寓／看见自己开始有"更多的掌控感"／在音乐会上感觉最好／表明他重视家庭／值得推自己一把；每天阅读治疗笔记；每天外出；照顾两个外孙女；与儿子一家共进晚餐／外出感觉良好／和他们在一起真好／值得肯定自己；识别自动思维；自我肯定

议程： 处理家中的棘手事务，志愿活动／疲劳，为查理（Charlie）工作，评估自动思维，安排日程

第一项议程——议题或目标： 为查理工作

概念化——自动思维（若已识别出含义或信念，也可写上）／情绪／行为： 情境是想着要工作一整天→自动思维是"我没有体力"→情绪是"担心"→行为是"不回查理电话"

干预措施或治疗师总结：（1）教会他用"是什么让我觉得……"的问题来评估"我没有体力"这个自动思维；（2）找到证明自动思维正确的重要证据；（3）找到与查理交谈的最佳方式；（4）通过角色扮演，练习该和查理说些什么

行动计划： 请查理在以后有工作时考虑他；提醒自己，体力会随着抑郁的缓解而变好

第二项议程——议题或目标： 分拣邮件，付账单，填表

图 10.1　会谈记录

> **概念化——自动思维（若已识别出含义或信念，也可写上）/情绪/行为:** 情境是考虑如何开始→自动思维是"这太难了"→情绪是"沮丧"→行为是"不处理邮件了"
>
> **干预措施:** （1）技能训练（将邮件分为四类）；（2）评估自动思维（回应是"我不需要做所有事——第一步只是分类，我应该可以做；如果不确定，立即把这一项放入'不确定'事务，并在下次会谈中讨论"），下次会谈还会讨论如何处理这些"不确定"的事务；（3）在想象中预演；（4）想象完成该任务；（5）对自动思维（"我本该更早地去做"）的替代性反应——"是抑郁阻碍了我"；（6）在手机上设置明天早上的闹钟
>
> **行动计划:** 阅读相关的治疗笔记，想象完成任务，明天早上给邮件分类
>
> **其他项行动计划:** 继续使用肯定清单；每天都出门，见家人，带两个孙子去看棒球赛；识别自动思维并问自己，"是什么让我认为这个想法是真实的？又是什么让我认为这个想法不是真实的，或者不完全是真实的？"
>
> **总结/来访者反馈:** 通过改变想法和行为，并给予自我肯定，使自己感觉好一些；获得掌控感的重要性；很有可能完成行动计划。总体反馈是很好
>
> **治疗师签名:** 朱迪丝·S.贝克博士
>
> **下次会谈要点:** 讨论志愿工作？增加体力？评估自我批评倾向；继续安排活动，教授如何评估自动思维

图 10.1 （续）

做会谈记录时，尽量与来访者保持眼神交流。有的时候，特别是当来访者表露痛苦的情感经历时，请停止记录，这样才能更好地增进与来访者的联结。

一次常规会谈的形式

图 10.2 列出了会谈结构的各个部分。在最初的几次会谈中，需要让来访者了解单次会谈都包括哪些部分。在每次会谈中做阶段性总结也很重要。在治疗的初始阶段，你需要不断地将来访者引入认知行为疗法的框架：遵循会谈形式，协同治疗，提供反馈，开始以认知模型的视角看待自己当下（通常还有过去）的经历。如果来访者感觉好一些了，你就可以开始为预防复发做准备（见第二十一章）。尤为重要的是，你需要激发来访者的希望，加强或维持治疗联盟，帮助来访者感觉好一些且更具功能性。

会谈的开始部分

1. 进行心境／药物／其他治疗的检查

2. 设置议程

3. 询问（来访者的）最新情况（正面的和负面的），回顾上一周的行动计划

4. 对会谈议程进行优先等级排序

会谈的中间部分

5. 讨论第一项议程，总结，进行干预，评估进一步干预的需要，以及讨论行动计划

6. 处理第二项和第三项议程（如果时间允许）

会谈的结束部分

7. 总结本次会谈

8. 核实下周的行动计划

9. 征求反馈

图 10.2　会谈结构

会谈的开始部分

会谈的开始部分的具体目标如下：

- 重建融洽的治疗关系；
- 收集信息，找出会谈中的哪些问题／目标是重要的；
- 总结来访者在上一次会谈后完成的工作。

为了实现这些目标，你需要：（1）检查心境／药物情况；（2）设置初步议程；（3）更新信息并回顾行动计划；（4）安排议程优先顺序。有经验的认知行为治疗师通常会同时考虑这四个要素，但为了描述清楚，在本章中，我会对它们分别进行介绍。如果在每次治疗会谈开始前，你能让来访者填写治疗准备工作表（图 10.3），那么当次会谈的起始阶段会进展得更快。你可以把这些工作表放在来访者的接待区。如果来访者可以独自完成这些工作表，你也可以通过邮件将这些工作表发给来访者，让他们回家后填写。

1. 上次会谈讨论的哪些内容是重要的？我有多认可我所记录的治疗笔记？
2. 和前几周相比，我的心情如何？
3. 这一周我有什么积极的体验？我学习到了什么？这些经历对我而言意味着什么？
4. 这周还发生了什么重要的事情是我的治疗师需要知道的？
5. 我在这次会谈中的目标是什么？为每个目标都想一个简要的标题（例如，更多地与人接触，更多地完成家务，更好地专注于工作）。
6. 我完成了什么样的行动计划（如果我没有完成某项事情，是什么阻碍了我）？我从中学到了什么？

图 10.3 治疗准备工作表

心境检查

简要的心境检查可以创造以下几项机会。

- 表现出你关心来访者过去一周的情绪感受。
- 和来访者一起监测他们在治疗过程中的进展。
- 识别（进而强化或调整）来访者自己对进步或没有进步的解释。
- 强化认知模式，即来访者的想法和行为会影响他们的情绪。
- 核查来访者的自杀意念、绝望感、攻击性或伤人冲动，这些通常将作为首要议题在会谈中进行处理。

根据来访者的评估诊断和症状表现，你可能还需询问一些额外的信息，例如，惊恐发作的次数与严重程度、花在仪式化行为上的时间、暴食表现、物质使用情况、暴怒、自伤以及攻击行为或破坏性行为。我和阿贝的第五次会谈是这样开始的。

朱迪丝：你好，阿贝，最近怎么样？

阿　贝：还好。（他把填好的表递给我。）

朱迪丝：你感觉和之前相比差不多，还是更好或更糟？

阿　贝：好一点了。这一周有一次感觉比较糟，但在大部分时间感觉还好。

朱迪丝：在设置议程时，我希望你可以告诉我感觉不好的那一次具体发生了
　　　　什么，不过我很高兴你又过了还不错的一周。（停顿）你对幸福感
　　　　的评分是多少？

阿　贝：大概 3 分。

朱迪丝：你的情绪似乎在逐渐好转。（停顿）你有同样的感受吗？

阿　贝：有，我也这么认为。

朱迪丝：（看着他的量表）看起来，你的精力变得充沛一些了？现在会比以
　　　　前更享受生活吗？

阿　贝：是的，没错。

获取来访者对情绪改善的归因是很重要的。我们希望帮助来访者认识到，他
们在想法和行为上的积极变化可以促进情绪的改善。

朱迪丝：很好，你认为是什么让你在这一周的情绪有所好转的？

阿　贝：我想我感觉更有希望了，也许心理治疗对我有帮助。

朱迪丝：（巧妙地强化认知模型）所以，你认为"心理治疗或许有帮助"这
　　　　个想法，让你觉得更有些希望了，不那么沮丧了，是吗？

阿　贝：是的，这一周，我在家里做了不少事，会花时间和孩子们待在
　　　　一起。

朱迪丝：好的，所以说改变你的想法和行为真的会影响你的情绪。

阿　贝：是的，我也这样认为。

朱迪丝：这一周，你还会继续做这些事吗？

阿　贝：会的。

接下来，我帮助阿贝从他的行为中得出了一些积极的结论。

朱迪丝：能做这些事对你来说**意味**着什么呢？几周前你还无法做到。

阿　贝：我想我有了更多的掌控感。

朱迪丝：（进行正强化）对极了。

临床小贴士

- 有时，来访者不确定他们为什么会感觉好一些。这时，可以问来访者：
  "你注意到自己的想法或所做的事情有什么变化了吗？"

- 如果来访者对他们上周情绪的描述与所填内容之间存在差异，你或许
  可以说："你说感觉更糟了，但实际上，这份抑郁量表的得分比上周
  低，你怎么看？"

在进行心境检查的过程中，可能会出现以下三种常见的问题（下一章会介绍）：来访者将情绪的积极变化归因于外部因素，来访者把自己的情绪描述得过于详细，以及来访者体验到了情绪的进一步恶化。

检查药物／其他治疗方法

我们之前提到了药物检查（见本书第 099 页）。在此提醒，如果有必要，你需要询问来访者是否在遵医嘱服用药物（有无副作用），以及有无接受其他治疗。若必要，你也可以协助来访者创建一份（药物或相关的）问题清单，并拿给他们的精神科医生看。

设置一个初始议程

设置一个初始议程是相对简短的部分。下面列出了要点。

- 询问来访者在本次会谈中的目标，并（在接下来或之后安排议程优先顺
  序时）确认是否有比这些还重要的事情需要讨论。（注意：在传统的认
  知行为疗法中，我们更倾向于在一开始时就进行询问，比如"你想让我
  帮你解决什么问题？"或是"你今天想讨论什么？"）

- 当需要标记某个目标或问题时，温和地打断来访者，而不是让来访者详细地展开描述。
- 检查你之前的治疗笔记，询问上次会谈时没来得及谈论的事项。
- 提出你想讨论的话题。

在整个会谈的开始部分，你还应该：

- 询问来访者对下周会出现的其他重要问题是否有预期；
- 留意其他重要的议程，比如上一周的消极体验可能在接下来的一周里再次出现。

在会谈的开始部分结束时，你还需帮助来访者考虑接下来涉及的议题的优先讨论顺序。

朱迪丝：如果可以，我们一起来设置一下本次会谈的议程，这样我们就能找出对你而言比较重要的话题了。你今天的会谈目标是什么？

阿　贝：嗯，关于打理公寓，有了一些进展，但还有很多地方需要清理和打扫。有些东西真的是很难……

朱迪丝：（温柔地打断）好的（写下这个目标），"清理家中的棘手事务"，还有吗？

阿　贝：我在想，我的身体状况够不够支撑我继续做志愿活动……我不知道，我感到非常累（潜在的障碍）……

朱迪丝：（温柔地打断）你也想再谈谈这个吗？（停顿）

阿　贝：是的，如果我们有时间。

朱迪丝：好的，"志愿活动和感到很累"，还有吗？

阿　贝：我现在想不出什么了。

我没有让阿贝详细地描述这些主题，而是温和地打断他，并命名他提及的会谈目标或问题。如果我允许他详细描述这些问题，可能会让他没有机会思考自己最想要讨论哪个话题，他最想讨论的话题可能是他提到的第一个问题，也可能不是。我还试探了其他议题。

> 朱迪丝：你说这周有一次感觉更糟了。我们是不是可以谈谈这个？
>
> 阿　贝：我不确定。前妻给我打了一个电话，让我心情很不好。由于我失业在家，无法给她支付赡养费，所以她对我大吼大叫。有好一阵子，我都感到很难受。但那天，我带两个外孙女去听了音乐会，回来后，我感觉好多了。
>
> 朱迪丝：需要把你的前妻放入议程中讨论吗？
>
> 阿　贝：或许需要，但不是今天。在接下来的几个月里，她可能不会再给我打电话了。
>
> 朱迪丝：好的，这周还有什么需要我知道的事情吗？
>
> 阿　贝：（想了想）哦，是的，我的朋友查理，他说会给我安排一些建筑方面的工作。但我不知道我是不是准备好了。
>
> 朱迪丝：我们要不要讨论一下为他工作的利弊？
>
> 阿　贝：可以，那挺好的。

如果有些来访者难以弄清楚自己想把什么内容放入议程，可以参见本书第222–226页。接下来，我提出了我的议题。

> 朱迪丝：如果可以，在后面的会谈中，我想再和你说一些关于自动思维的评估以及活动安排的内容。
>
> 阿　贝：好的。

更新信息并回顾行动计划

接下来，要为上一次会谈和本次会谈建立起连接的桥梁。在通常情况下，你可以将对行动计划的回顾与信息更新相结合。你需要继续关注对设置议程来说很重要的议题或目标。在传统习惯上，我们一开始会问来访者，"上周有没有发生什么重要的事情需要告诉我？"当你问这个问题时，尤其是在会谈开始的时候，你会发现来访者通常会汇报负面经历。如果是这样，询问来访者积极的体验或哪怕感觉稍好一点的时候就非常重要了。在康复导向认知疗法中，我们倾向于从积极的方面开始提问，例如：

> "这周发生了什么好事情？"
>
> "这周你做了什么好事情？"
>
> "你这周在什么时候状态最好？"
>
> "这周最棒的部分是什么？"

由于抑郁的来访者几乎只关注消极的一面，所以强调积极的一面可以帮助他们更清楚地看到现实。这有助于来访者认识到，他们并没有在整整一周内都感受到痛苦的情绪。讲出积极的体验也让治疗师有机会：

- 称赞来访者参与了有意义的社交活动，以及有成效的、愉快的或自我关照的活动；
- 帮助来访者从这些活动中总结出有益的结论，包括完成这些活动对来访者的积极影响；
- 在会谈中唤起积极的情绪，使来访者在会谈的剩余时间中有更好的精神状态并更具开放性；
- 与来访者讨论是否会在下周继续做类似的积极活动；
- 通过简短的对话来加强治疗关系，或许还可以尝试使用自我表露。

朱迪丝：你这周在什么时候状态最好？

阿　贝：（思考）在看到我的两个外孙女时。我带她们去听了一场儿童音乐会，她们真的很喜欢这位歌手，我忘记这位歌手的名字了，他会弹吉他，还会唱孩子们喜欢的歌。

朱迪丝：（使用自我表露加强治疗关系）我想起我也带孩子参加过类似的活

动，我真应该考虑也带我的孙子和孙女去听一场音乐会。

阿　贝：我记得这位歌手在周末还有一场音乐会。

朱迪丝：哦，谢谢！（停顿）你很少带两个外孙女外出吗？

阿　贝：是的，我以前有过，但是已经很久没有这么做了。

朱迪丝：（引导积极的结论）这段经历有什么好处呢？

阿　贝：她们真的很兴奋。我带她们出去让她们非常开心。

朱迪丝：我很高兴你能做到这些。（停顿）你从中学到了什么？

阿　贝：我觉得这样推自己一把是值得的。我感到真的很累，我不想去，但是我不想让她们失望。我应该多做这些事。

朱迪丝：这很好。（试着引出一个适应性的核心信念）即使你感到非常沮丧和疲惫，你还是能让自己走出去，这说明了什么呢？

阿　贝：我不确定。

朱迪丝：这是否表明你真的很重视你的家庭，你愿意推自己一把，或许你比自己想象的更能调控自己的情绪？

阿　贝：我想是的。

朱迪丝：这周还发生什么好事了？

阿　贝：这是最好的事了。我的行动计划也完成了很多。

朱迪丝：好的，我们马上就会讲到这个。

将来访者的正面信息记录下来。在随后的会谈中，你可能会用到这些信息，特别是在为来访者策划积极的活动时，或是在帮来访者评估相关的自动思维和信念时。接下来，询问来访者在一周内的其他行为。

朱迪丝：这周还有什么重要的事情是你想要告诉我的吗？

阿　贝：（思考）嗯。（叹气）有的，我想我弟弟在生我的气，因为我告诉他，我认为他辞掉工作并不是一个好主意。

朱迪丝：（探讨是否有必要将这件事列入会谈议程）我们今天要讨论这件事吗？

阿　贝：不，不需要，它会过去的。

朱迪丝：好的，还有吗？

阿　贝：我想不出来了。

朱迪丝：这周还有什么是你想告诉我的吗？

阿　贝：就是我之前提到的有关查理的事，还有志愿活动的事。

朱迪丝：好的。

接下来，你还需要继续了解来访者完成了哪些行动计划。

朱迪丝：我们能谈谈你的行动计划吗？你带了吗？

阿　贝：带了。（拿出行动计划的记录表，朱迪丝也拿出了副本。）

朱迪丝：你能每天看两次治疗笔记吗？

阿　贝：大概 90% 的时间可以。

朱迪丝：那很好。

接下来，我让阿贝大声朗读他的治疗笔记，并告诉我，他有多么认同上面的内容。我还确认了他是否给予了自己正强化，然后继续回顾行动计划。

朱迪丝：在阅读治疗笔记时，你对自己有没有多一些肯定呢？

阿　贝：有的。

朱迪丝：很好。（看着行动计划）让我看看，你每天都会出去吗？

阿　贝：嗯，星期六晚上，我还去了女儿家，帮她照顾孩子。

朱迪丝：你女儿向你表达感谢了吗？

阿　贝：有的，还有她丈夫。他们的保姆临时无法过去。

朱迪丝：你愿意再做一次吗？

阿　贝：是的，我想可以。

朱迪丝：我们可以把它写进行动计划吗？

阿　贝：也许可以把它作为一个备选项。

朱迪丝：好的。（停顿）你那时给自己肯定了吗？

阿　贝：有啊，我做得很好，我帮助了他们，而且这样总比坐在家里无所事事要好。

我们继续回顾阿贝的行动计划。我给予他正强化，询问他积极体验的意义，并讨论是否在下周继续执行某一项行动计划。他承诺会继续每天出门活动。在我们的讨论中，我也注意到一项新的议程可能优先于已经确定的目标和问题。

设置议程的优先顺序

接下来，你将列出议程上的议题或目标。如果项目太多，你需要和来访者共同协商对议程进行排序，可以将不太重要的议题放到以后的会谈中再讨论。你还可以了解来访者是愿意在每项议程上花费同样的时间，还是只想重点讨论一项议程。

朱迪丝：好的，我们现在可以设置一下议程的优先顺序吗？你之前提到过，目标是处理家里棘手的事务，还有为查理工作，以及在很疲累的情况下还要不要去做志愿活动。你想从哪一项开始？

阿　贝：为查理工作。

朱迪丝：好的。（停顿）我们需要留出些时间来讨论完成家里棘手的事务和做志愿活动吗？

阿　贝：需要讨论如何完成家里棘手的事务。如果这周没有时间讨论志愿服务，也没有关系。

朱迪丝：我们需要将本次会谈时间平分在这两项议程上吗？

阿　贝：听起来不错。

会谈的中间部分

接下来，你将处理来访者最主要的议题或目标。不过，你有时会向来访者提议先从某项议程开始，尤其是在你认为某项议程需要优先讨论时，你可以说：

"如果我们从_____开始，你觉得可以吗？"

在传统的认知行为疗法中，你通常会搜集与问题相关的信息，并依据认知模型对来访者的问题进行概念化。而在康复导向认知疗法中，你更有可能询问来访者在接下来的一周想采取什么步骤实现治疗目标（问题的另一面），你可以使用认知模型来概念化可能阻碍这些步骤实施的障碍（Beck et al., in press）。无论采用哪种方法，你和来访者都需共同决定从认知模型的哪一部分开始工作：

> - 已经发生的情境，或是朝着目标前进时的潜在阻碍；
> - 与情境或阻碍相关的自动思维；
> - 与自动思维相关的反应（情绪、行为和躯体反应）。

你将选择一种干预措施，给出原理，征求来访者的同意，实施干预措施，并衡量干预的有效性。在讨论议程上的任何一个目标或问题时，你将教授来访者技术，并制订新的行动计划。你还需要做阶段性总结，以帮助你和来访者共同回忆在会谈的某个部分都做了什么。在讨论第一项议题（以及随后的议题）时，你需要适当地将治疗目标贯穿在其中。

阿贝和我首先讨论了他是否要接受查理给他提供的建筑方面的工作。我询问了阿贝的担忧。他的自动思维是"我没有足够的体力应对一整天的工作"。我教他用两个问题评估自己的想法："是什么让我认为这个想法是真实的？是什么让我认为它不是真的，或不完全是真的？"这样的评估表明，阿贝的想法可能是合理的。我们讨论了其他可能的选项：询问查理是否可以只工作半天，或者是否可以在以后有建筑方面的工作时，再想着阿贝。阿贝选择了后一项，我们通过角色扮演来练习如何向查理说明情况。

然后我们讨论了阿贝的第二个目标，并以同样的方式进行工作。事实上，"棘手的事务"主要涉及分类一大堆邮件、支付账单和填写保险单。为了解决未来一周可能出现的阻碍，我们采取了以下步骤：

> 1. 我收集了有关这个问题的信息，并询问阿贝，他认为哪些想法可能会阻碍这项任务的完成；

2. 我用认知模型总结他的难题，评估他的自动思维，并记录对它们的替代性反应；

3. 我们进行问题解决（决定这周只做邮件分类工作）和技能训练（把邮件分成四类）；

4. 我们以合作的方式制订了一项行动计划；

5. 我们协商好，就在治疗的当下，由阿贝设置一个闹钟，提醒他在第二天早上处理邮件；

6. 我们在想象中进行了预演，因为阿贝仍然不确定能否开始做这项任务；

7. 我请阿贝想象一下完成任务的情境。

朱迪丝：阿贝，你现在可以想象此时是明天了，是在午饭前吗？你在处理那堆邮件，然后把它整理完了。你坐在餐桌旁，看着你已经分成四堆的邮件——需要保留的一堆、需要处理的一堆、可以扔掉的一堆以及不确定要不要的一堆。（停顿）你现在坐在那儿的感觉怎么样？

阿　贝：松了一口气。"需要处理的邮件"和"不确定要不要处理的邮件"让我感到焦虑，但是你说我们可以下周再谈。

朱迪丝：你会说些什么来肯定自己？

阿　贝：很高兴，我终于做到了。

朱迪丝：你为自己感到骄傲吗？

阿　贝：是的……但我应该早点这样做（自动思维）。

朱迪丝：你想如何回应这个想法？

阿　贝：正如你所说的，抑郁阻碍了我。

朱迪丝：是这样的！即使你仍然感到很抑郁，你还是做了邮件分类，这说明了什么？

阿　贝：我想我能做到一些自认为无法做到的事情。

朱迪丝：哦，这很重要。我们能把这些写到你的治疗笔记中吗？

阶段性总结

在整个会谈中，你能以三种方式进行总结。第一种是内容总结。来访者经常用许多细节描述一个问题。你需要用认知模型总结来访者所说的内容，以确保你正确识别了对他们而言最重要的内容，并以一种更清晰、更简洁的方式呈现出来。你需要尽可能多地使用来访者自己的语言，以便既准确地传达你的理解，又让来访者记住关键的难点或目标。

> "阿贝，我想确认一下我是否理解了。在这周考虑邮件分类的事情
> 时，你的想法是'我无法面对这些'，所以你一直回避这项工作，（停顿）
> 是这样吗？（停顿）你感觉到了其他情绪或自动思维吗？"

我使用了阿贝的原话来总结。如果用我重述的语言，可能会不够准确，还有可能降低自动思维和情绪的强度，那么我们对这个想法的后续评估可能就不那么有效了。当你替换了来访者的原话进行表述时，来访者还可能觉得他们没有被准确地理解。当讨论完一个议题或目标后，你通常可以让来访者做第二种总结，以确认他们的理解情况，并强化学习到的重要内容，例如，"你可以总结一下我们刚才谈论的内容吗？（或者'你想记住些什么？'）"

当来访者很好地做了总结时，你或他们需要记录这些总结，作为行动计划的一部分，每天都进行阅读。当完成了一次会谈的某个部分时，你可以使用第三种总结方式，这样来访者会清楚地了解刚刚完成的会谈内容以及接下来要进行的内容。我们可以这样说："好的，到目前为止，我们已经讨论了_____和_____，接下来，我们可以谈谈_____吗？"

会谈的结束部分：总结、核实行动计划和反馈

会谈总结

在会谈结束前进行总结的目的是把来访者的注意力以积极的方式聚焦在会谈中最为重要的内容上。你还可以核查在完成行动计划方面是否存在任何问题。在治疗初期，通常由治疗师进行会谈总结。

朱迪丝：我们只剩下几分钟了。我想总结一下今天讨论的内容，然后我会向你了解一下你对这次会谈的感受。

阿　贝：好的。

朱迪丝：听起来，你这周感觉好一些了，这可能是因为你阅读了治疗笔记，让你意识到一些抑郁的想法不切实际，从而让你变得更积极、更有信心。你做了很多事情来增加你对生活、各类活动和情绪的掌控感。你也开始质疑自己的自动思维，不会立即相信它们。（停顿）是这样吗？

阿　贝：是的。

朱迪丝：你还有什么要补充的吗？

阿　贝：没有了。

临床小贴士

当来访者有了进步时，你可以让他们总结最重要的几点会谈内容。如果来访者在会谈中做了治疗笔记，总结就会比较容易完成。你可以说："我们只剩下几分钟了。"然后问："你认为，在今天的会谈中，最重要的是什么？"或是"你认为，本周最需要记住的重要内容是什么？你可以看看你的会谈笔记。""你学到了什么？"

核实行动计划

接下来，我回顾了我们讨论过的阿贝在下次会谈之前需要完成的事情。首先，我列出了阿贝在过去几周已经在做的事情。但我们在这次会谈中又增加了一些事情，我需要确保阿贝大概率会去做这些事情，而不会觉得过于困难。

朱迪丝：好的，我们能看看你的行动计划吗？你有多大可能每天都阅读治疗笔记，走出公寓，并记录肯定清单？

阿　贝：100%。

朱迪丝：和查理谈谈呢？这是一件一次性的事。

阿　贝：100% 会的。

朱迪丝：分拣邮件呢？你可以一次性地完成，也可以分几次完成。

阿　贝：我想我能做到。

朱迪丝：如果你无法确定，我们是否可以把它作为一个备选项？或者，你也可以设置一个时间范围，例如只花 10 分钟来做？

阿　贝：不，不用，我会做的。

朱迪丝：还有，你可以带两个孙子去看棒球赛吗？这是另一件仅需要做一次的事情。

阿　贝：是的，我会。

朱迪丝：100% 会吗？

阿　贝：是的。

朱迪丝：最后，当你识别出一个自动思维时，你有多大可能性问自己，"是什么让我认为这个想法是真实的？"以及"是什么让我认为这个想法不是真实的，或不完全是真实的？"。

阿　贝：我可以做到，橡皮筋会提醒我的。

朱迪丝：做这些事情对你来说会不会太多了？

阿　贝：（思考）不会，我已经在做很多事了。

反馈

在最终的总结之后，你需要征求反馈。在我们治疗的这段时间里，我很确定，如果阿贝有任何消极的反馈，他都会告诉我。所以我只询问了一个问题："你觉得今天的会谈怎么样？"在最初的几次会谈中，我会额外问一些问题："我说了什么让你感到不舒服的话吗？""你觉得我有什么地方误解你了吗？""在下次会谈中，你想有何不同吗？"阿贝已经学会了在等候区填写反馈表，所以我无须提醒他填写反馈表。

总　　结

本章概述的会谈结构为完成会谈工作提供了一个有效的方法。虽然为了清晰起见，各个要素是被分解开来陈述的，但许多认知行为治疗师会将它们整合在一起使用。治疗师在完成各项议程时，也会将各项议程统合在一起进行。下一章会讨论在建立结构化会谈中的问题；以及如何根据来访者的情况，因人而异地调整结构化。

> **反 思 提 问**
>
> 你认为要结构化地进行一次会谈，最困难的部分是什么？为什么？会谈中有哪三种重要的阶段性总结，为什么每种总结都很重要？

── 实 操 练 习 ──

请同伴、同事、朋友或家人和你一起做一次角色扮演。准备一份行动计划，在会谈开始前进行回顾。完成以下流程：

1. 进行心境检查（0—10 分）；
2. 设置初始议程；

3. 更新信息并回顾上一周的行动计划；

4. 讨论第一项议程；

5. 要求来访者总结你们讨论的内容，并记录治疗笔记；

6. 如果有需要，共同为行动计划设置额外的项目；

7. 引出最后的总结和反馈。

| 第十一章 |

结构化会谈中的问题

许多来访者可以适应常规的会谈结构。对来访者进行关于会谈结构的心理教育，并告知其中的原理就够了。但有些时候，你无法遵循一般的会谈结构。在本章中，你会看到对以下问题的回答。

如何对结构化会谈中的困难进行概念化？

在一次常规／标准的治疗会谈中，每个环节常见的问题是什么？

如何解决这些问题？

在什么时候可以不遵循会谈议程？

若来访者在会谈快结束时感到痛苦，治疗师能做些什么？

结构化中的常见困难

当你意识到出现了这方面问题时，可以问问自己：

"具体的问题是什么？谈及这个问题，来访者说了什么或没说什么？或者来访者正在做什么或没做什么？"

"出现这个问题有我的责任吗？"

"我如何概念化产生这个问题的原因"

"我该怎么做？"

如果你正确地对来访者进行了诊断，并制订了合理的治疗计划，但在结构化会谈时仍感到困难，请核查以下内容：

- 你有没有温和地打断来访者以引导会谈？
- 你有没有引导来访者了解并适应会谈结构和治疗过程？
- 来访者是否充分参与了治疗？
- 治疗关系是否足够牢固？

治疗师的认知

对于温和地打断来访者并采用标准的会谈结构，如果你是一名新手治疗师或者是一名经验较少的治疗师，或许会有一些干扰性认知。这时需要监测你的不适感，并在会谈中及会谈外识别你的自动思维。以下是一些典型的会产生干扰的认知。

"我无法结构化会谈。"

"（来访者）不会喜欢这样的结构化。"

"她不能简明扼要地表达自己的想法。"

"如果我太直接，他会生气。"

"我会错过一些重要的事情。"

"我不应该打断她。"

"他不会执行行动计划。"

"她会感到治疗没有用。"

如果你存在上述想法，评估并应对这些想法可以让你在下一次会谈中实施标准化的会谈结构。我强烈建议你通过角色扮演来练习会谈的结构化。然后，可以像进行行为实验一样，和来访者进行一次结构化的会谈，看看你的那些想法是否正确。

打断来访者

　　为了使治疗最有效地进行，你有时需要温和地打断会谈。在我的一次治疗会谈中，玛丽亚一开始在谈论假期计划，接着又提出了其他问题。

　　玛丽亚：然后，我简直不敢相信，但我姐姐吩咐我，必须帮一下我妈妈！她知道我做不到。我的意思是，我和我妈妈一直处不来。如果我过去，她会让我忙个不停。她还会批评我。我再也无法忍受她的批评了。我整天都要工作，而且……

　　朱迪丝：我能打断你吗？我想确认一下我对现在情况的理解。我们正在谈论假期计划，以及你可以做些什么，然后你讲述了其他问题。你认为哪一点是最重要的？假期计划、你姐姐、你妈妈还是工作？

　　有时，你打断来访者，可能会让来访者不高兴。发生这种情况时，可以积极地鼓励来访者将不舒服表达出来。然后为自己的错误道歉（你高估了来访者对被打断的耐受力）。接下来，和来访者协商，就像我和玛丽亚做的这样。

　　朱迪丝：（第三次打断玛丽亚的话）抱歉我得打断一下，他那样做，让你有什么样的感受？

　　玛丽亚：（恼怒的语气）你又打断我了。

　　朱迪丝：谢谢你告诉我，你说的对，非常抱歉。我打断你太多次了。（停顿）你看这样可以吗？在接下来的10分钟里，你可以说你觉得有必要让我了解的任何事，我一点都不会打断你。然后我会总结一下你说的话，因为我想要准确地理解你讲的内容，这对我来说很重要。（停顿）接着，或许我们可以选择一个问题作为下一个重点。

　　像玛丽亚这样的来访者通常会主动地说治疗师打断了她太多次。其他来访者则可能会在你注意到他们的情绪变化之后，或是在你询问他们的想法时，才会告诉你他们是怎么想的。当你猜测来访者对被打断有消极的反应但又不愿告诉你时，你可以提出一个假设性问题："我在想，你会不会觉得我的打断有点多？"

使来访者了解并适应认知行为疗法

如果你没有引导来访者充分地适应认知行为疗法，维持会谈结构的第二种常见困难就会出现。刚接触认知行为疗法的来访者事先并不知道你想让他们只是简要地汇报一下本周的情况，描述他们的情绪，以及列出会谈议程。请来访者思考一下治疗准备工作表（见本书第 197 页的图 10.3）中的项目会有所帮助。

来访者同样不清楚你会让他们总结讨论的要点，在会谈期间和会谈结束时提供反馈，需要记住会谈的内容，以及每天坚持完成行动计划。此外，你其实是在教来访者某些技术，也包括一种与你相处的新方式（对于那些接受过其他类型治疗的来访者而言），或者是一种与他们的困难打交道的新方式，这种方式是一种更客观、更问题解决导向的方式。在首次治疗会谈中，你需要告诉来访者为何要将会谈结构化，并描述每个治疗元素，讲解治疗原理，且用温和的、修正性的反馈进行监测。

调动来访者的参与积极性

当来访者存在一些功能不良的信念，而且这些信念影响他们投入治疗时，第三种常见的困难就会出现。他们可能没有真正想要实现的明确目标。他们也许抱着不切实际的期望，认为只要参加心理治疗，无须做些什么，就能以某种方式好转。他们可能会对自己解决问题、影响生活或进行改变的能力感到绝望。他们甚至可能担心，如果好转了，他们的生活在某种程度上反而会变得更糟（例如，他们会失去心理治疗师的支持，或者不得不去工作）。你需要觉察来访者在会谈中的情绪变化，这样你就可以询问他们的认知了。然后你要帮助来访者应对那些无益的想法，以让他们更适应治疗的结构和任务。

应对功能不良的认知

第四个常见的困难涉及来访者不愿意遵循既定的会谈结构，因为他们对自身、对治疗或对你有自己的理解和功能不良的信念。在首次治疗会谈中，在向玛丽亚介绍会谈结构时，我注意到她的情绪有点消极。

> 朱迪丝：在我介绍会谈将如何进行时，你想到了什么？
>
> 玛丽亚：我不确定自己能否接受。以前的治疗师会让我一直讲述我脑海中想的任何事。
>
> 朱迪丝：你觉得那样做帮助你克服抑郁了吗？
>
> 玛丽亚：（思考）嗯，没有，没完全克服。这正是我几年后不再找他的原因。
>
> 朱迪丝：这正是我所担心的。我想，如果我也像他那样，我们可能会有同样的结果。（停顿）你觉得换一个方式如何？你可能会发现，实际上，我和你进行的这种会谈形式对你会更有帮助。如果没有帮助，我们可以随时做调整。
>
> 玛丽亚：（迟疑地）我想可以。
>
> 朱迪丝：好的，让我们试一试，我会确保在这次会谈的中途和结束时询问你的感受。

在一种极端的情况下，在会谈初始阶段，你可能会允许来访者主导和控制会谈流程。然而，与大多数的来访者工作时，你们要协商出一个双方都满意的会谈流程。随着时间的推移，你要努力让来访者向标准的会谈结构靠拢。

临床小贴士

如何确定来访者没能遵循会谈结构的原因，是你没有让他们了解并适应认知行为疗法，还是来访者本身就不愿意？对此，首先要做的是进一步让来访者了解并适应会谈结构，同时监测他们的言语反应和非言语反应。如果来访者只是不了解认知行为疗法，其反应会是相当中性的（或者可能有轻微的自我批评），随后的依从性会好一些。

朱迪丝：我能打断你一下吗？我们能回到刚才的话题吗？就是你给朋友打电话时发生了什么？

阿　贝：好的，可以。

当来访者的反应消极时，他们无疑对你的要求也持消极态度，你就需要改变策略了。

玛丽亚：这倒提醒我了，我忘了告诉你我妈妈让我做的事。

朱迪丝：我们先把戴维（David）的事谈完可以吗？

玛丽亚：（不高兴）但我妈妈的事真的让人很烦心。

朱迪丝：好的，我们可以谈谈你的妈妈。我只是想和你确认一下，如果我们今天没时间谈论戴维的事，是否可以。

玛丽亚：可以，戴维的事可以等等再说。

如果你用控制或要求的口吻让来访者遵循会谈结构，同样会出现问题。如果来访者没有向你提供真实的反馈，你可能无从得知自己犯了这个错误。因此，对你来说，回顾一下会谈的录音很重要——如果你的某个同行、同事或督导师也能听一下你的会谈录音，就更好了。然后你可以练习如何向来访者道歉，并在下次会谈中纠正这个错误。你可以对来访者说："我觉得我上周的表现有些太强硬／严厉了。很抱歉，我这么做是想确保你能同意会谈的进程。"

会谈结构各部分的常见问题

你可能会在会谈的各个部分遇到困难，包括：

- 心境检查；
- 议程设置；
- 获取新信息；
- 回顾行动计划；
- 讨论议程；
- 结束会谈。

下面将描述这些方面最常见的问题。

进行心境检查时的困难

常见的问题包括来访者没有填表，对填表感到厌烦，或难以对情绪进行主观监测，很难（以简洁的方式）报告他们一周的总体情绪。如果困难仅仅是由来访者尚未养成填表的习惯导致的，那么你可以询问来访者是否记得且同意填表的理由，并确认是否有需要解决的实际困难（例如，时间不足、记不住或在读写方面有困难）。

对填表的消极反应

当要求来访者填表时，若来访者有些生气，你可以询问来访者在想到要填表或是正在填表时，有什么自动思维；你还可以询问来访者填表对他们而言意味着什么。

"在填表这件事上，最糟糕的是什么？"

"要求你填这些表，对你来说意味着什么？"

然后你可以共情来访者的担忧，帮助他们评估相关的自动思维和信念，或进行问题解决。下面的三个示例展示了如何进行回应。

来访者 1：这些表似乎不太适合我，有一半的问题与我的情况不相关。

治疗师：确实，我明白。不过，这些表倒是对我很重要。通过快速浏览这些表，我可以了解你的整体情况，而不用问太多问题让你心烦。你愿意下周再填一遍吗？如果填表还困扰着你，我们可以再来讨论这个问题，好吗？

在下一个示例中，来访者通过措辞、语气和肢体语言清晰地表达了他的不悦。

来访者 2：填这些表就是在浪费时间，有一半的问题和我并不相关。

治疗师：在填表这件事上，最糟糕的是什么？

来访者 2：我很忙。我有很多事情要做。如果我的生活充满了毫无意义的任务，那么我将一事无成。

治疗师：看得出你很生气。你需要花多长时间填写这些表？

来访者 2：……我不知道，我猜几分钟吧。

治疗师：我知道表中的有些项目不适合你，不过实际上填写这些表的一个好处是，它可以节约我们的会谈时间，因为我不需要再问你很多问题。我们能否试着解决这个问题，看看你可以在什么时候抽出时间来完成这些表？

来访者 2：（叹气）我想这没什么大不了的，我会做的。

在这里，我避免了直接评估来访者自动思维的合理性，因为来访者处于烦躁中，我感觉来访者会以消极的方式看待这种质疑。相反，我提供了一个解释，帮助来访者意识到填表并不像他想象的那样耗时。在第三个案例中，我认为进一步说服来访者填表会对我们脆弱的治疗关系产生消极的影响。

来访者 3：（生气的语调）我讨厌这些表，它们并不适合我。我知道你想让我填这些表，但是我想告诉你，它们毫无价值。

治疗师：那么，我们跳过这部分，至少暂时可以这样。现在，我想知道你这一周感觉如何？你可以用 0—100 分对你的抑郁程度进行评分，

0 分代表一点都不抑郁，100 分代表你曾感受到最抑郁的状态。这样可以吗？

难以表达情绪

另一个问题涉及来访者难以对自己的情绪进行主观监测，要么是因为他们不能简洁地表达，要么是因为他们难以命名自己的情绪。你可以温和地打断，或者问一些具体的问题，或向他们示范如何进行回应。

如果来访者在详细阐述他们的情绪感受，你需要引导他们，并提供简洁的表述示例。

> 治疗师：我可以打断你一下吗？等会儿我**确实**很想听你多说说，不过我首先需要了解，与上周相比，你在总体上感觉好了一些、差了一些还是都一样？
>
> 来访者：更糟。
>
> 治疗师：更焦虑、更难过还是更生气？
>
> 来访者：我想是更生气。

当来访者难以命名自己的情绪时，你可能会有不同的回应："你似乎很难确定你的感受，或许我们应该把'情绪识别'列入会谈议程。"在会谈过程中，你可以使用第十三章中描述的技术，教来访者识别自己的情绪。

将情绪变化归因于外部因素

有时，来访者会把情绪的积极变化归因于外部因素。例如，他们可能会说："我感觉好多了，因为药物开始起作用了／我的老板生病了／我的伴侣对我好多了。"然后你可以进一步提出建议："我相信这些是有帮助的，与此同时，你是否发现自己的想法和行为也发生了一些变化？"

情绪恶化

当来访者的情绪变得更糟时，也需要询问来访者对糟糕的情绪做何归因：

"为什么你认为这周自己感觉更糟？会不会跟你的想法有关，或者跟你做了什么或没做什么有关？"通过这种方式，你巧妙地强化了认知模型，并暗示来访者可以在一定程度上控制自己的感受。

临床小贴士

有的来访者可能会说："没有什么能改善我的情绪。"此时，制作一张图（如第七章所示，见本书第143页）可能会有帮助。认识到有的事情能让来访者感觉好一些或差一些，有助于强化来访者关于他可以影响自己的情绪的观念。通过引导性发现，你可以帮助来访者认识到，回避、隔离和不活动通常会让他们更加焦躁（或者至少不会对情绪有所改善）。而当来访者参与某些活动（通常涉及人际互动，或者具有潜在愉悦感或掌控度的活动）时，他们的情绪往往会改善，即便最初的改变很小。

进行议程设置时的困难

议程设置中的典型困难出现在来访者有下述情况时：

> - 在议程设置时闲聊；
> - 提不出议程；
> - 感到绝望或不知所措。

在议程设置时闲聊

有时，来访者会跑题或长篇大论。温和地打断并加以总结会有帮助："我能打断你一下吗？听起来，你这周在父亲和工作的事情上有些想和我谈论的内容，还有什么比这两件事更重要的吗？"

提不出议程

有些来访者没有在议程中列出议题或目标，因为他们真的不知道要说些什么，他们可能进展得不错，或者还未充分了解和适应认知行为疗法。如果来访者不确定在议程上应该做些什么，你可以询问他们下列问题中的一个或多个。

（拿出一份来访者的目标清单）"在这张清单上，有什么是你想谈的吗？"

"你想让接下来的几天变得更好吗？"

"下周来的时候，你希望有什么样的感觉？你这周会做些什么让自己有这种感觉？"

"你想讨论＿＿＿＿＿＿＿（一个目标）或是＿＿＿＿＿＿＿（一个具体的议题）吗？"

"在过去的一周里，什么时候对你而言最困难？"

你也可以查看来访者当天填写的症状量表，看一看哪些量表的得分升高了。

如果他们已经实现了治疗目标，接下来，你可以专注于预防复发（见第二十一章）。

下面，我举例说明了在第二次和第三次会谈中，我和玛丽亚在设置议程时遇到的困难。

朱迪丝：你希望这次会谈的目标是什么？

玛丽亚：……我不知道。

朱迪丝：你是否有一个特别的目标想要去实现？你想让自己的生活在这一周变好一些吗？

玛丽亚：（叹气）我不知道。

朱迪丝：你感到有点绝望吗？

玛丽亚：是的，上周真的很糟。

朱迪丝：（提供多种选择）你觉得自己通常是在早上、下午还是晚上感觉最糟？

玛丽亚：我想是早上。

朱迪丝：好的，我们能否把"早上"添加到会谈议程中，看看我们能不能做点什么，让早上变得好一些？

玛丽亚：好的。

在会谈结束时，我会让玛丽亚在她的行动计划中添加一项：思考下一次会谈需要讨论的议题或目标。

有时，来访者不参与议程设置，因为他们对议程设置存在特定的负性认知。你可以询问他们的自动思维，或者让他们命名议程对他们而言意味着什么。当我和玛丽亚进行第三次会谈时，她的近况表明，有一些重要的问题需要我们一起来讨论，但她并没有把它们提上议程。

朱迪丝：你能否想到要和我讨论的治疗目标？

玛丽亚：（有点生气的语调）我想了，但我什么都想不出来。

朱迪丝：思考这个问题时，你的感受是什么？是有点生气吗？

玛丽亚：或许有点。

朱迪丝：你的脑海里闪过了什么想法吗？

玛丽亚：我只是不确定这个疗法是否适合我。

朱迪丝：（对玛丽亚进行正强化）你能把这些告诉我，真的很好。你感觉什么可能对你有帮助？

玛丽亚：有时候，我只是需要找个人谈谈，把心里话讲出来。

朱迪丝：所以当我让你设置议程时，你觉得有点受限制，是吗？

玛丽亚：是的，我想是的。

朱迪丝：让我们一起想办法看看怎么做会更好。你希望在会谈开始时跳过议程设置吗？比如在你进来的前几分钟里随意地讨论想到的任何事，然后我们挑选你认为最重要的内容在会谈的下一个阶段进行讨论。（停顿）这听起来怎么样？

玛丽亚：这听起来好一些。

朱迪丝：这个疗法还有什么地方让你觉得不舒服吗？

玛丽亚：我想没有了。

朱迪丝：如果你想到了什么，请一定告诉我，好吗？

玛丽亚：好的。

玛丽亚的反应不太常见，大部分来访者都能很好地进行议程设置。但是在这个案例中，我意识到，进一步推动玛丽亚进行议程设置可能会影响治疗关系，所以我表现出想要与她合作，共同"修复"问题。在治疗初期的会谈结构上，她需要有更多的灵活性，但我会尽快让她进入更标准化的会谈结构。

如果来访者在进行议程设置时长篇大论，或是对某个问题进行详细的描述而无法给问题命名，通常只需要进一步让来访者了解并适应认知行为疗法。

朱迪丝：（温和地打断）我能打断你一下吗？我们能称这个目标为"与你的兄弟重新联系"吗？

阿　贝：可以。

朱迪丝：好，你能告诉我你想要解决的其他议题或目标的名称吗？

有时，来访者会坚持想要在下一次会谈中描述问题，而不仅仅是在议程设置中对它进行命名。如果是这样，你可以要求来访者写下他们下一次的议程主题，作为行动计划的一部分。

感到绝望和不知所措

议程设置的第三个问题出现在来访者感到绝望和不知所措时。在这里，我试图让玛丽亚进入问题解决的模式。

朱迪丝：玛丽亚，你今天想朝什么目标努力？

玛丽亚：（叹气）我不知道……我不知道怎么办了，我觉得这些都没有用。

朱迪丝：你觉得在这里谈谈你的问题和目标对你而言是没有帮助的？

玛丽亚：是的，有什么用呢？我的意思是我欠了太多钱，而且我太累了，以至于早上总是起不来——更别提我的公寓一团糟。

朱迪丝：没错，我们无法一下子解决所有的事，但你确实有需要我们共同面对的问题。现在，如果我们今天只有时间做**一件**事，你认为相比于其他事，做哪件事对我们更有帮助？

玛丽亚：我不知道……也许是疲劳问题吧。如果我能睡得好一点，也许就能多做点事。

在这个案例中，我告诉玛丽亚，她的问题是真实存在的，但可以逐一解决，她无须独自面对。要求她做一个选择，可以帮助她聚焦并致力于解决这一个问题。如果玛丽亚拒绝做出选择，我可能会尝试不同的策略：

> "听起来，你感觉没有希望了。我不确定我们一起来面对是否会带来一点不同，但我想试一试。（停顿）你愿意试一下吗？我们能不能就疲劳问题谈几分钟，看看会怎么样？"

承认她的绝望情绪，同时承认我无法完全保证可以成功地帮助她，可以增加玛丽亚尝试解决问题的意愿。

获取新信息时的困难

一个常见的困难是，来访者过于详细地报告他们过去一周的情况，或以一种不聚焦的方式进行长篇大论。在来访者有几句这样的表述后，你需要温和地加以引导：

> "我能打断你一下吗？现在，我只需要大致了解一下你的感受。你能用两三句话告诉我，你这周的情况吗？这一周过得好，过得不好，或者时好时坏？"

如果来访者继续对细节进行描述，而非从整体上进行介绍，你可能需要向来访者展示你想了解的是什么：

> "在我听来，你好像在说，'我这周过得很辛苦。我和一个朋友吵了一架，我对外出感到很焦虑，我很难集中精力工作'，是这样吗？"

一些来访者确实可以理解，也能够提供一个简要的总结，但是他们不想选择这样做。如果有迹象表明询问他们为什么不愿意遵循结构会影响你们的治疗关系，那么在一开始可以允许来访者掌控"更新信息"这部分。这些迹象可能包括，来访者对你之前的会谈结构化尝试呈现出的言语和／或非言语反应，在治疗过程中直接说出自己的强烈偏好，或者报告之前感受到被他人控制和要求时会呈现强烈的反应。其实，来访者对会谈结构表现出极端的反应并不常见。通常，你可以实事求是地找出来访者不愿意的原因，并解决这个问题。可以要求来访者更简洁地回顾这一周，进而注意到其情感的消极变化，你可以问："当我让你简要地回顾本周时，你在想什么？"在识别了来访者的自动思维后，你可能会这样做：

- 帮助他们评估自己想法的有效性；
- 使用箭头向下技术（见本书第 325–326 页）揭示想法背后的意义；
- 共情来访者的感受，然后启动问题解决。

"很抱歉，让你觉得我又打断你了。我知道你有很多想说的事情，我也很想听。（停顿）你想现在继续讲述，还是把'讨论本周的新情况'放入会谈议程？我只是想确认我是否了解了你今天想讨论的所有问题。"

通常，与在来访者已经感到恼怒时帮他评估当下的想法相比，后一种选择更好。表达你的顾虑及愿意妥协，通常可以改变来访者认为你控制得太多的想法。

回顾行动计划时的困难

一个常见的问题是，有的治疗师还没有与来访者回顾他们的行动计划，就操之过急地着手处理他们的议题。如果你把询问行动计划作为会谈的一项固定议程，并且在来访者到治疗室之前回顾上次的治疗笔记，你就更有可能记得询问来访者。但如果在设置议程之前，治疗师与来访者过于详细地回顾行动计划（与来访者当天的困扰无关），有时也会适得其反。

讨论议程时的困难

典型的问题包括以下几种：

> - 讨论没有重点或离题；
> - 会谈节奏把控得不好；
> - 未能进行有治疗意义的干预；
> - 不知如何解决来访者的问题。

讨论没有重点

讨论没有重点的问题通常出现在以下几种情况下：当你无法通过温和地打断（引导来访者回到当前的问题）来组织讨论时；当你没有强调关键的自动思维、情绪、信念和行为时；当你没有经常做总结时。在下面的对话中，我用几句话总结了阿贝告诉我的许多事情，并引导他识别自己的自动思维。

朱迪丝：让我来确认一下我是否理解了。你妈妈在电话里对你说了一些不友善的话，这让你想起了你和她在其他方面的互动，你变得越来越沮丧。昨晚，你又给她打电话，她开始批评你没有尽到责任，是这样吗？

阿　贝：是的。

朱迪丝：当你听到她说"你没有尽到责任"时，你想到了什么？

会谈节奏把控得不好

当你花太多的时间或太少的时间讨论一项议程时，会谈节奏往往就成了一个问题。一些治疗师高估了在一次治疗会谈中可以讨论的议题或目标的数量。最好先确定优先级，然后在一次会谈中选择两项议程（或者再加一个）进行讨论，尤其当你还是一名新手认知行为治疗师时。你和来访者需要共同关注会谈时间，并商讨如果时间不够用该怎么办。在实际会谈中，建议你使用两个时钟（每个人都可以看到一个），这样你就可以鼓励来访者和你一起监督会谈时间了。你可以这样说：

"我们离结束还有 10 分钟，你愿意继续讨论你和邻居之间的问题吗？或者我们可以在接下来的一两分钟内结束这个话题，我们就有时间讨论你可以如何在家里做更多的事了。"

你也可以提议用剩余的时间做些什么，看看来访者是否会同意你的提议：

"本次会谈只剩 10 分钟了，我认为我们正在讨论的事情非常重要。我们可以把_____推迟到下次会谈再讨论吗？"

未能进行有治疗意义的干预

很多时候，仅仅描述一个治疗议题或目标，或者识别出功能不良的想法或信念，并不会让来访者感觉好一些。在治疗会谈中，你应该有意识地帮助来访者应对功能不良的认知，解决或部分解决会谈问题，清除实现目标的障碍，以及制订行动计划。在整个会谈过程中，你可以这样问自己：

"我怎么做才能让来访者在会谈结束时感觉好一些？"
"我怎样才能让来访者在下一周过得更好？"

不知如何解决来访者的问题

你还可能遇到的一个问题是，不知道如何帮助来访者解决问题或消除阻碍。你可以做以下几件事。

- 找出来访者已经尝试做过的事，并对失败／无效的原因进行概念化。你可能需要修改问题解决的策略，或矫正产生干扰的想法。
- 以自己为例，问问自己："如果我有这个问题或目标，我会怎么做？"
- 让来访者说出另一位可能有同样问题或目标的人（通常是朋友或家人），询问来访者会给他们什么样的建议？看看这个建议是否适用于自己。
- 询问来访者是否认识某人，可以帮助他解决问题或实现目标。

如果你陷入困境，可以用这种方式推迟讨论，"我想在这周多考虑一下这个问题，我们可以把这件事列入议程，下周再多谈一谈吗？"

偏 离 议 程

基于以下原因，你有时无须遵循和来访者在会谈一开始共同协商的议程。

- 如果你发现来访者处于危机中，或者他们正在使他人处于危机中，你需要立即处理这些问题。危机的情况可能涉及来访者自己（或其他人）的生命、健康、生计、就业、生活状况，等等。
- 如果你发现某个问题让来访者感到非常痛苦，以至于无法专注在你和他正讨论的内容上，你可能需要和来访者谈谈这个令他苦恼的问题。
- 如果你认为遵循议程会损害你们之间的治疗关系，那么你需要先与来访者以合作的方式回归正轨。
- 如果出现了一个比原定议题更紧迫的问题（或是有些原定议题变得不那么重要了，或在时间上不那么急迫），你就需要和来访者处理这个问题或目标。

来访者通常会同意你提出的会谈结构，但偶尔也会反对，尤其是出现下列情况时：

- 你没有提供足够有说服力的理由；
- 你给来访者的印象是控制得太多并缺少合作；
- 来访者认为在治疗早期阶段讨论过去是至关重要的；
- 来访者强烈希望在会谈中自由地表达他们能想到的任何事情。

做这些是为了什么呢？总之，最重要的是让来访者到下次会谈时愿意再来。你可能需要花些时间谈谈他们认为最有帮助的是什么。如果你判断说服来访者遵循会谈议程可能会危及他们的治疗意愿，尤其是在早期阶段，那么你可以提出把治疗时间分割开①，看看效果。如果他们还不同意，你可以让他们在会谈中做他们想做的事情。在下次会谈中，你就能发现这样做是否帮助他们在一周内明显感觉更好了。如果没有效果，他们可能会更有动力花至少一部分时间讨论你觉得怎样做能更好地帮助他们。

来访者在会谈快结束时感到痛苦

如果来访者因没有足够的时间充分讨论某个问题而在会谈快结束时感到沮丧，那么你可以把谈话转向更积极的方面。

朱迪丝：玛丽亚，看得出，你还在为这件事生气。我们能不能在下次会谈中多来讨论一下这个问题？我不希望你这样带着不好的感受离开。

玛丽亚：好的。

朱迪丝：我们聊点轻松的话题可以吗？跟我说说你的侄子，他最近在做什么？

正如第四章讨论的，无论来访者在何时给了你消极的反馈，你都需要给予他们正强化，然后对此进行概念化并设计解决策略。

朱迪丝：你觉得今天的会谈怎么样？我有什么地方做得不对吗？或是我说了什么让你不舒服的话吗？

玛丽亚：我想你还没有意识到，对我来说，把事情做好有多难。我有很多责任要承担，还有很多问题要处理。你说我应该集中精力去做让我感觉好的事情，而忘掉妈妈对我的影响。这说起来轻巧，但做起来很难。

---

① 指一部分按照议程，另一部分不按照议程。——译者注

朱迪丝：哦，你能把这些告诉我，真的很好，很抱歉让你有这种感觉。我想**表达**的是我知道你为妈妈的问题感到苦恼。真希望我们现在有时间讨论这一点，也许我们可以把讨论放在下次进行。（停顿）此外，我是不是说了什么或是做了什么，让你感觉我是在建议你**忘掉**一切？

我澄清了误会，并同意将玛丽亚母亲的问题列入下次会谈的议程。

总　　结

在和一些特定的来访者工作时，无论治疗师的经验水平高低，在将会谈结构化方面，都可能遇到困难。重要的是需要明确问题，然后对问题发生的原因进行概念化。仔细听你的会谈录音，对发现并解决这些问题非常有帮助。你可以在人格障碍在线课程（可以在贝克研究所网站的"CBT 资源"中找到）中查到如何概念化或修正来访者在会谈中的问题，并观看相应的治疗会谈录像。

反 思 提 问

为什么打断来访者有时很重要？什么样的自动思维会阻碍你温和地打断来访者？如何回应这些想法？

—— 实 操 练 习 ——

完成一个角色扮演练习（或设计一个会谈脚本）：来访者在你打断他时表现出很生气。

第十二章

识别自动思维

回顾前几章可知，认知模型表明了对一种情境的解释（而不是情境本身）会影响一个人的情绪、行为和生理反应。因此，帮助来访者回应无益的或不准确的想法是很重要的。

有些事情就是会让人感到苦恼，比如被人身攻击或者被拒绝。然而，患有心理障碍的人会表现出有失偏颇的思维方式。他们眼中的情况常常比实际情况更为消极。他们可能会误解一些中性甚至是积极的情境。批判性地检验和回应其想法往往会让他们感觉好一些。我们特别希望解决那些给实现目标带来阻碍的自动思维。

本章将讨论消极的自动思维，你也会看到对以下问题的回答。

自动思维的特点是什么？

如何向来访者解释自动思维？

如何引出自动思维并进行具体化？

扩展的认知模型是什么样的？

有哪些形式的自动思维？当来访者难以识别他们的自动思维时，我们能做些什么？

如何教来访者独立识别自动思维？

自动思维的特点

自动思维是一连串的思考，与一股明显的思维流共存（Beck，1964）。这些想法并不是处于心理痛苦中的人独有的特征，而是我们所有人都会有的经历。大多数时候，我们几乎没有意识到这些想法，但只要经过一点训练，就可以把这些想法纳入意识层面。当我们觉察到自己的想法时，如果我们没有心理功能障碍，就可能自动地进行现实检验。这种自动的现实检验和对负性想法的回应是一种常见的体验。处于痛苦中的人通常不进行这种批判性检查。认知行为疗法会教来访者使用一些工具，让他们以一种有意识的、结构化的方式评估想法，尤其是当他们沮丧或采取无益行为时。

比如说阿贝，他不得不待在家里修理水槽下面的漏水，因此不能参加孙子的足球比赛。他想，"伊森会很失望的"。然后，他的想法变得更加极端，"我总是让他失望"。他认为这些想法是真实的，并因此感到难过。然而，在学习了认知行为疗法的工具后，他能够利用自己的消极情绪来识别、评估和回应自己的想法。在另一种情况下，阿贝能够以这种方式回应类似的自动思维，"等一下，她的父母会去参加她的舞会，我没去也许会让她有点失望，但我并不总是让她失望，我参加了她的很多场演出"。

你可以通过以下方式识别功能不良的自动思维，它们通常会：

> - 歪曲事实；
> - 与一种无益的情绪或生理反应有关；
> - 导致无益的行为；
> - 阻碍来访者体验幸福感，使来访者没能力采取措施以实现目标。

正如我们在前面的章节中讨论的，留意来访者的言语和非言语线索至关重要。据此，你可以识别最重要的认知（"热认知"），即在治疗过程中出现的重要的自动思维和意象。这些认知可能涉及正在讨论的主题（"我有这么多事情要做，这不公平"），也可能涉及来访者自己（"我做不好"）、治疗师（"你不理解我"）或治疗过程（"我不喜欢给出反馈"）。它们可能会破坏来访者的动机、胜任感、价值感或专注力。最后，自动思维可能会干扰治疗关系。即刻识别这些自动思维，让来访者有机会立即检验并回应其想法，这有利于接下来的会谈工作。

功能不良的自动思维几乎总是消极的，除非出现以下情况：

- 来访者处于躁狂或轻躁狂状态（"看看我能把车开得多快是一个好主意"）；
- 来访者有自恋的特质（"我比所有人都优越"）；
- 来访者允许自己做出适应不良的行为（"酗酒也没关系，因为我所有的朋友都这样"）。

自动思维通常非常简短，来访者往往更能觉察到自己的思维引发的情绪，而不是思维本身。例如，坐在治疗室中，来访者可能会觉察到焦虑、悲伤、愤怒或尴尬的感受，但可能没有意识到他们的自动思维，直到你引出了这些思维。来访者所感受到的情绪在逻辑上与其自动思维的内容有关联。例如，阿贝想到，"所有事都一团糟。我太懒了"，接着就感觉很难过。还有一次，他想，"我应该多去看望母亲"，接着就感觉很内疚。而当他想到"如果我把钱花光了，该怎么办？"时，他就感到焦虑。

有时，来访者更能意识到自己的无益行为，而不是在他们行动之前的自动思维。以阿贝为例，他意识到自己在避免与朋友联系，避免在公寓周围做任务。这种行为在逻辑上与其自动思维的内容有关。当我问他在第一种情况下想到了什么时，他回答说："他们可能会批评我不工作。"在第二种情况下，他想："我会把想做的每件事都搞砸。"

来访者也可能更易觉察到其生理反应，而意识不到其想法。例如，玛丽亚在焦虑时更多地感觉到自己整个人都绷紧了，而不是想到她的自动思维。

大多数自动思维都与外部情境（例如，与朋友交谈）或一个思维流（例如，想到一个即将到来的或过去的事件）有关。但不同种类的外部刺激和内部体验都可以引发自动思维。来访者可能对以下认知模型中的任何一部分产生思维：

- 认知（想法、意象、信念、白日梦、梦、回忆或闪回）；
- 情绪；
- 行为；
- 生理体验或心理体验（例如，奇怪的念头或思绪奔涌的感觉）。

这些刺激都可能导致一个自动思维（或一系列自动思维），然后产生情绪、行为和生理反应。以下是阿贝的一些例子。

- 当阿贝想到"我希望再也不用和前妻说话"时，他对这个想法的自动思维是"我不应该那样想"。
- 当阿贝想到"我太累了，不想去看马克斯（Max）的足球比赛"时，他接着会想："我是一个非常糟糕的祖父，因为我不想去。"
- 当阿贝的自动思维以回忆婚姻的形式出现时，他想："我不希望自己总是记起生活中最糟糕的部分。"
- 当阿贝意识到自己有多么的绝望和悲伤时，他想："我以后会一直这样。"
- 当阿贝试图避免外出做事时，他想："我太懒了。"
- 当阿贝担心迟到时，他的心跳开始加速，他想："我出了什么问题？"

在传统的认知行为疗法中，我们倾向于关注过去一周的问题，确定来访者在什么时候最痛苦，以及他们的自动思维是什么。在康复导向认知疗法中，我们倾向于更关注来访者所预测的会在下一周阻碍他们实现目标的自动思维。

来访者可能会在下列情况下产生令他痛苦或无益的自动思维：

- 在某个情境出现前，预期会发生什么（"如果他对我很失望，那该怎么办？"）；
- 在某个情境中（"她正在想我做得有多糟糕"）；
- 在某个情境过后，反思发生了什么（"我当时不应该给他打电话"）。

向来访者解释自动思维

最好用来访者自己的例子解释自动思维。在与来访者讨论特定问题时，尝试引出相关的自动思维，然后就此进行心理教育。

朱迪丝：（转向第一项议程）玛丽亚，我们来谈谈和你妹妹更亲近的目标，
　　　　可以吗？

玛丽亚：好的。

朱迪丝：你这周打算做些什么呢？

玛丽亚：（叹气）我真的应该问她是不是想和我一起吃午饭。

朱迪丝：你的感觉如何？

玛丽亚：我不知道。伤心、情绪低落。

朱迪丝：那你在想什么呢？

玛丽亚：她这个人太幸运了。我不可能过上她那样的生活。

朱迪丝：难怪你会感觉难过。（进行心理教育）你刚刚识别了一个想法，"我
　　　　不可能过上她那样的生活"，我们把它叫作**自动思维**。每个人都会
　　　　有这样的想法。即使我们想要思考其他事，它也会从我们脑袋里蹦
　　　　出来。这就是它们被称为**自动**思维的原因。（停顿）在大多数时候，
　　　　它们的速度非常快，我们不容易觉察到这些自动思维；相反，我们
　　　　更容易觉察到自己的感受，比如刚才在你的例子中，你感到伤心。
　　　　（停顿）有些人像你一样情绪低落，之后却发现他们的这些想法往
　　　　往并不真实，或者不完全真实。但人们会拿它们**当真**，并据此做出
　　　　反应。

玛丽亚：哦。

朱迪丝：（核实玛丽亚是否理解）所以，你能用自己的语言说说什么是自动
　　　　思维吗？

玛丽亚：我想你说的是，我会快速出现这些想法，而且那是因为我的情绪很
　　　　低落，但它们可能并不是真的。

朱迪丝：没错。

在本次会谈的下一个部分，我写下了关于这个自动思维的认知模型：

```
┌─────────────────────────────────────────────┐
│                                             │
│         情境：想到妹妹                        │
│               ↓                             │
│                                             │
│   自动思维："我不可能过上她那样的生活。"        │
│               ↓                             │
│                                             │
│         情绪：悲伤                            │
│                                             │
└─────────────────────────────────────────────┘
```

朱迪丝：让我们把它写在纸上吧。当你想到"我不可能过上她那样的生活"时，你会感到伤心。你明白想法如何影响你的感受了吗？

玛丽亚：是的。

朱迪丝：我会教你用一种方式在注意到自己的情绪变化或者注意到自己正在做的事情没什么帮助时，识别自己的想法。这是第一步。我们会反复练习，直到你能比较容易地识别它们为止。你还会学到如何**评估**想法；以及如果这些想法不完全准确，你可以如何进行改变。

引出自动思维

学习识别自动思维的技术的过程类似于学习其他技术。有些来访者（和治疗师）能很容易、很快地掌握。另一些人则需要更多的指导和实践。你需要询问来访者的基本问题是：

> "那时／此刻／之后，在你的脑海中有什么想法？"
> "那时／此刻／之后，你在想什么？"

你可以在以下时刻提问：

- 当来访者描述曾出现的（通常在过去一周）的问题情境、情绪、行为或生理反应，或预期将出现的（通常在下一周）的问题情境、情绪、行为

> 或生理反应时；
> - 当来访者体验到情绪上的变化，或在治疗会谈中做出了无益行为时。

引出额外的自动思维

在来访者报告了初始自动思维之后，可以继续提问。这样能发现他们是否有其他重要的自动思维。

> 朱迪丝：（总结）所以，当你昨天早上从宿醉中醒来时，你想到，"我昨晚不应该喝那么多"。那时，在你的脑海中还有其他想法吗？
>
> 玛丽亚：我不敢相信自己居然又一次喝醉了。
>
> 朱迪丝：然后呢？
>
> 玛丽亚：我那时就在想，"努力对我来说没什么意义，没有什么会变好"。

当来访者说出一个自动思维和一种情绪时，了解他们是否体验到了其他情绪也很重要。如果确实有其他情绪，来访者肯定有另一个自动思维或者思维流。

> 朱迪丝：（总结）所以，当你想到"我已经用光了大部分积蓄"时，你觉得很伤心。你那时有其他情绪吗？
>
> 阿　贝：我觉得我很焦虑。
>
> 朱迪丝：你想到了什么让你感到焦虑？
>
> 阿　贝：我当时在想，"接下来会怎么样？如果我付不起房租，该怎么办？睡大街吗？"。

扩展的认知模型

来访者有时会对某个问题产生一系列自动思维和反应，特别是当来访者最终以无益的方式行动时，比如表现出冲动行为。记录从初始触发情境到做出最终反应之间（可能需要数秒到数小时）的各个环节是非常重要的。图 12.1 展示了玛丽亚如何从一开始的沮丧发展到之后的饮酒过度。

情境： 朋友给安妮打电话，说要取消共进午餐和购物的计划
↓
自动思维： "她不想见我。"
↓
情绪： 伤心
↓
额外的自动思维： "这已经是她第二次这么做了。她根本就不替别人考虑。"
↓
情绪： 愤怒
↓
情境： 意识到自己没有备选计划
↓
自动思维： "那我下午要做什么呢？"
↓
情绪： 焦虑
↓
情境： 思考做些什么
↓
自动思维： "我真的应该自己付钱，但是如果我账户上没有那么多钱，该怎么办？"
↓
情绪： 焦虑
↓
行为： 坐在沙发上反复思考缺钱的事
↓

图 12.1 扩展版认知模型的例子

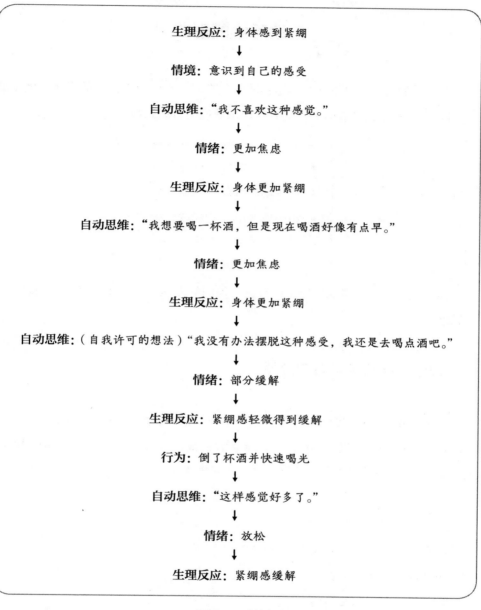

生理反应：身体感到紧绷

↓

情境：意识到自己的感受

↓

自动思维："我不喜欢这种感觉。"

↓

情绪：更加焦虑

↓

生理反应：身体更加紧绷

↓

自动思维："我想要喝一杯酒，但是现在喝酒好像有点早。"

↓

情绪：更加焦虑

↓

生理反应：身体更加紧绷

↓

自动思维：（自我许可的想法）"我没有办法摆脱这种感受，我还是去喝点酒吧。"

↓

情绪：部分缓解

↓

生理反应：紧绷感轻微得到缓解

↓

行为：倒了杯酒并快速喝光

↓

自动思维："这样感觉好多了。"

↓

情绪：放松

↓

生理反应：紧绷感缓解

图 12.1 （续）

　　一旦你和来访者画出了扩展的认知模型，你就可以告诉他们，在做出功能不良的行为之前，他们可以学着干预哪些部分。这样做通常会让他们对解决这个问题更抱有希望。

自动思维的形式

最常见的自动思维形式是言语形式。但有时，它们会以意象的形式出现（第二十章）。而且来访者有时并不会直接说出他们的自动思维。他们可能：

> - 报告对一段体验的理解；
> - 把自动思维嵌入话语；
> - 用不完整的句子表达；
> - 以提问的方式报告自动思维。

如果是这样，你需要指导来访者更改他们的表述，这样才能得到可评估的自动思维。

区分自动思维和来访者的理解

当你询问来访者的自动思维时，你是在寻找其脑海中实际闪过的言语或画面。在学会识别这些想法之前，一些来访者会报告自己的理解（正如玛丽亚在下面所做的），这可能是他们的实际想法，也可能不是。

朱迪丝：当你看到接待员的时候，在想什么呢？
玛丽亚：我想我当时在否定自己的真实感受。
朱迪丝：你实际上在想什么呢？
玛丽亚：我不明白你的意思。

在这次交流中，玛丽亚报告了对其感受和想法的理解。下面，我又试了一次，尝试让她专注在情绪上并激化她的情绪。

朱迪丝：你所否定的是什么样的感受？

玛丽亚：我也不确定。

朱迪丝：（提供一种与预期的情绪相反的情绪来唤起她的回忆）当你看到她时，你感到高兴吗？兴奋吗？

玛丽亚：不，一点也不。

朱迪丝：你还记得走进办公室看到她的场景吗？你能在脑海里想象出那个画面吗？

玛丽亚：嗯。

朱迪丝：（以现在时态表达）你现在的感受如何？

玛丽亚：我不知道。

朱迪丝：当你看着她的时候，脑海中有什么想法？

玛丽亚：（报告一种情绪和生理反应，而不是一种自动思维）我感到真的很焦虑，我的心跳得很快，我感到很紧张。

朱迪丝：你在想什么呢？

玛丽亚：如果她因为我没有填表而为难我，我该怎么办？（自动思维）

朱迪丝：还有其他想法吗？

玛丽亚：我在想，如果她为难我，我就不得不离开。

将嵌入话语的自动思维具体化

来访者需要学习将脑海中闪过的实际的话语具体化，以便有效地评估它们。以下是一些嵌入话语的想法与实际的自动思维的例子。

嵌入式表达	实际的自动思维
"我想，我很担心她会对我说些什么。"	"她会批评我。"
"我不知道去找老板是不是在浪费时间。"	"如果我去了，那可能是在浪费时间。"
"我无法让自己开始阅读。"	"我做不到这个。"

再一次，你要温和地引导来访者识别其脑海中出现的实际的话语。

朱迪丝：所以当你脸红的时候，你在想什么呢？

玛丽亚：我在想他是不是会认为我真的是一个很奇怪的人。

朱迪丝：你还记得你当时确切的想法吗？

玛丽亚：（困惑地）我不知道你的意思。

朱迪丝：那时，你在想"我在想他是不是会认为我真的是一个很奇怪的人"，还是在想"他可能觉得我很奇怪"。

玛丽亚：我想是后者。

改变电报式思维或提问式思维

来访者报告的想法可能不是完整的表达。这种电报式想法很难评估，你应该通过询问这些想法的意义来推动来访者更充分地表达其想法。比如，当阿贝出现的想法是"哦，不！"时，他的意思是"我的前妻真的会生气"。"该死的！"是玛丽亚在表达"把手机留在家里真是太愚蠢了"的意思。以下是对这个技术的展示。

朱迪丝：当你听说要举行家庭聚会的时候，你在想什么？

阿　贝："哎哟"，我只是在想"哎哟"。

朱迪丝：你能把这个想法表达得更完整吗？"哎哟"的意思是……

阿　贝：如果我的前妻在那里怎么办？她可能很不友好。

如果来访者无法阐明他们的想法，你可以尝试提供一个相反的想法，"'哎哟'的意思是'那可真棒'吗？"。提供相反的想法比对实际想法进行猜测好，因为来访者可能会同意你的猜测，即使这并不是他们的想法。

自动思维有时以提问的形式表达，这也不利于评估。在这种情况下，可以先指导来访者用陈述的形式表达他们的想法，再帮助来访者对想法进行评估。

朱迪丝：所以你在想"如果我得不到这份工作该怎么办？"

阿　贝：是的。

朱迪丝：如果你得不到这份工作，你担心会发生什么？

阿　贝：也许再也没有人会雇用我了。

朱迪丝：我们能看看这个想法吗？如果你得不到这份工作，可能就再也没人会雇用你了。

以下是对提问形式的自动思维进行重新表述的例子，可以询问来访者，如果遇到了困难情境，他们会顾虑什么（或者，他们最害怕会发生什么），以此帮助来访者进行重新表述。

提问	陈述
"我能应付得了吗？"	"我无法应付。"
"如果她走了，我能忍受吗？"	"如果她离开了，我就受不了了。"
"如果我做不到，那该怎么办？"	"如果我做不到，我就会丢工作。"
"我怎么能完成它呢？"	"我无法完成。"
"如果我不能改变，那该怎么办？"	"如果我不能改变，就会永远痛苦。"
"为什么这种事会发生在我身上？"	"这种事本不应该发生在我身上。"

引出自动思维时的困难

有时候，来访者就是不知道如何回答"你在想什么？"这个提问。当来访者遇到困难时，你可以使用各种技术帮助他们：（1）从过去的情境中识别出他们的自动思维；（2）预测他们在未来情境下的自动思维；（3）识别在会谈当下出现的自动思维。首先，让来访者描述情境。然后，尝试下列一项或多项选择：

- 激化来访者在情绪和生理上的反应；
- 让来访者将令人痛苦的情境形象化；
- 如果情境涉及他人，建议来访者在与你的角色扮演中将它重现；
- 询问有关意象的信息；
- 提供你认为可能与来访者的想法相反的想法；
- 询问该情境的含义。

以下是对这些技术的展示。

激化在情绪和生理上的反应

为了帮助来访者更容易识别他们的想法，可以尝试增加他们的情绪和生理唤起。

朱迪丝：阿贝，在星期日即将和朋友去吃早餐时，你觉得你那时在想什么？

阿　贝：我不确定。

朱迪丝：你觉得你会有什么样的感受？

阿　贝：可能会焦虑。

朱迪丝：你会在哪里感到焦虑？

阿　贝：这里（他把手放在腹部），在我的胃部。

朱迪丝：你现在能产生同样的感觉吗？

阿　贝：（点头。）

朱迪丝：（使用现在时态）所以你现在在家，想到马上要出去了……你感到焦虑，你能在胃部感受到这种焦虑……现在你在想什么？

阿　贝：如果他们其实不想去那里，该怎么办？如果他们其实不想见到我，该怎么办？

将情境形象化

有时，让来访者详细地描述情境，好似该情境就浮现在他们眼前，也会很有帮助。

朱迪丝：好，这周早些时候，你在你儿子家，你开始感到很难过？

阿　贝：是的。

朱迪丝：当时你在想什么？

阿　贝：我不知道。我只是感觉很糟糕。

朱迪丝：你能给我描述一下那个场景吗？是在什么时候？你在做什么？

阿　贝：那是晚上 6 点左右。我的儿子还没下班回家。我的儿媳在厨房里，而我就那么独自坐在客厅里。

朱迪丝：你的孙子们在哪里？

阿　贝：他们在楼上自己的房间里。

朱迪丝：那么，你能看到这个场景，就好像它正在发生一样吗？你现在就在客厅里。你是坐在椅子上，还是坐在沙发上？你的姿势是怎样的？

阿　贝：我现在躺在沙发上，有点瘫倒的样子。

朱迪丝：你的儿子还不在家。你的儿媳在厨房里，你能听到她在四处走动吗？你知道孙子们在楼上，但你独自坐着，你现在正在想……

阿　贝：（描述他的自动思维）我曾经过得很不错，但现在**一切**都很糟。

通过角色扮演重现人际关系情境

在这样的重现中，来访者先描述什么人说了什么话；然后，他们扮演自己，而你扮演互动中的另一方。

朱迪丝：所以，你在和邻居说话的时候感觉很沮丧？

阿　贝：是的。

朱迪丝：和他说话时，你心里在想什么？

阿　贝：（停顿）……我也不知道。我只是真的很沮丧。

朱迪丝：你能告诉我你对他说了什么，然后他对你说了什么吗？

阿　贝：（描述他们的言语互动。）

朱迪丝：我们可以尝试做一次角色扮演吗？我扮演你的邻居，你还是你。

阿　贝：好的。

朱迪丝：当我们进行角色扮演时，看看你能否弄清楚你当时在想什么。

阿　贝：（点头。）

朱迪丝：好的，你来开始。你先说了些什么？

阿　贝：呃，我能问你一个问题吗？

朱迪丝：当然可以。

阿　贝：我确实需要一份工作。你可以问问你的老板还需要人吗？

朱迪丝：我不确定……你去那个商场看过了吗？其中一家商店可能正在招聘。

阿　贝：我还没想好要不要做销售工作。

朱迪丝：我真希望能帮助你，但是……好，角色扮演结束。你能觉察到你刚才在想什么吗？

阿　贝：我知道了。我在想，他不想帮助我，他一定认为我做不好。

询问有关意象的信息

如果来访者在描述一个情境时，你觉察到自己脑海中有相应的意象，这就是在提醒你去询问来访者是否体验到了意象。"有时，识别自己的自动思维很难。我有一个疑问：当你觉得自己可能会在儿子的生日聚会上见到前妻时，在你的脑海中会出现前妻的画面吗？"

提出相反的想法

有趣的是，有时，当你给来访者提供了一个你认为与他们的实际想法相反的想法时，他们会更容易识别自己的想法。

阿　贝：我不知道在准备面试时我在想什么。我只知道我真的很焦虑。

朱迪丝：（总结）我猜你不会觉得面试能进行得**很顺利**。

阿　贝：对，根本就不会！我可能在想我会把它搞砸。

引出情境的含义

当来访者难以找到其想法时，你可以问他们，这个情境对他们来说意味着什么。

朱迪丝：没有获得这份工作对你来说意味着什么呢？

阿　贝：我就是不够好。我可能永远也找不到工作了。

当来访者很难厘清自己的想法时，要注意不要使用太多技术。否则，他们可能会感到被审问了，或认为自己失败了。要淡化识别这些具体想法的重要性。"嗯，有时，这些想法很难识别。没什么大不了的。我们可以先讨论＿＿＿＿＿＿＿，你觉得怎么样？"

教来访者识别自动思维

如第六章所述，即使是在第一次会谈中，你也可以开始教来访者识别自动思维的技术。在这里，我用玛丽亚的例子展示了认知模型。

朱迪丝：玛丽亚，当你注意到自己的情绪变糟了，或者自己在下周做了一些无益的行为时，你可以停下来问问自己，"我现在在想什么？"。你觉得可以吗？

玛丽亚：可以。

朱迪丝：也许你可以把这些想法记在纸上或手机上？

玛丽亚：好的。

朱迪丝：如果你不知道自己在想什么，也不要担心。这是一种技术，随着时间的推移，你会做得更好。

在以后的会谈中，如果基本的问题（"你现在在想什么？"）没有效果，你也可以明确地教来访者其他的技术。图 12.2 中的材料可能会对你很有帮助。

"如果你仍然无法厘清你的想法，这份材料可能会有一定的帮助。（与来访者一起阅读材料）如果你不知道自己在想什么，这一周试一下这些提问怎么样？"

---

1. 在我的脑海中出现了什么想法？或者我在想什么？
2. 我肯定没有在想的内容是什么？（识别相反的想法可以帮助你识别实际的想法。）
3. 这种情境对我来说意味着什么？
4. 我是不是做了一个预测？还是记起了什么？

记住：我想到的并不一定都是真实的

图 12.2 材料：用来识别自动思维的一些提问

总　　结

自动思维与更明显的思维流共存，它是自发产生的，而不基于反思或思考。人们通常更能觉察到相关的情绪或行为。不过，只要经过一点训练，他们就能意识到自己的自动思维。自动思维与特定的情绪相关联，这取决于它们的内容和意义。它们通常是简短且转瞬即逝的，且可能以言语或意象的形式出现。在没有反思或评估的情况下，人们通常认为其自动思维是真实的。识别、评估和（以一种更有适应性的方式）回应自动思维通常会让情绪或行为产生适应性转变。

下一章将澄清自动思维和情绪之间的区别。

反 思 提 问

你有哪些方法可以帮助来访者识别他们的自动思维？如果来访者遇到了困难，如何防止他们进行自我批评？

实 操 练 习

进行识别自动思维的角色扮演，在这段扮演中，来访者在识别自动思维上存在困难。

第十三章

情　绪

情绪在认知行为疗法中是最重要的。毕竟治疗的主要目标之一是通过减少消极情绪、增加积极情绪来帮助来访者感觉好一些。强烈的消极情绪是痛苦的，也可能是功能不良的，尤其当它干扰了来访者清晰思考、解决问题、有效行动或获得满足的能力时——所有这些都可能阻碍他们实现目标。患有心理障碍的来访者通常会经历一种过度的或与情境不符的情绪。例如，当阿贝忘记了他应该去女儿家吃晚餐时，他感到非常内疚，然后又感到悲伤。另外，当要给银行打电话纠正一个错误时，他也感到非常焦虑。然而，当我意识到阿贝是那么坚定地相信他的自动思维和信念，以及他是那么坚定地持有某些价值观时，他的情绪有那样的强度和特性就能理解了。

此外，认识到消极情绪的积极功能也很重要。悲伤可以是一个信号，提示你填补你认为生活中失去的部分。内疚会激励你去做真正重要的事情。焦虑可以赋予你能量来应对挑战。愤怒也可以提供能量，让你以正确的方式做正确的事情，以此服务于你的价值观。

在本章中，你会看到对以下问题的回答。

如何引出和加强积极情绪？

如何帮助来访者命名消极情绪？

如何引导来访者对情绪强度进行评分？

自动思维与情绪有什么不同？

自动思维的内容如何与情绪相匹配？

在什么时候建议加强消极情绪？

如何识别并帮助来访者检测与消极情绪有关的信念？

哪些技术对调节情绪有用？

引出和加强积极情绪

积极情绪可以促进一种（心理上和生理上的）幸福感和心理复原力，这两者在治疗期间和治疗结束后都很重要。通常，当来访者有消极情绪时，他们的注意力会变得狭窄，体验到自主唤起。积极情绪能让他们的注意力、认知和行为倾向都得到拓宽，并减少唤起（Fredrickson，2001）。回顾过去应对困难的正面回忆可以让来访者更好地应对当前的困难（Tugade et al.，2004）。

你可以通过以下方式主动引出并增强来访者在会谈中和整周内的积极情绪。

- 讨论他们的兴趣以及在一周内发生的正面事件和正面回忆。
- 制订旨在增加积极情绪的行动计划，例如，参与社交的、愉快的、有意义的和富有成效的活动，并给予自己信任。
- 帮助来访者对他们的经历得出适应性结论，可以询问以下问题：

"这次经历告诉了你什么？"

"你（做了＿＿＿＿＿＿），说明你怎么样？"

"（因为这段正面经历）你认为＿＿＿＿＿＿会如何看待你？"

"我认为这段经历说明你＿＿＿＿＿＿。你认为我说的对吗？"

让来访者将自己的积极情绪具体化也很有帮助。

"当你做＿＿＿＿＿＿（或＿＿＿＿＿＿发生时），你感觉怎么样？"

"后来你感觉怎么样？"

许多来访者的积极情绪词都非常匮乏。让他们识别在某一情境中体验的所有积极情绪，可以提高他们对这些情绪进行归类的能力，也可能改善他们的情绪，

图 13.1 中的清单会对他们很有帮助。如果清单对于来访者而言太有压力，可以进行删减或者提供一些选择："当你的朋友最后打电话来时，你是感到高兴，松了一口气，还是心怀感恩？""当你看到孙子进球时，你感到高兴、骄傲还是激动？"为了在会谈中加强来访者的积极情绪，可以让他们想象那个情境正在发生，看看他们能否重新体验这些情绪。

愛慕的、安静的、安全的、安心的、宝贵的、备受祝福的、被赋予权力的、被接受的、充满活力的、聪慧的、多情的、放松的、放心的、感恩的、感激的、感兴趣的、高尚的、高兴的、恭敬的、光明的、好玩的、好奇的、和平的、滑稽的、欢快的、积极的、极度兴奋的、骄傲的、惊奇的、惊喜的、敬畏的、开放的、慷慨的、可控的、快乐的、乐观的、冷静的、理解的、令人惊叹的、满意的、满足的、冒险的、明智的、年轻的、宁静的、确定的、热切的、热情的、热心的、仁慈的、善良的、生机勃勃的、受激励的、受启发的、温柔的、喜悦的、欣赏的、兴奋的、兴高采烈的、幸福的、幸运的、宜人的、勇敢的、友好的、有帮助的、有成就感的、有创造力的、有洞察力的、有价值的、有能力的、有能量的、有趣的、有韧性的、有希望的、有兴趣的、愉快的、真诚的、支持的、中心位的、重要的、自信的、自由的、尊敬的

图 13.1　积极情绪清单

命名消极情绪

当来访者难以识别他们的消极情绪时，你可以给他们一个简短的多项选择（"你感到快乐、悲伤、焦虑、愤怒……吗？"）。他们也可以参考消极情绪清单（图 13.2）。如果来访者仍然难以区分其消极情绪，你可以帮助他们创建一张图（图 13.3），请他们列出当前或以前感受到某种情绪的情境。

- 悲伤、情绪低落、孤独、不快乐、抑郁
- 焦虑、担心、恐惧、惊恐、紧张、害怕、可疑、不确定、恐慌
- 愤怒、生气、恼怒、气愤、挫败、被误解、愤恨、被冤枉

- 羞愧、尴尬、羞辱
- 失望、沮丧、绝望
- 妒忌、嫉妒
- 内疚
- 伤痛
- 多疑

图 13.2 部分消极情绪清单

指导语：请在下面三种情绪下，分别填写三种让你产生此情绪的具体情境

愤怒	悲伤	焦虑
朋友取消了和我的计划	晚上的计划都泡汤了	看到账户上的钱太少了
邻居没有归还我的手提箱	没有足够的钱去度假	听说会有飓风
司机把音乐声开得太大	整个周末都无事可做	发现我的脖子上有肿块

图 13.3 玛丽亚的情绪图示例

朱迪丝：我想花几分钟时间谈谈不同的情绪，这样我们就能更好地了解你在不同情境下的感受。好吗？

玛丽亚：好。

朱迪丝：你还记得你感到愤怒的时候吗？

玛丽亚：嗯，是的……在我的朋友取消了参加音乐会的计划时；我忘了是哪一场音乐会，但我真的很想去。总之，她告诉我她要和其他朋友出去。

朱迪丝：那一刻，你在想什么？

玛丽亚：她以为她是谁啊？我是不会对她做这种事情的。她应该对我更好。

朱迪丝：然后你感到——

玛丽亚：愤怒。

在这里，玛丽亚想起了一件具体的事，让她感到了一种既定的情绪。从她的描述看，她似乎已经正确地识别了自己的情绪。我还需要确定这一点，因此我让她识别自己的自动思维。这些自动思维的内容确实与她所说的情绪相匹配。接下来，我让玛丽亚在图上继续填写她回忆起的引发愤怒、焦虑和悲伤的情境。我告诉她，无论是在家里还是在治疗会谈中，当她难以命名情绪时，都可以参考这张图。

对情绪强度进行评分

有时，你会要求来访者不仅要识别自己的情绪，还要量化他们所体验情绪的程度。例如，评估来访者在治疗干预前后对某种情绪的感受，有助于你决定是否使用额外的干预措施，这样你就可以避免过早地转向另一个认知或议题了。相反的情况也可能会发生——继续讨论一个认知或议题，而没有意识到来访者已经不再对此感到强烈的痛苦了。最后，衡量一种情绪在特定情境下的强度有助于你和来访者确定是否值得进一步审视它。与那些会引发来访者痛苦情绪的情境（通常是因为有重要的信念被激活了）相比，情绪反应不那么大的情境可能没有那么大的工作价值。大多数来访者能相当容易地对情绪强度做出判断。

> 朱迪丝：当你的朋友说"对不起，我现在没有时间"时，你感觉怎么样？
>
> 玛丽亚：我想我很伤心。
>
> 朱迪丝：如果 10 分代表你感受过的最伤心的程度，而 0 分代表一点也不伤心，那么当她说"对不起，我现在没有时间"时，你有多伤心？
>
> 玛丽亚：有 7 分或 8 分。

有些来访者很难或不喜欢给情绪强度赋特定的数值。这时，你可以让他们评价他们体验到的是"轻微的""适度的"还是"强烈的"情绪。如果这样还是有困难，绘制标尺也会有一定帮助。

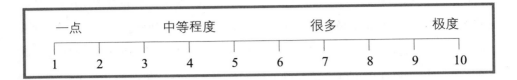

朱迪丝：你姐姐告诉你，她不来看你了，那时你有什么感觉？

玛丽亚：伤心。

朱迪丝：从 0 分到 10 分，你感觉有多伤心？

玛丽亚：我还不确定。我不太擅长使用数字。

朱迪丝：你觉得自己感到有点伤心，中等伤心，还是极度伤心？

玛丽亚：还有其他选择吗？

朱迪丝：像这样，让我来画一个标尺。你的伤心——你认为（指向标尺）你只是有一点伤心、中等程度伤心、很伤心还是极度伤心？

玛丽亚：哦，很伤心，我猜有 8 分。

朱迪丝：好，我们现在有了这个标尺。让我们看看它的用处。在本周，你还有其他很伤心的时候吗？

玛丽亚：有，昨晚塔妮莎（Tanisha）没有给我回电话。

朱迪丝：你能用这个标尺作为指导吗？你觉得自己有多伤心？

玛丽亚：中等程度——大概 6 分。

朱迪丝：很好。现在，当你想要弄清楚自己有多痛苦时，你觉得可以使用这个标尺吗？

玛丽亚：是的，我会使用了。

区分自动思维和情绪

对来访者来说，识别（并命名）自己的消极情绪很重要，尤其是当这些情绪对实现目标造成阻碍时。我们不是要消除消极情绪。消极情绪和积极情绪一样，都是丰富生活的一部分，也和身体疼痛一样重要，经常提醒我们有哪些需要解决的潜在问题。

但我们确实想减少过度消极的情绪。我们不评估、挑战或质疑来访者的情绪。相反，我们承认、理解和肯定来访者的情绪，然后以合作的方式决定是否评估导致他们痛苦的认知，或者以另一种方式进行干预，比如解决问题、转移注意力、接纳消极情绪或者使用其他情绪调节技术。

你不需要讨论让来访者感到焦虑的所有情境，但你需利用对来访者的概念化，与他共同决定哪些情境是最重要的，要努力实现哪些目标，以及可能遇到哪些阻碍。通常，最大的阻碍与强烈的痛苦或功能不良有关。

在治疗开始时，许多来访者并没有清楚地理解他们的想法和情绪之间的区别。你要不断地、巧妙地帮助来访者通过认知模型观察自己的体验。在来访者描述一个问题或阻碍时，可以通过提问，将这个问题或阻碍组织到认知模型的各部分中：情境、自动思维和反应（情绪、行为和生理反应）。

来访者会混淆想法和情绪的一个原因是，他们有时会使用"感觉"这个词来表示一种情绪（"我感觉焦虑"）。在其他时候，他们在报告认知时也使用"感觉"这个词（"我感觉我做不到""我感觉自己是一个失败者"，或者"我感觉自己毫无价值"）。在这些时候，根据会谈的流程、来访者的目标以及治疗关系的牢固程度，你可以做如下决定：

> - 忽略混淆；
> - （以巧妙或明确的方式）即刻处理混淆；
> - 稍后加以处理。

在大多数时候，在某个背景下，将一种想法错误地称为一种感受并不怎么重要，你可以做巧妙的修正。

朱迪丝：在设定议程的时候，你提到你想谈谈你和弟弟打电话的事？

阿　贝：是的。几天前，我给他打过电话，他听起来有点冷淡。

朱迪丝：当他听起来有点冷淡时，你感觉怎么样？

阿　贝：我感觉他真的不想说话，就像他真的不在乎我是否给他打电话。

朱迪丝：所以当你有"他真的不想说话，他真的不在乎我给他打电话"的想法时，你的情绪感受如何？伤心？愤怒？焦虑？还是别的什么情绪？

在另一次会谈中，我认为讨论这种混淆很重要，因为我准备教阿贝使用"思维记录表"，来评估自己的想法（见本书第 298–299 页）。我有意决定区分自动思维和情绪。但我不想让他觉得我在质疑他所认为的情绪。我还判断，中断对话并不会过度影响会谈流程，也不会使我们忘记重要的信息。

朱迪丝：你这周有没有想去看电影的时候？

阿　贝：有，好几次。

朱迪丝：你能记起具体的一次吗？

阿　贝：昨天午饭后，我当时正在打扫卫生……我不确定。

朱迪丝：你当时有什么样的情绪感受？

阿　贝：（表达想法）哦，我觉得没用，看电影可能没有帮助。

朱迪丝：这些都是重要的想法。我们等一会儿来评估它们，但我想先回顾一下自动思维和感受之间的区别。可以吗？

阿　贝：当然可以。

朱迪丝：感受就是你在**情绪上**感到了什么——通常是一个词，比如伤心、愤怒、焦虑，等等。（停顿）思维是你的**想法**；你的想法可以是文字、图片或意象，比如"没有用，这可能没有帮助"。（停顿）你明白我的意思吗？

阿　贝：我明白了。

朱迪丝：所以让我们回到昨天你想出去转转的时候。那时你有什么情绪感受？

阿　贝：我想是伤心。

朱迪丝：你的想法是"这没有用，我永远都不会好起来"吗？

阿　贝：是的。

在上面的例子中，阿贝最初把想法称为感受。有时，来访者做的恰恰相反，也就是说，他们可能把一种情绪称为想法。

> 朱迪丝：玛丽亚，当你走进空荡荡的公寓时，你在想什么？
>
> 玛丽亚：我很伤心，很孤独，情绪真的很低落。
>
> 朱迪丝：所以你感到伤心、孤独和情绪低落。是什么想法或意象让你产生了这样的感受？

将自动思维的内容与情绪相匹配

你不断地概念化来访者的问题和妨碍目标实现的阻碍。你试图理解他们的体验和观点，以及他们的潜在信念如何在特定的情境下引发特定的自动思维，影响他们的情绪和行为。来访者的想法、情绪和行为之间的联系应该是能够被理解的。当来访者报告的情绪似乎与其自动思维的内容不匹配时，你要进一步探索确认。

> 朱迪丝：当你意识到你还没有收到前老板的回复时，你有什么感受？
>
> 阿　贝：我很伤心。
>
> 朱迪丝：那时，你在想什么？
>
> 阿　贝：我在想，"如果他不想举荐我，该怎么办？如果我得不到这份工作，该怎么办？"。
>
> 朱迪丝：然后你感到伤心？
>
> 阿　贝：是的。
>
> 朱迪丝：我有点困惑，因为这些听起来更像是会让人感到焦虑的想法。你还想到别的了吗？
>
> 阿　贝：我不确定。
>
> 朱迪丝：我们来想象一下那个场景怎么样？（帮助阿贝以意象的形式生动地回忆这个场景）你说你在家，在网上寻找工作机会。你能看到自己吗？你此刻在哪里？

阿　　贝：坐在桌子旁。

朱迪丝：你在想，"如果他不想举荐我，该怎么办？如果我得不到这份工作，
　　　　该怎么办？"。你感到……

阿　　贝：我想是紧张。

朱迪丝：你还在想什么呢？

阿　　贝：我想，我还记起了老板通知我被解雇了的时候。我觉得自己太失
　　　　败了。

朱迪丝：你的情绪感觉如何？

阿　　贝：伤心。真的很伤心。

这段交流始于一处"不匹配"。我很警觉，所以能够意识到阿贝的自动思维
的内容和相关情绪不匹配。然后我就能够通过想象式回忆，帮助阿贝检索重要的
意象（一段回忆）和关键的自动思维。如果我当时专注于焦虑的想法，可能会错
过一个重要的认知。

加强消极情绪

有一些专为加强消极情绪而设计的技术。当来访者有以下需要时，加强消极
情绪尤为重要：

- 来访者需要更好地识别自动思维；
- 来访者需要在情绪层面改变认知；
- 来访者需要了解情绪并非危险的、无法控制的或无法忍受的；
- 检验一些适应不良行为的弊端或后果。

你可以使用意象、暴露或专注于躯体感觉的技术，加强来访者的消极情绪。

检测与消极情绪有关的信念

有些来访者对情绪体验有功能不良的信念（Greenberg，2002；Hofmann，2016；Linehan，2015），以下文所示的玛丽亚为例。

玛丽亚：这个周末我没有给妈妈打电话。

朱迪丝：是什么阻碍了你呢？

玛丽亚：我不知道。我猜可能是觉得紧张。

朱迪丝：你是否预测过如果你打电话会发生什么？

玛丽亚：我只是觉得我可能会很心烦。

朱迪丝：然后会发生什么呢？

玛丽亚：我担心我无法忍受。如果她让我很心烦，我可能会哭出来，哭很长时间都停不下来。

和玛丽亚一样，一些来访者觉得消极情绪是很不安全的，"如果我很心烦，_____"。比如，"情况会越来越糟，直到我无法忍受，我会失去控制，而那种情绪挥之不去，最终可能会害得我住进医院"。这类信念会妨碍治疗目标的实现。来访者会避开他们认为会让自己心烦的情境。他们可能会避免谈论令人痛苦的问题，甚至避免思考这些。当来访者对体验消极情绪有功能不良的认知时，他们可能不会在治疗中取得很大进展。你可以使用标准的认知重建技术来帮助他们评估其信念。用正念做行为实验（见本书第310–311页）特别有效。当来访者能够成功地摆脱担忧等思维过程时，你可以引导他们将认知从"担忧是无法控制的"转变为"当我注意到自己开始担忧时，我可以和它保持距离"。

情绪调节技术

在本书中，你将学习到帮助来访者调节情绪的技术。例如：

- 问题解决；
- 评估并回应消极思维；
- 参与（并充分专注于）社交的、愉快的或富有成效的活动；
- 锻炼；
- 不评判地接纳消极情绪；
- 使用正念（与心烦的想法保持距离）；
- 进行放松、引导下的意象练习或呼吸练习；
- 做一些自我安抚的活动（在大自然中散步、洗澡、拥抱他人或宠物以及听舒缓的音乐）；
- 关注自己的优点和积极品质，并自我肯定。

要了解情绪调节和痛苦耐受技术，可以参考莱恩汉的书（Linehan，2015）。想进一步了解帮助来访者接纳消极情绪的技术和隐喻，请参见海斯（Hayes）及其同事所写的书（Hayes et al.，1999）。

总　　结

如果知道个体在想什么，那么他们的情绪反应总是有道理的。你可以在会谈内外加强他们的积极情绪。当来访者表达了明显的消极情绪时，你要根据认知模型将它概念化，并讨论相关的认知。一些来访者需要修正关于体验消极情绪本身的功能不良的信念。对于来访者来说，区分他们的想法和情绪以及分辨不同的情绪是很重要的。我们要共情来访者的情绪，而不去评价它们。在需要时，我们应帮助他们不评判地接纳消极情绪。在需要时，一些技术可以帮助来访者调节消极情绪，发展出对消极情绪更强的耐受力。

反 思 提 问

情绪在认知行为疗法中起什么作用?

———————— **实 操 练 习** ————————

进行角色扮演,引出来访者对体验消极情绪的功能不良的信念。帮助同一来访者在会谈中体验到积极情绪。

第十四章

评估自动思维

来访者每天有成百上千的自动思维，有些功能不良，有些功能良好，有些与治疗有关，有些与治疗无关。治疗的艺术在一定程度上就体现于概念化哪些自动思维最重要，需要加以应对，以及如何应对。

在本章中，你会看到对以下问题的回答。

在治疗中要应对哪些类型的自动思维？

如何选择关键的自动思维来工作？

如何通过苏格拉底式提问来评估自动思维？

如何判断评估效果？

如何概念化评估无效的原因？

有哪些应对自动思维的其他方法？

当自动思维是真实的时，该怎么做？

自动思维的类型

与治疗有关的三种自动思维如下所示。

1. 导致痛苦或不良行为（尤其是那些阻碍目标实现的行为）的不准确的想法。你通常会在言语上对它们进行评估，或通过行为实验对它们进行检验。
2. 准确但无益的想法。你可以进行问题解决，评估基于这个想法而得出的不准确的结论，或尝试让来访者接纳一个不可解决的问题，并改变注意的焦点。

3. 作为功能不良思维过程的一部分的想法，如思维反刍、强迫思维或自我批评。你要经常评估关于思维过程的信念，使用正念技术，并强调符合价值观的行动。

稍后在本章中，你将学习其他技术来应对这三种自动思维。

选择关键的自动思维

你已经识别了一个自动思维。来访者可能：

- 在一次会谈中自发地说出一句话（例如，"我觉得没有什么能帮到我"）；
- 讲述在过去一周里出现了一个自动思维；
- 预测在未来会出现一个无益的自动思维。

接着，你需要进行概念化，以确定这是不是一个值得聚焦的重要想法；也就是说，这个想法在当下是不是正在给来访者带来痛苦，它是不是无益的，或者它是不是反复出现的？它会对达成目标造成阻碍吗？如果这是出现在上周的自动思维，你可以用如下方式进行提问。

"你是在什么情境下产生这个想法的？"（如果来访者只是报告了想法而没有报告情境。）

"在那一刻，你有多相信这个想法？此刻又有多相信这个想法？"（来访者可以使用 0—10 或 0—100 的标尺，也可以使用"一点""中等程度""很多""极度"。）

"这个想法会让你产生什么情绪？当时的强度如何？此刻的强度如何？"

"你当时做了什么？"

你也要问问自己，来访者还会不会出现这类想法并被它困扰。如果不会，那么这个认知可能没有重要到需要花时间讨论的地步。

为什么来访者会提出一些不重要的问题和自动思维呢？在大多数时候，这是因为他们不了解认知行为疗法的工作方式。有时候，他们只是单纯提出了在会谈前刚刚遇到的问题。

如果来访者自发地说出了想法，或预测他们以后可能会有某个想法，你就要稍微改变一下提问方式。你还应该了解是否还有其他更核心或更能引发来访者痛苦的想法。

"（在这种情境下）还有什么东西出现在你的脑海中？有其他的想法或者画面吗？"

"你感受到了其他情绪吗？"（如果感受到了）"这种情绪伴随着什么样的想法或画面呢？"

"哪个想法或画面最令你感到心烦？"

即使来访者报告了一个重要的自动思维，你们也可能共同决定不聚焦于此，尤其是出现以下情况时：

- 讨论这个自动思维可能会损害治疗关系（例如，你认为来访者会因此感到被否认）；
- 他们的痛苦程度太高了，以至于无法进行对自动思维的评估；
- 在会谈中没有足够的时间来帮助他们有效地回应这个想法；
- 处理认知模型中的另一个元素似乎更重要（例如，你可以专注于解决问题，教授来访者情绪调节的技术，讨论更多的适应性行为反应，或者应对来访者的生理反应）；
- 你认为你应该处理自动思维背后的一个功能不良的信念；
- 你认为讨论其他事情更重要。

通过提问来评估自动思维

在引出一个自动思维，确定它是重要的且是引起痛苦的，并识别了伴随而来的反应（在情绪上、生理上和行为上）之后，你可以与来访者一同评估它。不过，**出于以下原因，不要直接挑战自动思维。**

- 你通常无法提前知道某一自动思维歪曲的程度（例如，阿贝认为他将没钱花，这个想法可能是有理有据的）。
- 直接的挑战可能会让来访者感到不被认可（例如，玛丽亚可能会想，"我的治疗师告诉我，我错了"）。
- 挑战认知违反了认知行为疗法的一个基本原则，即合作的经验主义——你和来访者一起检验自动思维，考察它的证据和效用性，并发展出更具适应性的反应。

还需要记住，自动思维很少是完全错误的。在通常情况下，它们包含了一部分事实（承认这一点很重要）。

不同于挑战自动思维及对自动思维进行争辩，我们经常使用苏格拉底式提问这种温和的方式。一开始，你可能需要在面前摆放一份提问摘要（图 14.1 或图 14.2），也可以复印一份给来访者。（你将在下一章中看到列举了这些提问的工作表。）最终，等你很好地掌握了这些提问，就不需要这份摘要了。如果做得好，这种提问的风格听起来就像对话。研究表明，苏格拉底式提问在总体上优于说教的方法。（实际上，"苏格拉底"这个词有些许不妥；苏格拉底式提问方法确实源于哲学家苏格拉底，但它更多地指一种辩证式讨论。）如果处理得当，苏格拉底式提问会带来症状的改变（Braunetal.，2015）。来访者更喜欢这种方法；他们会觉得这样做更有帮助、更被尊重，他们更有可能投入认知重建（Heinigeretal.，2018）。关于心理治疗中苏格拉底式方法更多的讨论，参见奥弗霍尔泽的书（Overholser，2018）。

有什么证据证明这个自动思维是真实的？有什么证据证明这个自动思维是不真实的？
还有其他解释吗？
最坏的结果是什么？我可以如何应对？最好的结果是什么？最现实的结果是什么？
我相信这个自动思维会有什么影响？改变我的想法会有什么影响？
　如果＿＿＿＿＿＿＿＿（朋友的名字）处在这个情境下，并且有相同的想法，我会对他说什么？
　对此我可以做些什么？

图 14.1 评估自动思维的提问（摘自思维记录表）

情境是什么？
我在想什么或在想象什么？
是什么让我认为这种想法是真实的？
是什么让我认为这种想法是不真实的或不完全真实的？
还能用别的方式来看这个问题吗？
可能发生的最坏的情况是什么？那时我可以做些什么？
最好的情况是什么？
最可能发生的情况是什么？
如果我一直告诉自己同样的想法，会发生什么？
如果我改变自己的想法，会发生什么？
如果这种事发生在我的朋友（想着一个特定的人）身上，我会对他说什么？
现在做什么对我有益？

图 14.2 评估自动思维的提问（摘自思维自检表）

　　另一方面，（如果你要帮助来访者从经验中得出适应性结论）行为技术可能比苏格拉底式提问更有效。行为实验几乎适用于每一位来访者（对一些来访者来说是必需的，包括年幼的孩子和患有严重精神疾病、脑损伤、智力残疾或孤独症的个体）。

　　你可以从首次治疗会谈开始就用提问评估一个特定的自动思维。在随后的会谈中，你要开始更明确地解释这个过程，好让来访者在会谈外学习评估自动思维。

朱迪丝：（总结会谈的上个部分；在纸上写下自动思维，让双方都看到。）所以当你考虑给查理打电话的时候，你会想，"他可能不想听到我的消息"，而这个想法让你感到伤心？

阿　贝：是的。

朱迪丝：你当时到底有多相信这个想法呢？

阿　贝：哦，很相信，大约90%。

朱迪丝：那你觉得自己有多伤心呢？

阿　贝：可能有80%。

朱迪丝：你还记得我们一直在讨论的吗？像这样的自动思维，有时是真实的，有时其实不是真实的，有时有部分是真实的。我们能看看关于查理的这个想法吗？看看它看起来有多准确。

阿　贝：好的。

朱迪丝：我想给你看一个提问清单，它可能对你有帮助。

对于来访者来说，和你一起在会谈中使用其中一份清单（图14.1或图14.2）来评估自动思维是很有用的。如果他们做到了，你可以建议他们在会谈外发现某个自动思维时，也使用这份清单，并将这种做法作为行动计划的一部分。然后，他们可以思考自己对这些提问的回应，或者把它们写下来。但一定要确定给他们这样的清单是合适的，一些来访者会被大量提问搞得不知所措。当你预测会有这样的情况时，可以只教他们一两个提问，你或者来访者可以将它们记录下来。或者在某份清单上圈出几个提问。但在建议他们回家使用这些提问之前，要确保：

> - 他们明白评估自己的想法可以帮助他们感觉好一些；
> - 他们相信自己能够有效地使用这些提问；
> - 他们明白并不是所有提问都适用于所有自动思维。

你还应该指引他们，好让他们知道在何时以及如何使用这些提问。

朱迪丝：阿贝，如果你对这周的**每一个**自动思维都使用这些提问，你的负担就太重了。所以,当你注意到自己的情绪变得更糟了,或者发现自己做出了一些无益的行为时,可以尝试捕捉你的自动思维,然后问自己,"我的治疗笔记里有这方面的内容吗?"。可以吗?

阿　贝:可以。

朱迪丝:如果出现的是一个**新的**想法,你肯定会有想要掏出提问清单的时候。在理想情况下,你不仅要向自己提问,如果可以,还**要记下**你的回答。你觉得怎么样?

阿　贝:好的。

临床小贴士

对来访者的想法的评估应不偏不倚。我们不希望来访者忽视支持自动思维的证据,反而想出另一种不现实的解释,或者对可能发生的事情采取一种不切实际的积极观点。也要让来访者知道,清单中的所有提问并不与所有自动思维都相关。使用所有提问就算在逻辑上没问题,也可能在实际操作上太麻烦且浪费时间。如果来访者认为这个过程带给他们的负担过重,他们就可能根本不去评估自己的想法了。

你可以选用任何一组提问来帮助来访者评估其想法,不过这些提问清单的作用是可以引导你和来访者:

- 检验自动思维的有效性;
- 探索其他解释或观点的可能性;
- 对问题情境进行去灾难化;
- 认识到相信自动思维所带来的影响;
- 与想法保持距离;
- 采取措施解决问题。

以下是对每种提问的具体介绍。

有关"证据"的提问

因为自动思维通常包含一些事实，所以来访者通常确实有一些证据可以支持其准确性（这是你要首先帮助他们识别的），但他们往往无法识别相反的证据（这是你接下来要帮助他们识别的）：

朱迪丝：有什么让你觉得查理不想听到你的消息？（也可以问"有什么证据证明_____？"）

阿　贝：嗯，我至少有一个月没和他说过话了。

朱迪丝：还有别的吗？

阿　贝：上次我们在一起的时候，我并不开心。

朱迪丝：还有吗？

阿　贝：没了，我觉得没有了。

朱迪丝：好的，现在再想想有什么让你觉得这个想法可能并不真实，或者不完全真实（也可以问"相反的证据是什么？"），也就是说，也许他想听到你的消息呢？

阿　贝：我不知道。我们曾是好朋友。但在过去的几个月里，我没怎么见过他。

朱迪丝：还有别的吗？

阿　贝：上个月，当我取消了和他的计划时，他听起来很失望。

朱迪丝：他说了什么？

阿　贝：他说，得知我不舒服时，他也很难过。他希望我快点好起来。

朱迪丝：好的。（总结）所以，一方面，你已经有一个多月没有收到查理的消息了，而且你最近没有经常见到他。你还认为上次在一起的时候，你并不是很开心。另一方面，你们已经是老朋友了，因为不能和你一起做些什么，他感到很失望，他似乎很关心你。对吗？

阿　贝：是的。

有关"其他解释"的提问

接下来，我将帮助阿贝为所发生的事情想出一个合理的替代解释。

朱迪丝：很好。现在，让我们再看看这个情境。还有别的角度吗？（也可以
　　　　问"你有一个月没和他联系了，除了他不想听到你的消息之外，还
　　　　有什么其他的可能？"）

阿　贝：我不知道。

朱迪丝：他和你失去联系，还有其他原因吗？

阿　贝：我不确定。也许他的工作真的很忙。也许他的妻子希望他整个周末
　　　　都待在家里。我觉得很可能是因为他太忙了。

有关"去灾难化"的提问

许多来访者会做出最坏的预测。问问他们，如果最坏的情况发生了，他们可
以如何应对。

朱迪丝：好的。现在，如果最坏的情况发生了，他不想听到你的消息，你可
　　　　以做些什么？（或者问"你可以如何应对呢？"）

阿　贝：嗯，我会不高兴。

朱迪丝：（通过引导性提问帮助他形成一个强有力的回答）你有其他可以联
　　　　系到的朋友吗？

阿　贝：这种情况已经有一段时间了。但我想可以。

朱迪丝：而且你还有子女和孙辈的孩子，对吗？

阿　贝：是的。

朱迪丝：那么，你会没事的？

阿　贝：是的，我想我会没事的。

来访者最糟糕的担忧往往是不现实的。你的目标是帮助他们考虑更现实的结

果，但很多来访者很难做到这一点。接下来，你可以通过询问最好的结果来帮助他们拓宽思路。

> 朱迪丝：看来，最坏的情况不太可能发生。那么**最好**的情况是什么？
>
> 阿　贝：我可以给他打电话，他也想要聚一聚。
>
> 朱迪丝：我想知道，最好的情况会不会是，**他今天给你打电话**，为好久没联系而道歉，并且计划马上来找你？
>
> 阿　贝：我觉得那是最好的情况了。
>
> 朱迪丝：你认为，最可能发生的情况是什么呢？（也可以问"**最现实的结果是什么？**"）
>
> 阿　贝：他可能只是对我有一点点生气，也可能一直很忙，也许他会想要聚一聚。

临床小贴士

　　当来访者最担心的是他们会死去时，你显然不能问"你可以如何应对？"。相反，你可以询问最好和最现实的结果。你也可以询问，在面临死亡时，最糟糕的部分是什么：对濒死过程的恐惧；害怕往生后的世界；或者害怕在自己死后，在所爱的人身上会发生可怕的事情。

有关"自动思维的影响"的提问

下面，我帮助阿贝评估了回应歪曲想法和不回应歪曲想法的结果。

> 朱迪丝：如果你一直告诉自己，查理不想听到你的消息，会怎么样呢？（也可以问"你的这个**想法**──他不想听到你的消息──**会给你带来什么影响？**"。）
>
> 阿　贝：这让我很伤心。最后，我是不会给他打电话的。
>
> 朱迪丝：如果你改变了想法，可能会发生什么呢？（也可以问"**改变你的想**

法会有什么影响？"）

阿　贝：我会感觉好很多。我更有可能给他打电话。

有关"保持距离"的提问

让来访者想象，如果一个亲密的朋友或家人也存在类似的情况，他们会对朋友或家人说什么？这可以让他们和想法保持距离，从而获益。

朱迪丝：阿贝，假设你儿子有一个朋友，你儿子已经有一个月没和这个朋友联系了。如果他想的是"我的朋友不想听到我的消息"，你会跟他说什么？

阿　贝：我想我会告诉他，一个月也不是很长的时间。他们之所以没有联系，可能有别的原因。现在主动联系朋友是值得的。

朱迪丝：这也适用于你吗？

阿　贝：是的，我想确实可以。

有关"问题解决"的提问

对于"现在最好做什么？"的回答可以是认知上的，也可以是行为上的。有时候，来访者需要提醒自己记起你们刚才讨论过的内容——例如："我想，如果我想到＿＿＿＿＿＿，我就需要想起＿＿＿＿＿＿"。阿贝说："如果我想到他不想听到我的消息，我就需要想起我可能是错的。他也许只是太忙了。"阿贝和我还想出了一个行动计划。

朱迪丝：对于这种情境，你想要做些什么呢？

阿　贝：呃……我想我应该直接给他发短信。

然后，我会问阿贝有多大可能给他发短信，并应对可能阻碍他的因素。如果我不确定阿贝是否有相应的社交技能，我会问他："你觉得应该在短信中说些什么？"如果阿贝觉得有需要，我们会进行角色扮演，演练当他们在一起时，他要对朋友说些什么。我们可以评估，如果他对朋友说出他得了抑郁障碍，会有什么好处和坏处。对于如何在谈话中放松以及谈些什么，我们可以进行头脑风暴。我可能会问阿贝，要不要在会谈中就给查理发短信。

判断评估效果

在这次讨论的最后一部分，我评估了阿贝现在有多相信最初的自动思维，以及他的情绪感受，以便决定会谈的下一步要做什么。

朱迪丝：很好。那么你有多相信"查理不想听到我的消息"这个想法？

阿　贝：没那么相信了。可能有30%。

朱迪丝：好的。那么你觉得自己有多伤心呢？

阿　贝：也没那么伤心了。

朱迪丝：很好。这个练习听起来很有用。让我们回头看看我们做了什么有帮
　　　　助的事情。

你和来访者不会使用清单中的所有提问来评估所有自动思维。有时候，这些提问似乎都没用，于是你就要采用完全不同的方式。此外，不要指望来访者对自动思维的相信程度下降到0%，也不要指望他们的消极情绪会完全消失。

对认知重建无效进行概念化

当情绪和行为没有改善时，你需要概念化最初的认知重建尝试为什么不够有效。常见原因包括：

1. 还有你尚未识别或评估的其他核心自动思维或意象；

> 2. 对自动思维的评估是不合理的、表层的或不充分的；
>
> 3. 来访者没有充分表达支持自动思维的证据；
>
> 4. 自动思维本身就是一种宽泛的、过度概括的认知——核心信念（比如"我无能为力／我不可爱／我毫无价值"）；
>
> 5. 来访者在理智上明白自动思维是歪曲的，但是在情感上仍然相信它；
>
> 6. 自动思维是功能不良的思维模式的一部分。

　　我的受督者安德鲁（Andrew）是一名新手治疗师。在治疗患有社交焦虑的女士玛格丽特（Margaret）时，他犯了一些错误。第一种情况是，来访者没有用言语表达最核心的自动思维或意象。玛格丽特有多个自动思维，但只说出了其中一个。当安德鲁帮助她评估这个自动思维时，她的焦虑强度只有轻微的下降。他本应该更仔细地询问她，而不是马上评估她表达的第一个想法。

　　第二种情况是，来访者对一个自动思维的回应是表层的。玛格丽特想："我的同事可能会批评我。"但她没有仔细评估这个想法，只是回答说："他可能不会。"这种回应不够充分，她的焦虑也没有减轻。

　　第三种情况是，治疗师没有彻底探索支持自动思维的证据，因此来访者没有完全表达出来。在这种情况下得出的适应性回应是无效的，如下所示。

　　治 疗 师：好的，玛格丽特，有什么证据证明你的朋友不想为你操心呢？

　　玛格丽特：嗯，她几乎没有给我打过电话。总是我给她打电话。

　　治 疗 师：好的，有没有另一种可能呢？她真的关心你，她确实想和你有一段良好的关系？

　　假如安德鲁进一步询问，他本可能发现玛格丽特还有其他证据能支持其自动思维：她的朋友拒绝了玛格丽特的几次邀请；在最近几次电话里，她听起来不耐烦；玛格丽特过生日时，她没有送生日贺卡。有了这些额外的信息，安德鲁本可以帮助玛格丽特更有效地权衡证据。

　　第四种情况是，来访者识别出的自动思维就是核心信念。玛格丽特经常想

"我有问题"。她坚信这个想法，以至于单次的评估无法改变她的感知或相关情感。在早期的会谈中，她列出了许多令她焦虑的情境，然后她向安德鲁报告了这种认知。安德鲁开始帮助她评估这个想法。但他本应该聚焦玛格丽特出现这个想法的具体情境——例如，"我们能谈谈你周末参加的聚会吗？当时没有人来找你，你心想，'我有问题'。关于没人来找你，还可能有其他原因吗？"。随着时间的推移，安德鲁需要使用许多技术来改变来访者过度概括的核心信念（见第十八章）。

第五种情况是，来访者在头脑中"理智"地相信适应性回应，而不是从内心深处在"情绪"上相信。她在内心并不真正认同适应性回应。在这种情况下，安德鲁和玛格丽特应该探究隐藏在自动思维背后的、未表达的信念。

治 疗 师：你有多相信克里斯蒂娜（Christina）不让你加入她的工作团队可能有其他原因？

玛格丽特：嗯，我在理智上能理解。

治 疗 师：但是？

玛格丽特：我仍然觉得如果她真的喜欢我，她就会带上我。

治 疗 师：那么，她不带上你意味着什么？

玛格丽特：意味着我还不够好。

在这段对话中，安德鲁发现玛格丽特并不真正相信适应性回应，因为她相信"如果人们没有带上我做某件事，就意味着我不够好"。

总而言之，在评估自动思维后，要让来访者对适应性回应的相信程度和情绪感受进行评分。如果他们的相信程度很低，而且他们仍然很痛苦，就要对为什么检验这个想法并没有减轻他们的痛苦进行概念化，并为下一步规划一个策略。

应对自动思维的其他方法

还有许多其他技术可以帮助来访者评估自动思维（Dobson & Dobson, 2018；Leahy, 2018；Tolin, 2016）。这里仅举几个例子，你可以：

- 使用不同的提问方式；
- 识别认知歪曲；
- 设计行为实验；
- 使用自我表露；
- 请来访者给出有帮助的回应。

这些策略具体如下所述。

使用不同的提问方式

当你预测标准的提问没有足够的效果时，要改变你的提问方式。

朱迪丝：（总结）所以你给前妻打电话，想让她在文件上签字。当她发脾气时，你在想什么？

阿　贝：我本应该知道她会生气。我本应该等一等再给她打电话。

朱迪丝：有什么让你觉得你不应该打电话呢？

阿　贝：嗯，她一般在星期日晚上会心情很不好。

朱迪丝：以前发生过这样的事吗？

阿　贝：嗯，是的，但是我想马上让女儿知道，她可以指望我们来帮她偿还汽车贷款。她真的很需要帮助。

朱迪丝：所以你那时候确实有理由打电话，你知道这可能有风险，但你真的想尽快让凯特琳（Kaitlyn）安心？

阿　贝：是的。

朱迪丝：你冒的风险似乎有必要，你有没有可能对自己稍微有点苛刻？

阿　贝：是有点吧……

朱迪丝：听起来你并不确信。从整件事情的发展来看，你前妻生气了，这有多糟糕？

我接着使用了不同的提问方式："你跟前妻提起这件事有多合理呢？她生气

是有道理的吗？她现在可能有什么感受？你有可能永远不让她生气吗？你有没有可能做些事情，对自己和孩子们以及他们的孩子有好处，又不让她生气？"

这些非标准化的提问帮助阿贝采纳了一个更具功能性的视角。虽然我一开始就这个想法是否符合现实进行了提问，但之后我把重点转移到了隐含的潜在信念上（我们之前讨论过）："我应该能够避免让别人对我生气"。最后，我问了阿贝一个开放式问题（"现在你怎么看这件事？"），看看他是否需要更多的帮助来回应他的想法。请注意，我用的许多提问都是苏格拉底式提问的变式，即"（对于你当时为什么会打电话这件事，前妻为什么会生气，除了是你的错之外）有没有别的解释？"。

识别认知歪曲

来访者的思维会出现一致性误差。通常，患有心理障碍的病人在认知加工过程中存在系统性负性偏差（Beck，1976）。最常见的认知歪曲如图 14.3 所示（参见 Burns，1980）。给认知歪曲命名，并教来访者这么做，有时会有所帮助。一定要告诉他们，这些类别是重叠的，他们可能会发现一些自动思维包含不止一种歪曲。在为来访者提供清单之前，你可以先在心里记下他最常见的认知歪曲，然后当你发现了一个模式时，请指出具体的认知歪曲：

"阿贝，这种认为你要么非常成功，要么非常失败的想法，被我们称为全或无思维。熟悉吗？我记得你也有过这样的想法，你当时完不成所有的工作职责，就认为自己彻底失败了。还有，你觉得如果不能为孙子和外孙女做你力所能及的一切，你就是一个失败的爷爷或姥爷。你觉得平时留意这种想法会有帮助吗？"

识别认知歪曲可以帮助来访者和想法保持距离。但是和所有技术一样，要确保这些技术对来访者有帮助，来访者能理解其中的原理，而且不会因为这些技术而感到不知所措。我认为，这对许多来访者来说是有用的，但它不是必要的。尤其重要的是，在你要求来访者把识别认知歪曲类型作为行动计划之前，你要在会谈中回顾这份清单，以确保他们知道如何进行使用。

全或无思维	也被称为非黑即白、两极化或二分思维。只用两分法看待事物，而没有中间地带	例子："如果我没有取得完全的成功，就是一个失败者"
灾难化（"算命术"）	消极地预测未来，而没有考虑其他更有可能的结果	例子："我将会非常难受，什么都做不了"
忽视或低估积极因素	不合理地告诉自己，正面经历、行为或品质都不算数	例子："我那个项目做得好，但那并不意味着我有能力，我只是运气好罢了"
情绪化推理	强烈地"感觉"（实际上是相信）某件事是真的，因此就这么认为，忽视或贬低相反的证据	例子："我知道我在工作上做的很多事情都还不错，但我还是觉得自己是一个失败者"
贴标签	给自己或他人贴上了一个固定的、概括性的标签，而没有考虑到有证据表明其实没有那么极端	例子："我是一个失败者""他一无是处"
夸大或最小化	在评价自己、他人或事情时，不合理地放大消极面或最小化积极面	例子："得到一个中等的评价证明了我有多么不称职""获得高分并不意味着我聪明"
心理过滤	也被称为选择性提取。过分关注消极的细节，而没有看到全局	例子："我在评估中得到了一个低分（其实也有几个高分），这意味着我做得很糟糕"
"读心术"	相信自己知道别人在想什么，却没有考虑到其他更大的可能性	例子："他认为我对这个项目一无所知"
过度概括	得出广泛的消极结论，结论远远超出当下的情境	例子："因为我在聚会时感到不舒服，所以我没能力交朋友"
个人化	认为别人的不良行为是自己的原因，而没有考虑其他更合理的解释	例子："修理工之所以对我很粗鲁，是因为我做错了事"
"应该"和"必须"陈述	也被称为命令。对自己或他人应该如何行动有一个精确的、固定的想法，同时高估期望没有实现时的结果	例子："我犯了一个错误，这是非常糟糕的，我必须总是全力以赴"
管道视野	只看到事情的消极面	例子："我儿子的老师什么事都做不好，他爱挑剔，麻木不仁，教学水平很差"

图 14.3 认知歪曲（经阿伦·T. 贝克许可改编）

在我们的下一次会谈中，我给了阿贝一份清单，我们一起确定了他典型的自动思维和它们所代表的认知歪曲类型。例如，

> 灾难化："我再也找不到工作了。"
>
> 全或无思维："我的公寓很乱，这意味着事情已经完全失控了。"
>
> "读心术"："我的朋友不想待在我身边。"
>
> 情绪化推理："我感觉自己像一个失败者，我一定就是一个失败者。"

我在清单上圈出了这四个认知歪曲类型，并建议阿贝留意未来一周的自动思维是否包含一个或多个这样的认知歪曲。阿贝把这份清单放在手边，在他评估自己的自动思维时，就会参考它。这样做有助于他更加相信自动思维也许是不真实的，或不完全是真实的。

设计行为实验

讨论来访者的预测是否有证据，可以帮助他们改变自己的想法，如果来访者的体验违背了自己的预测，这种改变可能更加有效（Bennett-Levy et al.，2004）。苏格拉底式提问可能是不够的，但它可以帮助你决定是否要设计行为实验。阿贝有一个自动思维："我没有去流浪者收容所（做志愿者）的精力"。首先，我们检查了这个想法，发现它可能是不准确的。然后我们进行了问题解决——我们决定，阿贝可以只去 30 分钟，如果他的精力不够了，就可以离开。接下来，我们设计了一个行为实验，看看他能否完成这个计划。

你可以与来访者合作设计行为实验。在可行的情况下，建议来访者就在会谈中对一些认知进行实验，以下是一些例子。

> "如果我告诉你我的被虐待经历，我会非常难过，我会发疯。"
>
> "如果我的心脏剧烈跳动，我的呼吸急促，我就会心脏病发作。"
>
> "如果我尝试阅读，我会无法集中注意力。"

另一些实验还是需要在会谈外进行。

> "如果我向姐姐求助，她会拒绝我。"
>
> "如果我整天躺在床上，我会感觉好很多。"
>
> "如果我想付清账单，我会犯太多错误。"
>
> "如果我问老板一个问题，他会生气并解雇我。"

确保在成功完成行为实验后，帮助来访者得出具有适应性的结论。以下是你可以使用的一些提问。

> "你怎么看待那段体验？""你学到了什么？"或者"你能得出什么结论？"
>
> "这段体验对你或对他人意味着什么（或会让他人如何看待你）？"
>
> "这段体验对你的未来意味着什么？"

使用自我表露

有时，你可以使用合适的自我表露来代替苏格拉底式提问或其他方法，或者作为对它们的补充，以此展示你是如何改变自己类似的自动思维的，如下所示：

> "你知道吗？阿贝，有时我也会有你这样的想法——'我必须做负责任的事'。但后来我提醒自己，我有责任照顾好自己，就算我做不到别人想让我做的一切，世界末日可能也不会来临。（停顿）你觉得这适用于你吗？"

请来访者给出有帮助的回应

最后，你可以简单地问来访者，他们想如何回应一个自动思维。有时，他们可以在治疗的早期就想出有效的回应。有时，要等取得更多的治疗进展，他们才能做到。

阿　　贝：在要去参加聚会的时候，我可能会想逃开。

朱迪丝：你能想出一种更有益的看待这个问题的方式吗？

阿　　贝：能。我最好还是去吧，即使我必须强迫自己。我可以重新与那些对我来说很重要的人建立联系。

朱迪丝：很好。如果你这样对自己说，你觉得会发生什么？

阿　　贝：我更有可能去吧。

下面是另一个例子。

朱迪丝：你要告诉前妻，你不想改变假期计划，你觉得有什么会阻碍你这么做吗？

阿　　贝：我不想让她生气。

朱迪丝：好的，如果你觉察到了"我不想让她生气"的想法，你觉得你可以跟自己说些什么？

阿　　贝：就算这件事没让她生气，也会有别的事情让她生气。我应该做对我有好处的事——而不是一直照顾她。

朱迪丝：太好了！这可否让你直接告诉她，你不会改变计划？

当自动思维是真实的

有时，自动思维是真实的。此时，你可以选择采取以下一项或多项策略：

- 聚焦于问题解决；
- 探查来访者是否得出了一个无根据的或功能不良的结论；
- 使来访者接纳并重新聚焦于符合价值观的行动。

这些策略具体如下。

聚焦于问题解决

如果来访者对一种情境的看法似乎有证据支持，你可以探查与此相关的问题可否得到某种程度的解决。在一次会谈中，阿贝和我评估了他的自动思维："如果我无法快速找到工作，我就没有足够的钱付房租"。证据表明，这确实是一种可能性。

朱迪丝：所以看起来即使你很小心，你也有可能到年底交不出房租。到那时，你有可能找到工作吗？

阿　贝：有可能，但如果我没找到呢？

朱迪丝：你想过那样一来，你可以做些什么吗？

阿　贝：嗯，我不想搬去和孩子一起住。

朱迪丝：但到了万不得已的时候，你能够这么做吗？

阿　贝：我想是的……

朱迪丝：你还想到什么别的了吗？

阿　贝：没有了，我想我也无能为力。

朱迪丝：你考虑过现在找点事情做吗？可以是兼职，可以是全职。直到你找到一份你真正想要的工作。

阿　贝：没想过，我过去一直想找以前那样的工作。

朱迪丝：你觉得这个点子怎么样？

阿　贝：我不知道。这些天我太累了。

朱迪丝：如果这份工作只是兼职，你还需要那么多的精力吗？如果找到工作后发现自己太累了，最糟糕的情况是什么？

阿　贝：我想这没什么大不了的。我可以退出。

朱迪丝：你想把这一部分作为你本周的行动计划吗？如果最后的结果是发现你完全没办法工作，我们可以想想其他的点子，也许你可以找个合租室友或者找一套更便宜的公寓，或者暂时搬到别人那里住。也许你可以向你弟弟借钱，尽管我知道你不想借钱。（停顿）可能还有其他你可以做，但暂时没有想到的事情，因为你的情绪太低落了。

探查无根据的结论

虽然一个自动思维本身可能是真实的，但来访者对这个思维的意义的解释也许是没有根据的，或者至少不是完全有根据的（如下所示），你可以检查潜在的信念或结论。

> 朱迪丝：所以你似乎真的没办法集中精力计算纳税额。
>
> 阿　贝：是的，我觉得很糟糕。
>
> 朱迪丝：没办法做到这件事对你来说意味着什么？或者你害怕会发生什么？
>
> 阿　贝：这表明我的大脑出了问题。我可能永远无法恢复注意力。
>
> 朱迪丝：好，我们能先看看这一点吗？关于你难以集中注意力的情况，你还有其他解释吗？

使来访者接纳并采取符合价值观的行动

有些问题无法解决，也可能永远无法解决，需要帮助来访者接纳这种结果。如果他们有不切实际的期望，认为一个无法解决的问题会以某种方式神奇地改善，他们可能会感到痛苦。与此同时，治疗师通常需要帮助他们学习关注自己的核心价值观，追求符合价值观的行动，强调他们在生活中更有回报的部分，并以新的方式丰富他们的体验。海斯及其同事（Hayes et al.，2004）设计了多种旨在提高接纳程度的策略。

总　　结

一些关键自动思维会导致强烈的消极情绪或功能不良的行为，应对这些自动思维尤为重要。这些自动思维可能不准确，可能没有益处，甚至可能两者兼而有之。评估自动思维是一项具体的技术，治疗师和来访者都可以通过反复练习来熟练掌握。不要挑战来访者的自动思维，而要熟练地使用几种技术，帮助来访者评估其思维的准确性和实用性。当自动思维真实的时候，你可以评估来访者得出的结论，进行问题解决或采用接纳策略，同时鼓励他做出符合价值观的行动，以减少来访者的痛苦。

反 思 提 问

　　当你在学习自动思维评估技术的过程中感到沮丧时，你会跟自己说些什么？你想让一位来访者相信什么？

实 操 练 习

　　写下对图 14.1 中提问的回答，以评估自己的某项自动思维。然后在图 14.2 中记录你对提问的回答，以评估另一个自动思维。

| 第十五章 |

回应自动思维

前一章讲解了在会谈中如何帮助来访者评估重要的负性自动思维及对它们的相信程度。但是，当同样的想法在下一周再出现时，来访者可能就不记得自己的回应了。他们也可能在会谈外体验到一些新的重要的自动思维。

在本章中，你会看到对以下问题的回答。

如何帮助来访者写治疗笔记，以便在会谈外进行阅读？

如何教来访者使用工作表，来应对会谈外出现的新自动思维？

如果工作表的效果不佳，该怎么办？

确保来访者已经以书面形式（在纸上或索引卡上、治疗笔记上或智能手机上）或音频形式（使用录音设备或某个手机软件）记录了你们在会谈中对自动思维进行的回应。关于会谈外出现的新自动思维，你可以教来访者使用前一章里的提问（图 14.1 和图 14.2）来进行回应。或者，你可以教来访者使用思维自检表（图 15.1 和图 15.2）、思维记录表（图 15.3 和图 15.4）或本章将会介绍的其他技术。

写治疗笔记

在与来访者评估了一个自动思维之后，你可以请他们进行总结。比如，你可以问以下问题。

> "你能总结一下我们刚才谈论的内容吗？"
>
> "你觉得你这周需要记住哪些重要的内容呢？"
>
> "如果这种情境再次出现，你想跟自己说些什么呢？"

当来访者给出一个具有说服力的总结时，你可以说："非常好，你想把它写下来吗？还是你希望我帮你把它写下来？我想确保你这周能记住它。"一般可以在第一次和第二次会谈时询问来访者的偏好，随后就一直沿用，除非来访者表明自己的偏好改变了。我跟阿贝使用苏格拉底式提问评估了他的想法"我做不到"。然后我请他进行总结。

朱迪丝：好的，阿贝，如果你这周想到填保险单时，再次出现"我做不到"的想法，你想提醒自己什么？

阿　贝：这可能不是真的。我的注意力足够让我填写几份工作申请了，所以我至少可以开始填表。

朱迪丝：很好。（写下来）还有其他的吗？

阿　贝：我可以找我儿子帮忙。

朱迪丝：（写下来）那也很重要。还有，你觉得提醒自己"刚开始可能是最难的，后面会好很多"有帮助吗？

阿　贝：嗯，记住这一点会有帮助。

为确保阿贝写下的内容是最有帮助的，我会先请他进行口头总结。这让我有机会对他的总结进行补充或提出修改建议。

临床小贴士

当来访者的回应过于肤浅、混乱、简短或冗长时，你可以说："是的，大概是这个意思，不过我想知道这样记会不会更有帮助：＿＿＿＿。"同理，如果来访者的回答合理但不够完整，你可以问："你还想提醒自己＿＿＿＿吗？"如果来访者同意，你或他可以将这一补充记录下来。

如果能让来访者每天早上都阅读治疗笔记，并在需要的时候拿出来看一看，是很理想的。在对这些回应进行反复演练后，来访者便可将这些回应整合到他们的想法中。通常来说，相较于只在遇到困难情境时才阅读治疗笔记，定期阅读治疗笔记以提前为困难情境做准备会更加有效。以下是阿贝的一些治疗笔记，其中包括对功能不良的思维的回应和行动计划。

当"我什么都做不好"这个想法出现时，我会提醒自己：

我只需要专注在当下需要做的事情上。

我不需要把每件事都做到完美。

我可以寻求帮助。这并不是软弱的表现。

然后，我可以找出最容易做的部分，并设置一个10分钟的闹钟。在这10分钟结束时，我可以决定是否继续把这件事情做下去。

当"我最好还是待在家里"这个想法出现时，我会告诉自己，我已经做了很多次待在家里的尝试，我的心情并没有好转。如果我出去，晒晒太阳、锻炼身体或者做点事情，或许我会感觉好一些。

我可能觉得我让孩子们失望了，但这是"全或无"的想法。我不再像抑郁之前那样，能为他们做很多事情，比如帮他们整理院子。但是，我仍然去看了孙子的足球比赛，而且当他们的父母抽不开身时，我还开车送他们去比赛。我应该马上给他们打电话，并且安排时间去看望他们。

当我想找盖布（Gabe）帮忙在网上找新工作时：

1. 我会提醒自己这没什么大不了的。最坏的结果就是他说他太忙了，那我可以找凯特琳帮忙。

2. 请他帮忙是一种尝试。即使这次求助不成功，对我来说也是一次很好的练习。

3. 如果他说他太忙了，他可能真的很忙。

4. 我应该现在就给他打个电话，问他我今天或明天能不能过去。

在我焦虑时的应对策略：

1. 阅读我的治疗笔记，完成一张思维自检表。

2. 给伊森打电话聊聊体育。

3. 接纳焦虑。我不喜欢焦虑的感觉，但这是一种正常的人类情绪。焦虑的时候，我也可以做在我不焦虑时会做的任何事情。一旦我将注意力转移到别的事情上，焦虑水平很可能就会下降。

4. 进行正念练习。

5. 去散散步。

临床小贴士

从实践的角度考虑，你应该保留来访者的治疗笔记副本。你可以复印或拍照，然后打印出来；也可以在写的时候使用复写纸。这样一来，当你计划下一次会谈时（通常是在下次会谈即将开始之前），当你回顾来访者的行动计划时，当你强化在之前的会谈中与来访者讨论过的想法时，你都可以参考这些治疗笔记。如果来访者弄丢了他们的笔记，你还可以给他们一份复印的笔记。

音频形式的治疗笔记

确保来访者有书面的治疗笔记是最理想的。他们可以随身携带笔记本或索引卡，在需要时阅读；也可以在智能手机上阅读治疗笔记。然而，有些来访者不能或不喜欢阅读，或者发现听治疗笔记更有效。在任何情况下，当你们对自动思维做出回应时，你都可以打开录音机或让来访者使用手机上的录音软件进行录制；或者你可以先记下对自动思维的回应，在会谈的最后几分钟一次性录下所有回应。录下并让来访者听整节治疗录音通常不太有用。他们很可能一周只听一次录音，而不是反复听会谈中最重要的部分。他们在听整节录音时还可能产生自我批评的想法。

如果来访者不识字，你可以问他们如何记住你们讨论过的内容。例如，他们可以用画画的方式做记录吗？可以找个人给他们读治疗笔记吗？可以听录音吗？

临床小贴士

为了激励来访者阅读治疗笔记，你可以使用与行动计划（第八章）相同的技术，特别是将阅读治疗笔记与他们的志向、价值观和目标联系起来。一定要询问来访者可能会遇到的阻碍。如果来访者不确定自己是否有时间，你可以问他们认为阅读治疗笔记需要花多长时间。如果来访者高估了所需的时间，你可以请他们在会谈现场朗读治疗笔记，同时给他们计时，这样他们就可以看到阅读治疗笔记实际上只需要很短的时间了（通常是20~60秒）。

使用工作表

思维自检表（图15.1和图15.2）和早期被称作"功能不良思维日常记录表"（Beck et al.，1979）的思维记录表（图15.3和图15.4），能促使来访者在感到痛苦或采取无益行为时，评估他们的自动思维。相较于只是回答前一章的苏格拉底式提问，这些工作表可以引出更多信息。如果思考苏格拉底式提问就足够有帮请记住，想法可能 100% 真实，可能一点也不真实，可能介于两者之间。你想到的并不一定都是真实的。

1. 当你留意到自己的情绪变得糟糕，或者发现自己在做一些无益的行为时，问问自己写在工作表背面的那些提问，并把答案写下来。这需要 5~10 分钟。
2. 并不是所有提问都适用于所有自动思维。
3. 如果你愿意，你可以使用下面的清单来识别认知歪曲。你可能会发现一个想法不只对应一种认知歪曲。
4. 不用太在意书写和语法。
5. 如果你的情绪改善了 10% 或更多，完成这个工作表就是值得的。

认知歪曲

全或无思维	例子："如果我没有取得完全的成功，就是一个失败者"
灾难化（"算命术"）	例子："我将会非常难受，什么都做不了"
忽视或低估积极因素	例子："我那个项目做得好，但那并不意味着我有能力，我只是运气好罢了"
情绪化推理	例子："我知道我在工作上做的很多事情都还不错，但我还是觉得自己是一个失败者"
贴标签	例子："我是一个失败者""他一无是处"
夸大或最小化	例子："得到一个中等的评价证明了我有多么不称职""获得高分并不意味着我聪明"
心理过滤	例子："我在评估中得到了一个低分（其实也有几个高分），这意味着我做得很糟糕"
"读心术"	例子："他认为我对这个项目一无所知"
过度概括	例子："因为我在聚会时感到不舒服，所以我没能力交朋友"
个人化	例子："修理工之所以对我很粗鲁，是因为我做错了事"
"应该"和"必须"陈述	例子："我犯了一个错误，这是非常糟糕的，我必须总是全力以赴"
管道视野	例子："我儿子的老师什么事都做不好，他爱挑剔，麻木不仁，教学水平很差"

图 15.1　思维自检表（第一面）

1. 情境是什么？你可能会想到刚刚发生在周围的某件事，或者发生在你体内的某件事〔一种强烈的情绪、一种痛苦的身体感觉、一幅画面、一段白日梦、一次闪回或者一连串想法（比如想到自己的未来）〕。
   我收到了一张违章停车罚单

2. 我在想什么或者在想象什么？
   我真蠢

3. 这是哪一种认知歪曲？（可选）
   贴标签，过度概括

4. 是什么让我认为这种想法是真实的？
   我不应该忘了时间。

5. 是什么让我认为这种想法是不真实的或不完全真实的？
   其他人也收到过违章停车罚单。这并不代表他们很蠢。

6. 还能用别的方式来看这个问题吗？
   我只是犯了一个错误。

7. 可能发生的最坏的情况是什么？那时我可以做些什么？
   继续交停车罚款，但我最好在手机上设个闹钟，这样就不会再发生这种情况了。

8. 最好的情况是什么？
   我永远都不会再收到罚单了。

9. 最可能发生的情况是什么？
   我可能会再收到罚单，但我可能会吸取这次事件的教训，尽可能避免再收到罚单。

10. 如果我一直告诉自己同样的想法，会发生什么？
    我会一直生自己的气。

11. 如果我改变自己的想法，会发生什么？
    我会感觉好一些。

12. 如果这种事发生在我的朋友盖布（想一个特定的人）身上，我会对他说什么？
    没什么大不了的。你忘记了，犯了一个错误。你已经知道该如何避免让这样的事情再次发生了。

13. 现在做什么对我有益？
    别总想着这件事，去散散步。

图 15.2　思维自检表（第二面）

助，来访者就不需要使用这些工作表了；但是很多来访者发现，使用工作表可以帮助他们更好地组织和回应想法。工作表对于功能水平较低、不喜欢写字、动机不足或文化水平较低的来访者来说，并不是特别有用。

请记住，想法可能 100% 真实，可能一点也不真实，可能介于两者之间。

> 你想到的并不一定都是真实的。

请用 5~10 分钟完成思维记录表。请注意，并不是所有提问都适用于所有自动思维。

1. 当你留意到自己的情绪变得糟糕，或者发现自己在做一些无益的行为时，问问自己写在工作表背面的那些提问，并把答案写下来。这需要 5~10 分钟。
2. 并不是所有提问都适用于所有自动思维。
3. 如果你愿意，你可以使用下面的清单来识别认知歪曲。你可能会发现一个想法不只对应一种认知歪曲。
4. 不用太在意书写和语法。
5. 如果你的情绪改善了 10% 或更多，完成这个工作表就是值得的。

认知歪曲

全或无思维	例子："如果我将没有取得完全的成功，就是一个失败者"
灾难化（"算命术"）	例子："我将会非常难受，什么都做不了"
忽视或低估积极因素	例子："我那个项目做得好，但那并不意味着我有能力，我只是运气好罢了"
情绪化推理	例子："我知道我在工作上做的很多事情都还不错，但我还是觉得自己是一个失败者"
贴标签	例子："我是一个失败者""他一无是处"
夸大或最小化	例子："得到一个中等的评价证明了我有多么不称职""获得高分并不意味着我聪明"
心理过滤	例子："我在评估中得到了一个低分（其实也有几个高分），这意味着我做得很糟糕"
"读心术"	例子："他认为我对这个项目一无所知"
过度概括	例子："因为我在聚会时感到不舒服，所以我没能力交朋友"
个人化	例子："修理工之所以对我很粗鲁，是因为我做错了事"
"应该"和"必须"陈述	例子："我把工作搞糟糕了，这是非常糟糕的，我必须总是全力以赴"
管道视野	例子："我儿子的老师什么事都做不好，他麻木不仁，教学水平很差"

图 15.3 思维记录表（第一面）

日期/时间	情境	自动思维	情绪	适应性反应	结果
	1.与不愉快情绪相关的事件（外部的或者内部的）是什么？或者什么无益的或者你刚刚做了什么无益的行为？	1.（在事件或者发生之前、之中或之后）有什么样的想法和/或画面闪过你的脑海？2.你有多相信这些想法？	1.（在事件或者发生之前、之中或者之后）你的情绪是怎么样的（悲伤、焦虑或生气等）？2.这些情绪有多强烈（0～100%）？	1.（可选）你出现的认知歪曲是什么类型的？2.用下面的提问生成对自动思维的回应。3.你对每个回应的相信程度有多少？	1.你现在有多相信每个自动思维？2.你现在有什么情绪？情绪的强度是多少（0～100%）？3.做些什么会更好？
6/23	想到工作的面试	我将会很紧张，不知道该说什么，然后我就找不到这份工作了（80%）	焦虑（75%）	（"算命术"）我现在很紧张，但我可以多和治疗师进行练习。以前紧张的时候，比如换了新老板的时候，我没有得到这份工作，我可以申请其他的工作。最好的结果是我能找到这份工作。要现实地说我得找几份工作才能找到一份（90%）想着我找不到那份工作只会让我一直焦虑。意识到我没有得到这份工作并不意味着世界末日（100%）我会告诉那个世界末日，也并不意味着世界末日，会让我感觉更好一些（100%）得到那份工作，即使他没有录取我而没有其他人愿意录用我，可能就越不录取了。但他练习越多，可能就越不紧张。然后按照我紧张时的状态采取行动（100%）	1.自动思维（50%）2.焦虑（50%）3.练习

用于帮助形成替代反应的提问：（1）有什么证据证明这个自动思维是真实的？有什么证据证明这个自动思维是不真实的？（2）还有其他解释吗？（3）最坏的结果是什么？我可以如何应对？最好的结果是什么？最现实的结果是什么？（4）我相信这个自动思维会有什么影响？改变我的想法会有什么影响？（5）如果_____（朋友的名字）处在这个情境下，并且有相同的想法，我会对他说什么？（6）对比我可以做些什么？

图 15.4 思维记录表（第二面）

临床小贴士

两份工作表包含类似的问题，但思维自检表更易于阅读和理解，它的结构形式更简单，也更容易完成。正如你在前一章读过的内容，你将先识别来访者的一个重要的自动思维，并使用清单中的任何一个提问来询问来访者。如果来访者的自动思维和情绪的强度降低，你就可以选择其中一份工作表演示如何将提问的答案和其他信息写在工作表上。请注意，你可以在识别一个重要的自动思维后立即拿出一张工作表。但是，如果对想法的评估是无效的，来访者就可能会认为这些工作表对他们没有帮助。

在下面的对话演示中，我跟阿贝使用了思维自检表中的苏格拉底式提问清单来评估"盖布不会愿意跟我一起去"的想法。他感觉好了一些。接下来，我就引入了这个工作表。

朱迪丝：好。现在，我想给你看一份工作表（图 15.1 和图 15.2），我想它能在家帮助你。它叫作思维自检表，能以一种有组织的方式记录我们刚刚讨论的内容，你觉得可以吗？

阿　贝：当然可以。

朱迪丝：（展示给阿贝看）你可能需要进行一些练习才能熟练掌握它。所以，在这个过程中难免犯一些错误。这些错误实际上是有用的，它们会帮我们看到有哪些地方没弄清楚，这样我就可以帮你在下次练习时做得更好了。好吗？

阿　贝：好的。

朱迪丝：（展示第一面给阿贝看）在这张工作表的最上面，它提醒你，你的想法可能是真实的，也可能不是真实的。然后它告诉你在什么时候可以使用这张工作表。（大声地读出来）"当你留意到自己的情绪变得糟糕，或者发现自己在做一些无益的行为时，问问自己写在工作表背面的那些提问，并把答案写下来。这需要 5~10 分钟。"我估计这大概需要花 5 分钟，可能比 5 分钟多一点。它还告诉你，并不是每个提问都适用，也不用太在意书写和语法。如果你的情绪改善了10%或更多，完成这个工作表就是值得的。此外，它还列出了认知歪曲的类型。

阿　　贝：好的。

朱迪丝：（翻到另一面）这一面一目了然。你只需要阅读这些提问，如果哪个提问适用，在旁边写下答案即可。你有什么疑问吗？

阿　　贝：没有，我想我都明白。

朱迪丝：你觉得如何？我们拿另一个自动思维来试试你是否可以使用这个工作表，可以吗？

阿　　贝：好。

要确保来访者在会谈中成功地完成了其中一张工作表，再建议把它作为一个行动计划的任务。对于一些来访者来说，最好分两个阶段介绍思维记录表。在其中一次会谈中，你可以先教来访者填写其中的前四栏，并请他们回家后在感到难受时也这样做。如果进展顺利，你可以在下一次会谈中教他们如何使用最后两栏。

当工作表的效果不佳时

就像认知行为疗法的其他技术一样，不要过分强调工作表的重要性，这一点很重要。大多数来访者在某些时候会发现，完成某个工作表并不能带来明显的缓解。如果你强调工作表一般来说是有用的，并让来访者将填表时的"停滞点"视作一个学习的机会，那么你也能帮助来访者避免产生批评自己、批评治疗、批评工作表或批评你的自动思维。

正如前一章提到的，如果来访者没能对最让他们感到困扰的想法或画面做出回应，如果来访者的自动思维是一个核心信念，如果来访者对自动思维的评估和回应是肤浅的，如果他们并不认同对自动思维做出的回应，如果来访者的自动思维是功能不良的思维过程的一部分；那么评估自动思维（无论是否使用工作表）

可能并不是最佳选择。

> **临床小贴士**
>
> 　　如果你对来访者能否在家有效地使用提问清单或工作表不是非常有信心，可以请来访者预测在家使用它们时会发生什么。
>
> 朱迪丝：如果你这周很难评估自己的想法，可能会有什么感觉？
>
> 玛丽亚：我想我会很受挫。
>
> 朱迪丝：你可能会有什么想法？
>
> 玛丽亚：我不知道。我可能只会放弃。
>
> 朱迪丝：你能想象这样一个画面吗？你现在看着这张工作表，却想不出应该怎么做。
>
> 玛丽亚：可以。
>
> 朱迪丝：当你看着这张工作表时，你在想什么？
>
> 玛丽亚："我本应该做到。我真是太蠢了。"
>
> 朱迪丝：很高兴你告诉了我。你觉得，如果提醒自己这只是一种技术，你会越来越熟练的，会有帮助吗？而且在下次治疗时，我可以帮你。
>
> 玛丽亚：会的。（在治疗笔记上记下来。）
>
> 朱迪丝：你认为这样的回应会有帮助吗？或者你觉得我们先不执行这个行动计划，而是多做一些练习呢？
>
> 玛丽亚：不，我觉得我可以尝试。
>
> 朱迪丝：好的。如果你真的感到受挫，产生了自动思维，一定要把它们记下来，好吗？
>
> 　　在这里，我把行动计划变成了一个没有损失的提议：要么玛丽亚成功地完成行动计划，要么我们将在下次会谈中合作完成它。如果她感到受挫，她可以阅读治疗笔记（可能会感觉好一些），或者追踪她的想法，这样我们就可以一起回应它们了。

最后，正如前一章（见本书第285页）所描述的，来访者也许能够走捷径，不需要苏格拉底式提问的清单或工作表，但要警惕他们的回应是肤浅的。你可以使用两种形式的回应。一种是在本书第285–286页描述过的："当我想到＿＿＿＿，我应该提醒自己＿＿＿＿。"另一种是两栏表技术（自动思维和回应），见下方。

自动思维	回应
"我不想参加聚会。"	"我最好还是去。我可以和大家重新建立联系。而且可能会有人给我提供找工作的信息。"
"如果我告诉丽塔（Rita）我不想改变假期计划，她会生气。"	"就算这件事情没让她生气，也会有其他事情让她生气。我应该做于我有益的事情——不能总是顺着她。"

总　　结

在会谈外，来访者主要有两种方式来回应他们的无益想法。如果你之前在会谈中跟来访者一起评估过这个想法，那么他们可以阅读治疗笔记，或者他们可以使用苏格拉底式提问的清单或工作表来评估新的自动思维。最好是先以口头的方式使用工作表上的提问。如果你成功地帮助来访者评估了一个自动思维，那么你可以向他们展示如何使用包含相同提问的工作表。当工作表效果不佳时，你需要先对困难进行概念化，然后你就知道应该如何应对了。

反 思 提 问

给来访者介绍工作表时，可能会出现什么问题？当一个工作表不太有用时，你可以怎么办？如果来访者不能成功地完成一个工作表，你可以如何降低来访者自我批判的可能性？

实 操 练 习

　　请识别出一个可能干扰你使用思维记录表的自动思维。然后，使用思维记录表对这个自动思维进行评估和回应。接着，识别出一个出现在任一情境下的功能不良的思维，并使用思维自检表进行工作。此外，请进行一次给来访者介绍工作表的角色扮演。请记住，先使用工作表上的提问帮助来访者成功地口头评估一个自动思维，再拿出工作表给来访者展示如何填写。

第十六章

将正念融入认知行为疗法

正念已得到深入研究，有时作为一种独立的干预，有时作为某种心理治疗形式的一部分。事实上，正念已被人们实践几千年了。许多研究者研究了正念对一系列问题的有效性，包括心理障碍、身体疾病和压力（详见 Abbott et al.，2014；Chiesa & Serretti，2011；Hofmann et al.，2010；Kallapiran et al.，2015）以及抑郁的复发预防（Segal et al.，2018）。

在本章中，你会看到对以下问题的回答。

正念是什么？为什么要对来访者运用正念？

什么是正式和非正式的正念练习？

治疗师为什么要练习正念？

在介绍正念之前，你需要使用哪些技术？

如何向来访者介绍正念？如何进行正念呼吸，后续需要做什么？

什么是针对担忧的 AWARE[①] 技术？

正念是什么？

根据学者普遍达成的共识，正念的一个定义是保持对即时经验的关注，同时采取开放、接纳和好奇的态度（Bishop et al.，2004）。它教你专注于当前发生

---

① 是英文 accept（接纳）、watch（观察）、act（行动）、repeat（重复）和 expect（期待）的首字母缩写。——译者注

的事情，无论是外部的（例如与某人交谈），还是内部的（例如你的想法、情绪、身体或心理感觉），并教你练习以一种不带评判的方式体验正在发生的事情。当来访者处于一种非适应性的思维过程中时，比如强迫思维、思维反刍、担忧或自我批评，正念尤为有用。当来访者害怕体验某些内部刺激，例如消极情绪、想法、画面、强烈的渴求或疼痛时，正念也相当有用。

正念可以帮助你与你的想法建立一种有别于以往的关系。你不会通过质疑想法的有效性等方式与想法接触，而是（不带评判地）留意它们的存在，允许它们来去自由，顺其自然。正念的目标并不在于消除无益的想法或消除痛苦的内部刺激——这通常是不可能的，也是相当适应不良的。相反，正念帮助你不带评判地观察并接纳你的内部体验，而不是评判或试图改变它们。换句话说，你将学习以开放、接纳和好奇的态度聚焦当下。

正念分为几种类型。下面是其中的三种。

---

1. **对于想法的正念：** 适用于过度的思维反刍、担忧或试图压抑闯入性想法或画面的来访者。
2. **对于内部刺激的正念：** 适用于经受着强烈情绪和其他痛苦的内在体验的来访者。
3. **自我慈悲的正念：** 适用于经历了大量自我批评的来访者。

在本章中，我们将介绍对于想法的正念，使用正念呼吸，这特别适用于处于抑郁性思维反刍状态的来访者。

阿贝的思维反刍

这是阿贝陷入思维反刍的典型场景。他坐在客厅的沙发上看电视。但一系列抑郁的想法在他的脑海中穿梭，并干扰了他的注意力。"我为什么在看电视？我应该去找工作。我在浪费生命。我真是一个失败者。我曾经过得很好，但是现在所有事都一团糟。没希望了。我永远都好不起来了。"这些想法一遍又一遍地重复。它们带来悲伤和绝望的情绪，以及身体很沉重的感觉，削弱了他的信心和动力，他继续坐在沙发上，而不是采取符合其价值观的行动。

最开始我们评估了这些想法，这让阿贝在会谈中感到有了一些缓解。尽管阿贝在家里练习过对这些想法做出强有力的回应，但这些想法还是会不断回来。像一定比例的其他抑郁来访者一样，阿贝也陷入了无益的思维反刍过程，并且难以解脱。他相信：

> "如果我足够努力地思考我为什么失去了工作和妻子，就可以弄清楚如何在未来避免类似的坏事再发生。"
>
> "如果我能弄清楚自己最初是怎么抑郁的，我就会感觉好一些。"

他也有一定程度的担忧，并持有以下信念：

> "如果我能预测问题，也许就能阻止它们发生。"

这些信念在某些情况下可能是具有功能的，但是当它们导致同样的负性想法一遍又一遍地出现时，就会变得极其功能不良。在一段时间后，阿贝发展出了另一个功能不良的想法：

> "一旦我开始这样想，我就停不下来。"

正念帮助他改变了这种信念。回应他的想法很重要，但这还不够有效。在学习了正念之后，阿贝能够觉察到自己陷入了思维反刍，接纳这种体验和自己的消极情绪，然后选择不受困于想法。最初，他通过专注于自己的呼吸学会了这样做，后来他能够专注于外部体验。

正式和非正式的正念练习

正念练习有两种形式：正式的和非正式的。在正式的正念冥想中，你可以留出一段时间（例如，5~60分钟），到一个安静的地方，把注意力集中在一个特定的体验上（例如，呼吸、身体的不同部位、运动、想法、情绪、外部物体或声音）。当你留意到注意力从特定的体验中偏离时，只需不加评判地把它带回到这个体验中即可。我们推荐很多来访者一开始只练习5分钟左右的正式冥想。简短且正式的正念练习更有利于来访者坚持下来。

我们也推荐非正式的正念练习，将正念原则应用到你的日常生活中，以一种接纳的、开放的、不带评判的方式专注于你正在做的事情或正在发生的事情。当你的思绪游离到未来或过去，想得再多也没什么用时，就把思绪带回到当下的体验中。此外，当你留意到自己不愿意体验不想要的想法、情绪和／或身体感觉时，就记录下这些体验，允许它们存在，不要试图控制它们，并把你的注意力带回到当下的任务中。

自 己 练 习

我想鼓励你做我所做的事情，那就是自己练习正念。在大多数早晨，我都会做5分钟正式的正念练习（专注于我的呼吸）。我在一天中的不同时间进行非正式的正念练习，比如在吃饭、刷牙或工作间隙休息时。看着大自然，用我的感官体验它，能帮助我释放脑海里的任何东西，比如当前工作或生活中的压力，并帮助我欣赏周围的环境。当我走神时，我会把注意力带回当下的体验中。你几乎可以对所有体验进行正念，如走路、开车、完成任务、做家务或进行自我关照的活动。当我发现自己陷入一个无益的思维循环时，我也会做正式的正念（如果可以，每次进行5分钟冥想）或非正式的正念。我建议你也开始练习正念，原因有三。

1. 可以帮助你减轻压力，并增强幸福感。
2. 可以帮助你理解并向来访者介绍这项技术。
3. 如果你运用自我表露技术，跟来访者介绍你通过正念练习获得的好处，可以激励来访者进行练习。

在介绍正念之前使用的技术

一些认知行为治疗师把正念作为一种独立的技术来教授。但我们发现，对来访者来说，将它融入认知行为疗法明显更为有效。这里有一些重要的策略可以在你介绍正念之前使用，以抑郁性思维反刍为例。

---

1. 把认知模型教授给来访者。

2. 衡量思维反刍的利弊与专注于当下的利弊（并在需要的时候使用其他技术，如问题解决和正念）。

3. 使用苏格拉底式提问来检验他们所认为的思维反刍的好处是否准确。

4. 讨论思维反刍如何干扰他们按照自己的价值观生活的能力。

5. 帮助来访者认识到正念将如何有助于思维过程。

6. 在会谈中引出来访者无益的思维过程。

7. 让来访者评定自己消极情绪的强度。

然后，指导来访者进行 5 分钟左右的正念练习，并录下来（这样一来，来访者就可以回家照着练习了）。在指导来访者进行正念练习之后，再使用下述策略。

---

1. 请来访者重新评定他们消极情绪的强度。

2. 引导来访者总结此次正念的体验（来进一步修正他们关于思维过程的功能不良信念）。

3. 共同制订一项行动计划，通常是每天早上进行 5 分钟正式的正念练习，然后直接把这个策略作为非正式的正念，用以摆脱在一天当中出现的思维反刍。

我们希望来访者在开始专注于呼吸等练习之前，先进入无益的思考过程，这里有两个原因。

1. 这个练习可以作为一个行为实验来检验功能不良的信念，例如"思维反刍是不可控的"。来访者会学习到，正念练习让他们对自己的思维反刍有了一定程度的控制，这将激励来访者在会谈外进行练习。
2. 重现来访者在会谈外使用这个策略时可能遇到的情况是很重要的。如果我在阿贝感觉相对放松的治疗会谈中教他正念，他可能会在下周报告说，在一整周里，当他感到痛苦并陷入思维反刍时，正念并没有什么帮助。

向来访者介绍正念

接下来，我开始与阿贝一起进行正念呼吸练习。

朱迪丝：听起来，思维反刍实际上并没有什么帮助。是这样吗？

阿　贝：是的。

朱迪丝：我想给你介绍一下正念。它是一种帮助你减少思维反刍的技术，通过不加评判地留意你的想法，并让这些想法自然地到来，自然地离去，从而帮助你从思维过程中解脱，同时将你的注意转移到当下的其他事情中。

阿　贝：好的。

朱迪丝：首先，我们需要先进入思维反刍状态，这样一来，你现在就可以体验到你在家里产生的想法了。你可以坐好闭上眼睛吗？如果你愿意，也可以睁着眼睛。

阿　贝：（坐好并闭上了眼睛。）

朱迪丝：（停顿5秒）我希望你能再次开始思考你的生活和未来，无论是默默思考还是出声思考，就像这个周末你坐在沙发上时想到的那样，你应该如何找工作，你在如何浪费自己的生命，你是一个多么失败的人，你曾经有多么美好的生活，但现在所有的事都一团糟，多么

没有希望，以及你永远都好不起来了。（停顿 30 秒）你现在感觉怎
么样？

阿　贝：非常悲伤。

朱迪丝：用 0—10 来评分呢？

阿　贝：大概 8 分吧。

接下来，我点开了他手机上的录音软件。

朱迪丝：现在，请你闭上眼睛。我希望你把注意集中在呼吸上，集中在你呼
　　　　吸时的身体感觉上。（停顿 10 秒）留意气息是如何进出鼻孔的；留
　　　　意你的肺部、胸部和腹部在扩张和收缩时有怎样的感觉。（停顿 15
　　　　秒）你可以把身体感觉作为一个整体来观察，（停顿）或者把注意
　　　　集中在一种具体的感觉上，例如气息进出你鼻孔时的感觉，以你觉
　　　　得最舒服的方式来观察。（停顿 30 秒）当你这样做的时候，你会留
　　　　意到自己的思维开始走神，可能会出现各种各样的想法，或者你会
　　　　陷入 1 分钟前的思维反刍。当你觉察到这一点时，请温柔地把你的
　　　　注意带回到呼吸上。（停顿 45 秒）不管你走神了多少次，每一次，
　　　　只要觉察到走神了，就请温柔地把注意带回到呼吸上。（停顿 30 秒）
　　　　如果你走神了，不必批评自己或感到沮丧，因为那是非常正常的事
　　　　情；你需要做的只是留意它，并温柔地把注意带回到呼吸上。（停
　　　　顿 40 秒）如果你留意到了自己内心深处的想法，那也没问题。你
　　　　不需要强迫它们离开或对它们做任何改变。你只需要留意它们的存
　　　　在，让它们顺其自然地消失，因为你的注意主要集中在呼吸时的身
　　　　体感觉上（停顿 60 秒）。

在正念练习后使用的技术

接下来，我停止了录音，告诉阿贝，他可以睁开眼睛，然后问了他一系列问题。

> "如果使用 0—10 分评定，现在，你的悲伤有多强烈？"
>
> "你觉得怎么样？"
>
> "你留意到了什么？"
>
> "你走神了吗？"
>
> "你能把注意带回到呼吸上吗？"
>
> （如果回答是肯定的，接着问）"这对你摆脱思维反刍的能力有什么启示？"
>
> "当你练习正念时，你的情绪发生了什么变化？"
>
> "你对此怎么看？"
>
> "这有帮助吗？"
>
> "你认为把这个练习加到行动计划中会有好处吗？"

你应该鼓励来访者在发现自己陷入无益的思维过程或陷入不舒服的内在体验时，使用正式的正念练习（如果当时可行）或非正式的正念练习。学习各种正式的正念练习是很有用的，这样一来，你就可以为一个特定的来访者选择看起来对他最有效的正念练习（详见 Hayes et al., 2004；Kabat-Zinn, 1990；Linehan, 2018；McCown et al., 2010；Segal et al., 2018）。要更全面地了解如何逐步将正念融入认知行为疗法，可以在贝克研究所网站的"CBT 资源"中找到录像。

AWARE 技术

这种正念技术可用于过度担忧的（Beck & Emery, 1985）和 / 或体验到了过度焦虑的来访者。你可以做出适当的调整，将它用于愤怒或抑郁性思维反刍。以下是步骤：

> 1. 接纳（accept, A）焦虑（或其他情绪）；
> 2. 观察（watch, W）它；

> 3. 对它采取建设性行动（act，A）；
>
> 4. 重复（repeat，R）上述步骤；
>
> 5. 期待（expect，E）最好的结果。

这些步骤详见附录 C。要教来访者使用这个技术，需要请他们简要地描述一个即将面对的情境，这个情境是他们预测自己会感到焦虑的情境。然后让他们想象这个情境正在发生，并想象自己使用上述五个步骤。

总　　结

正念帮助你以开放、接纳和好奇的态度，将注意力保持在当下的体验上。研究表明，正念可以使治疗更有效，尤其是当来访者陷入思维反刍、担忧、强迫思维、持续的自我批评或回避内在体验时。将正念融入治疗可能比把它作为一种单独的技术来教授更有效。鼓励来访者每天进行正式的和非正式的正念练习。

反 思 提 问

使用正念练习可以在哪些方面对你有帮助?

——— 实 操 练 习 ———

请你做一次正式的正念练习。朗读本章前面的正念脚本，用录音设备或手机软件进行录制。然后找一个安静、舒适的地方。你可以坐在地板上或椅子上，也可以躺下或站在某个地方。闭上眼睛（除非你更愿意睁着眼睛）。如果你过于担忧或经常陷入思维反刍，如果你会批评自己，如果你试图回避内在体验（如消极情绪或负性想法），如果你正在经历痛苦或强烈的渴求，就试着重现这种思维过程或者不舒服的内在体验。（如果你没有这些问题，直接开始正念练习即可。）在听录音时，记住，走神是正常的，请不要批评自己。当你留意到自己走神时，把注意力带回到呼吸上即可。看看你冥想后的感觉与冥想之前相比有什么不同。

另外，现在请花 5 分钟做一次非正式的正念练习。看向窗外，欣赏一幅画，或者散散步（或进行其他活动）。运用你的感官全然地觉察并接纳这个体验，保持开放和好奇。每当你走神时，请不要批评自己，并温柔地把注意力带回到当下的体验中。

第十七章

概 述 信 念

在前面的章节中，你学习了如何识别和修正自动思维，即在特定的情境下，来访者脑海中浮现的会导致痛苦或无益行为的话语或画面。本章和下一章描述了抑郁的来访者对自我、他人、世界和未来的更深层次的、通常难以表达的观念或理解，它们会引发特定的自动思维。这些观念通常在治疗前没有表达出来，但在大多数情况下，你可以很容易地引出或推断出它们，并在之后验证它们。传统的认知行为疗法更关注来访者在抑郁模式下的非适应性（消极的、无益的、功能不良的）信念。康复导向认知疗法则更关注适应性（积极的、有益的、功能性的）信念，以帮助来访者转向适应性模式（Beck，Finkel，& Beck，2020）。

正如第三章所描述的，信念可以分为两类：中间信念（包括态度、规则和假设）与核心信念（关于自我、他人和世界的整体观念）。适应不良的中间信念虽然不像自动思维那样容易修正，但仍然比核心信念更具可塑性。正如在下一章中即将学到的，你将使用类似的技术来修正这两类信念。

在本章中，你会看到对以下问题的回答。

什么是适应性的（积极的）和非适应性的（消极的）核心信念、图式及模式？

如何识别适应性和非适应性的核心信念与中间信念？

如何决定是否修正以及何时修正非适应性的信念？

如何向来访者介绍非适应性信念？

如何激励来访者修正其信念？

核心信念、图式和模式

核心信念和图式

核心信念是一个人关于自我、他人和世界的最核心的想法。适应性信念是现实的和功能良好的，而不是极端的。功能不良的核心信念是僵化和绝对的，通过非适应性的信息加工过程而得以维持。一些研究者将这些信念称为图式。贝克（Beck，1964）将这两者做出区分，认为图式是头脑中的认知结构。在皮亚杰的观点里，图式有几个特征维度：渗透性（图式能接受改变的程度）、规模（图式和个体的一般自我概念相比的大小）、量级（从低到高，表明图式的强度）和内容（Beck，2019）。图式的内容可以是认知（以信念的方式表达）、动机、行为、情感或生理反应。

人们从很年幼的时候就开始形成核心信念；遗传倾向、与重要他人的互动以及个体为自己的经历和环境赋予的意义，都会对核心信念造成影响。然后，当与特定主题相关的情境出现时，包含某个核心信念的图式就会被激活（图 17.1 和图 17.2）。在抑郁状态下，来访者的消极图式会被持续激活。例如，在遭遇抑郁的急性发作之前，阿贝认为自己是一个相当有能力的人。但是当他变得抑郁时，他开始认为自己无能。

一旦图式被激活，一般会发生下述三件事。

> 1. 来访者会根据核心信念来解读这种新体验。
> 2. 图式的激活加强了核心信念。
> 3. 其他类型的图式也会被激活。

我们在传统认知行为疗法中强调修正功能不良的认知（以及行为）图式的原因之一，就是它们会对其他图式产生影响。

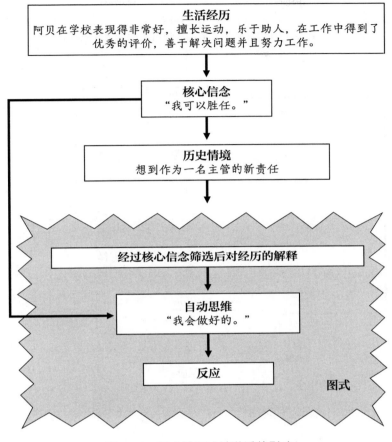

图 17.1 适应性图式被激活的影响

模式

相互关联和共同出现的图式集群被称为"模式"。在每次会谈中,我们都在努力让抑郁(或"来访者／病人")模式停止工作,并激活适应性模式(Beck et al., 2020)。

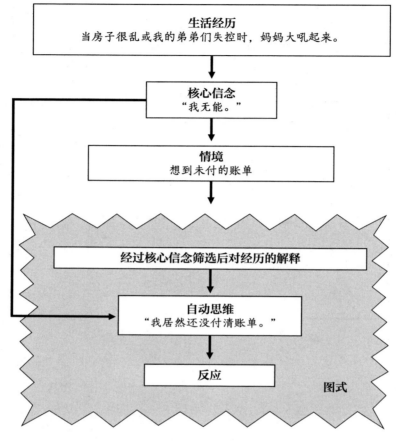

图 17.2　非适应性图式被激活的影响

适应性模式

大多数人在一生的大部分时间里，都能基本持有符合现实且合理公平的核心信念。这些信念至少在某种程度上是积极的（例如，"我大体上有掌控力""我可以胜任大部分事情""我是一个功能良好的人""我可以在需要时保护自己""我一般是讨人喜欢的""我有价值"）。当来访者处于适应性模式时，图式是更具有功能性的；他们的信念更加现实（见本书第 033 页的图 3.1）和灵活。他们的消极核心信念往往在一定程度上是潜伏着的。适应性模式有：

> - 有能力、可爱和有价值的认知图式；
> - 推动活动进行的动机图式；
> - 有希望、乐观、幸福感和目标感以及满足感的情感图式；
> - 主动趋近（有时是进行健康的回避）的行为图式；
> - 正常水平的精力、食欲和性欲等的生理图式。

当来访者在这种模式下运作时，他们往往会客观地解释自己的经历，没有太多的扭曲。他们的情绪可能会有起伏，但与处于抑郁模式时相比，他们的功能更好。

抑郁模式

当来访者处于抑郁模式时，他们的图式是功能不良的，他们的信念更加歪曲和极端（见本书第 034 页的图 3.2）。他们的积极信念是潜伏的。抑郁模式有：

> - 无能为力、不可爱和无价值的认知图式；
> - 节约能耗的动机图式；
> - 悲伤、绝望以及时而易怒、内疚、愤怒和／或焦虑的情感图式；
> - 回避和退缩的行为图式；
> - 疲劳、食欲减退（或增加）和性欲减退等的生理图式（Clark et al., 1999）。

贝克（Beck，1999）认为，关于自我的消极核心信念分为两大类：一类与无能感相关，一类与不可爱相关。还有一类与无价值相关（图 3.2；J. S. Beck，2005）。当来访者抑郁时，他们的消极核心信念可以主要被归为这些类别中的一种，也可能同时具有两类或三类核心信念。有些来访者在一个类别只有一个信念；另一些来访者则在一个类别中有多个信念。

有时，一个特定的消极核心信念属于哪一类很清楚，尤其是当来访者使用"我无能为力"或"我不可爱"之类的字眼时。在其他时候，分辨某个消极核心信念属于哪一种类别就不是那么容易了。例如，抑郁的来访者可能会说"我不够好"。然后你需要找出这类认知的含义，确定来访者是因为没有取得足够的成就而认为自己不够好（无能类），还是认为自己不够好所以不被别人喜欢（不可爱类）。同样，当来访者说"我一文不值"时，他们的意思可能是没有取得足够高的成就（无能类），或者因为内心深处的某些东西而无法获得或维持与他人的爱和亲密关系（不可爱类）。当来访者关心的是他们的道德缺陷，而不是他们的能力或是否可爱时，"我一文不值"的认知就属于无价值的范畴了。

关于他人、世界和未来的核心信念

没有心理问题的来访者通常对他人和世界有合理公平的看法（例如，"我可以信任很多人，但不是每个人""大多数人会对我保持中立或友善，尽管有些人并非如此""我的世界里有许多地方都足够安全，但有些地方可能有危险""世界很复杂，有好的、中性和坏的部分"）。然而，有心理问题的个体可能对他人和世界持有消极的和比较绝对化的核心信念："其他人不值得信任／比我更优秀／非常挑剔""别人会伤害我""这个世界很肮脏""这个世界很危险"。

当个体没有抑郁时，他们通常对未来的看法比较平衡，理解自己会有许多正面的、中性的和负面的经历。然而，当来访者抑郁时，他们通常认为自己的未来是黑暗的，永远不会再感到快乐了，很少会有或根本不会有满足感或愉悦感，而且是自己无法控制的。

除了关于自我的消极核心信念，其他僵化的、过度概括化的负性想法通常也需要评估和修正。更基于现实的想法往往需要得到加强，例如，请来访者对他们中性的和积极的体验进行总结（"这段经历说明了关于你的什么？关于其他人的什么？关于世界的什么？它说明你的未来会是什么样子的？"）。

阿贝的核心信念

在阿贝抑郁之前，他能意识到自己在什么时候是既能干又高效的。他遇到过的一些情境与他在抑郁期间所面对的相似。但是，那时被激活的是包含适应性信念的图式，因此，他对这些情境有不同的解释。他认为，可能表明自己无能的迹象仅出现在特殊情况下；例如，当他犯了一个小错误时，他会想，"哦，我不应该犯那个错误，哦，好吧"，但他之后的情绪并不会低落下来。当他忘记女儿的周年纪念日时，他会想，"最近忙得不可开交，难怪我忘记了"。

当阿贝变得抑郁时，他的积极图式失去了效力，而包含"我无能／是一个失败者"和"我无能为力／失控"认知的消极图式几乎完全被激活。当他深陷于抑郁模式时，他以非常消极、泛化的方式解释情境，用以验证这些消极信念。阿贝认为自己无能或毫无成效，这让他非常痛苦；这违反了他重要的、坚定的价值观。他一直为自己负责任、有效率、称职而自豪。他觉得自己再也无法追求到那些重要的价值观了。正如本书第 036 页的信息加工路径图所示，阿贝开始过分强调和过度推论负性矩形中的负面信息，不断强化他认为自己无能而且是一个失败者的信念。例如，他的邮箱收到了一张账单逾期通知。他立刻把这件事解读为确认自己无能的证据。

与此同时，阿贝未能意识到与他"相对高效"的图式有关的大量正面信息——例如，他能继续做一些日常活动，尽管抑郁会让这些事做起来很困难（例如，帮女儿研究该买什么厨房电器）。值得注意的是，如果做这些选择让他感到不知所措，他会从消极的角度解释这一经历，以验证他的非适应性核心信念。这些正性三角形被这个图式"弹"了出来，未能被接收。阿贝还通过"是的，但是……"来解释自己的经历，低估了很多正面的信息（"是的，我终于处理掉了客厅里堆积的文件，但是我本就不应该让事情变得如此糟糕"）。当他第二天成功地通过协商减少了有线电视费用时，他的头脑也自动低估了这个正面的证据（"我应该在几个月前就这样做了"）。这两次经历其实是与他的消极核心信念相对立的，但这些正性三角形变成了负性矩形。

阿贝并不是有意识地以这种功能不良的方式加工信息的。这种信息加工方式是抑郁的一种症状，而且是自动形成的。我发现，直接修正阿贝的消极核心信念很重要，不仅可以减轻他当前的抑郁，而且可以预防或削弱未来抑郁发作的严重程度。

临床小贴士

我们通常在治疗早期就开始间接地和直接地强化积极的核心信念。大多数来访者直到治疗后期才准备好直接评估其消极核心信念。如果你过早地尝试评估消极信念，来访者可能会想："治疗师不理解我。如果她真的理解我，她就会知道（我的核心信念是正确的）。"引出强烈的消极信念会诱发强烈的消极情绪，这可能导致来访者过早地从治疗中脱落。

识别适应性的核心信念

你在治疗中应尽早开始识别更现实的和更具适应性的核心信念。在评估会谈或首次治疗会谈中，你可以请来访者描述他们一生中最好的时期。然后询问他们在那段时间是如何看待自己的；如果有关联，也可以询问他们当时是如何看待他人和世界的。还可以询问他们，其他人在那段时间是如何看待他们的。

朱迪丝：阿贝，回顾你的经历，你在什么时期处于最佳状态？

阿　贝：我想应该是在高中毕业之后。

朱迪丝：为什么那是你最好的时光？

阿　贝：我从家里搬了出来。我喜欢独立生活。我的室友是我最好的朋友。我在做建筑工作，当时的工头真的很欣赏我的工作能力。

朱迪丝：还有什么吗？

阿　贝：（思考）嗯，我那时的身材真的很好，我有过很多女朋友——直到我遇到了我的妻子，就是这样。我喜欢和朋友们待在一起……

朱迪丝：你当时是怎么看待自己的？

阿　贝：是一个好人。

朱迪丝：是讨人喜欢、乐于助人、有价值的？

阿　贝：是的。

朱迪丝：是有能力、有掌控力的？

阿　贝：是的，差不多。

朱迪丝：其他人也这么看你吗？

阿　贝：（思考）是的，他们可能确实这么看我。

朱迪丝：所以，你当时对自己的看法非常健康，其他人也是如此；听起来这些看法也很准确。

阿　贝：我想是的。

朱迪丝：你现在是这样看待自己的吗？

阿　贝：完全不是。我只觉得自己什么都做不好。我是一个失败者。

朱迪丝：我们在治疗中要做的一部分工作是搞清楚"我是一个失败者"这个想法是准确的，还是说这其实就是一个抑郁的想法。也许你是一个有能力的人，只是目前处在抑郁的状态。

在后续的会谈中，你可以询问来访者，他们在抑郁之前对自己有怎样的看法（本书第 049 页的积极品质清单可以提供帮助）。将来访者的功能恶化归因于疾病或症状，而不是其内在品质，是很有用的。

朱迪丝：我们能谈谈你工作做得很好的时候吗？就是在约瑟夫被聘用之前。你当时是怎么看待自己的？你认为自己无能，是一个失败者吗？

阿　贝：不，我的意思是，我并不完美，但我的工作做得很好。

朱迪丝：所以你的信念是"我基本上能胜任"吗？

阿　贝：是的。

朱迪丝：很好。现在，抑郁妨碍了你，使你难以像你所希望的那样有能力地**行动**。我会帮助你应对这个问题。但我想让你知道，你并没有**失去**你的能力。你并没有**变成**一个无能的人。你只是抑郁了。你觉得呢？

阿　贝：（点头。）

朱迪丝：你看我说的对吗？即使抑郁很严重，但你仍然能每天起床，你能穿好衣服并照顾好自己的基本生活，你要去观看两个孙子的比赛，并帮助你的表弟。（停顿）这些事情是否表明你至少在这些方面是有能力的？

阿　贝：是的，我想是的。

朱迪丝：随着你逐渐康复，你将能够越来越胜任这些事，并且富有成效地做更多事。

> **临床小贴士**
>
> 　　当来访者无法说出他们以前的适应性信念时，你可以在心里设计一种新的、更现实的、更具有功能性的信念，并引导来访者趋近它。这种信念应该是合理平衡的。例如：
>
> | 旧的核心信念 | 新的核心信念 |
> | --- | --- |
> | "我（一点都）不可爱。" | "我在总体上是一个讨人喜欢的人。" |
> | "我很坏。" | "我还行。" |
> | "我力不从心。" | "我可以控制很多事情。" |
> | "我有缺陷。" | "我是普通人，有优点，也有缺点。" |

识别非适应性的核心信念

　　有几种策略可用于引出来访者的消极核心信念，包括：

> - 在他们的自动思维中寻找中心主题；
> - 使用"箭头向下"技术；
> - 留意以自动思维的形式表达的核心信念。

在自动思维中寻找中心主题

　　每当来访者给出信息（问题、自动思维、情绪、行为或个人史）时，你要留神"听"被激活的图式中的核心信念的类别。例如，当阿贝说出无法申请工作、浪费时间看电视以及支付账单时出错等方面的负性想法时，我假设无能类的核心信念一直在起作用。当玛丽亚表示对给朋友打电话感到焦虑时，当她一直表示别人不关心她的想法时，当她担心自己有问题而无法维持一段关系时；我假设不可爱类的核心信念被激活了。（实际上，更准确的说法是，包含这个核心信念的图式被激活了。)

在治疗的早期，你可以只是自己假设。如果在此阶段跟来访者分享你对他们核心信念的假设，可能会唤起他们强烈的情绪，而且他们可能会感到不安全。在治疗进行了一段时间后，你可能会与来访者一起回顾他们在各种情境下出现的相关自动思维，然后让他们总结潜在的模式（"阿贝，你是否在这些自动思维中看到了一个共同的主题？"）。在确认你对来访者做出的一个假设时，重要的是要弄清楚核心信念属于哪一类，以及来访者自己使用了什么话语来描述它。确定来访者是否使用了不同的话语来表达相同的信念也很重要。

> 朱迪丝：阿贝，当你说自己是一个失败者时，这个想法跟你说自己无能时的想法一样吗？或者它们有什么不同吗？
>
> 阿　贝：其实是一样的。因为我太无能了，所以我是一个失败者。

箭头向下技术

箭头向下技术可帮助你识别来访者的消极核心信念。这个技术让来访者假设他们的自动思维（那些反复出现的主题）是真实的，然后询问其自动思维的含义。但是，这样做可能会引起更强烈的消极情绪，因此你通常不会在最初的几次治疗会谈中使用这种技术。

首先，要识别一个其主题反复出现的关键自动思维；然后，弄清楚来访者认为这种想法对他们来说意味着什么。

> 朱迪丝：好的，我们总结一下，你环顾自己的公寓，然后想到，"这里太乱了，我不应该让它变成这样"，是吗？
>
> 阿　贝：是的。
>
> 朱迪丝：我们还没有看过证明这些想法是否正确的相关证据。但我想看看我们能否弄清楚你为什么会有这些想法。让我们暂时假设你的公寓确实太乱了，你不应该让它变成那样。如果这是真的，对你来说意味着什么？

阿　　贝：我不知道。我只是觉得自己太无能了。

你可以用不同的方式提出箭头向下的问题。

"如果这是真的，那会怎么样？"

"……有什么不好？"

"关于……，最糟糕的部分是什么？"

以这些方式询问，来访者可能会用另一种自动思维或中间信念进行回应。在这种情况下，如果你想了解来访者关于自我的消极核心信念，就可以问来访者这种新认知对他们来说意味着什么。

以自动思维的形式表达的核心信念

来访者实际上可能会将信念表达为一种自动思维，尤其是当他们抑郁时。

朱迪丝：当你意识到由于忘记支付账单而被收取了滞纳金时，你的脑海中有什么想法？

阿　　贝：我什么都做不好（自动思维）。我太无能了（自动思维与核心信念）。

临床小贴士

当来访者难以识别消极核心信念时，这些技巧可能会有帮助。你可以假设一个信念并请来访者思考该信念是否符合他的情况：

"玛丽亚，在很多情境下，你似乎都在想，'人们不会想和我在一起'或'如果我说错话了，该怎么办？'我想知道，你是否认为自己在某种程度上不可爱或不讨人喜欢？"

或者你可以给他们看本书第 034 页的核心信念清单。

朱迪丝：玛丽亚，当你意识到一整天都过去了，而你没有做太多事情时，对你来说，这意味着什么？这说明了什么？

玛丽亚：我不确定。我只是很沮丧。

朱迪丝：可不可以看看这份核心信念清单，这其中是不是有几句话描述了你对自己的感受？

临床小贴士

问题情境本身并不总是能很好地指向来访者的核心信念。例如，来访者无法让其他人听她说话，并为此感到受挫。虽然她的痛苦只发生在人际情境中，但她并不认为自己不可爱；她认为无力从别人那里得到自己想要的东西。另一位来访者感觉自己是一个毫无价值的人，不是因为他毫无成就或毫无用处（无能类的信念），也跟他的人际关系无关（否则就可能是不可爱类的信念）。他认为自己是一个坏的、不道德的人，是一个罪人（属于无价值类），因为他天生具有高度消极的特质。

识别非适应性的中间信念

在第三章中，我们讨论了三类中间信念：态度、规则和假设。你可以使用多种技术识别它们：

- 识别以自动思维的形式出现的中间信念；
- 直接引出中间信念；
- 回顾信念问卷。

识别以自动思维的形式出现的中间信念

大多数自动思维都是在特定情境下出现的。例如，"当朋友让我帮忙照顾他妈妈时，我不应该让他失望""我忘记了侄女的生日，真的很糟糕""如果我尝试帮助女儿完成她的学校作业，我会做得很差"。但是，一些自动思维表达了更概括化的想法。例如，"让别人失望是一件很糟糕的事""我应该永远做到最好""如果我尝试做任何有难度的事情，我就会失败"。后面的这些认知与多种情境相关，所以它们既是自动思维，也是中间信念。

直接引出中间信念

许多中间信念包含功能不良的应对策略。你可以通过直接向来访者询问这些行为模式来识别这些信念。问题主要侧重于采取或不采取这些行为的意义或结果。或者你可以从规则或态度入手，通过提问的方式将它们转变成假设。我们通常以这样的方式找出来访者持有这种规则或态度的原因。假设则将行为与核心信念联系起来。你可以使用的提问方式如下所示。

治疗师：你怎么看待寻求帮助的行为？（回避寻求帮助是一种应对策略。）

来访者：哦，寻求帮助是软弱、无能的标志。

治疗师：如果你不努力让自己看起来很好，最糟糕的结果是什么？（来访者的规则是"我应该总是让自己看起来很好"。）

来访者：人们会认为我没有吸引力，他们会不想见到我。

治疗师：如果你没有取得很高的成就，对你来说意味着什么？（来访者的规则是"我必须取得很高的成就"，来访者的态度是"平庸是一件很糟糕的事"。）

来访者：这表明我比不上别人。

治疗师：体验消极情绪有什么不好？（来访者的规则是"我不应该让自己生气"，来访者的态度是"体验消极情绪是糟糕的"。）

来访者：如果这样做，我就会失去控制。

治疗师：在人群中不露脸有什么好处？（回避在人群中露脸是一种应对策略。）

来访者：这样人们就不会注意到我。他们就不会发现我不合群。

治疗师：你会如何填写这个空白处？如果我尝试与其他人一起制订计划，那么_____？（回避制订计划是一种应对策略。）

来访者：他们会拒绝我，因为我没有什么可以给他们。

通过提问或其他方法评估条件假设，通常会比评估规则或态度引发更强烈的认知失调。与相关规则（"我应该一直取悦他人"）或态度（"让别人不开心是很糟糕的"）相比，阿贝更容易认识到"如果我取悦他人，他们就不会伤害我"这一假设是歪曲的和功能不良的。

回顾信念问卷

问卷也可以帮助你识别来访者的信念［例如，功能失调态度量表（Dysfunctional Attitude Scale；Weissman & Beck，1978）或人格信念问卷（Personality Belief Questionnaire；Beck & Beck，1991）］。特别是许多来访者对体验消极情绪持有重要的信念（详见 Leahy，2002）。仔细回顾问卷中来访者选择"非常同意"的题目，可以找到来访者有问题的信念。

决定是否修正功能不良的信念

识别了中间信念或核心信念后，你需要弄清楚是否值得花时间针对这个信念进行工作。你通常会针对与来访者所提议题相关的信念或与妨碍目标实现有关的信念进行工作。以下是你可以问自己的一些提问。

> "这个信念是什么？"
> "它是否会导致严重的情绪痛苦或严重的非适应性行为？"
> "来访者是否强烈而全面地相信这个信念？"

> "它是否严重干扰了来访者实现其目标和志向，或干扰他采取符合其价值观的行动？"

当来访者对某个议题或障碍持有多个被他强烈认可的消极信念时，你通常可以聚焦与最严重的消极情绪或功能不良的行为相关的那个信念。

决定何时修正功能不良的信念

在治疗初期，你针对自动思维进行工作，这些自动思维的主题通常指向功能失调的核心信念。你在治疗中要尽可能早地开始直接修正消极核心信念。一旦来访者改变了这些信念（或降低了这些信念的强度），他们就能够以更客观、更具功能性的方式解释他们的经历。他们开始更客观地看待情境，感觉好一些，并且采取更具适应性的行动。但是，对于某些来访者来说，你可能需要等到治疗中期再针对信念进行工作，尤其是那些具有长期的、僵化的和过度概括化信念的来访者。

对于后一种情况，你要先教来访者识别、评估和适应性地回应自动思维的技术，再使用相同的工具针对功能失调的信念工作。请注意，你可能会在治疗早期不知不觉地尝试评估核心信念，因为它以自动思维的形式出现。这样的评估效果并不大。

识别了一个重要的功能不良信念后，你可以问自己以下问题，以确定是否要在当下针对该信念进行工作。

> "来访者是否相信认知是想法而不一定是事实，是否相信评估和回应这些想法可以帮助他们感觉好一些或以更具功能性的方式行动？"
>
> "当核心信念暴露出来时，来访者能否应对感受到的痛苦？"
>
> "来访者有可能相对客观地评估这个信念吗？"
>
> "治疗关系是否足够牢固？来访者是否信任我，并认为我理解真正的他

是什么样的？我对来访者来说可信吗？"

　　"在今天的会谈中，我们能有足够的时间在评估这个信念方面取得一点进步吗？"

对来访者进行关于功能不良信念的教育

　　你已经识别了一个消极的中间信念或核心信念，确定它给来访者带来了极大的痛苦且与严重的功能损害有关，并与来访者共同决定此时要开始对它进行工作了。接下来，你可以用一个具体的信念作为例子，对来访者进行有关信念的本质的心理教育。

关于信念的重要概念

　　让来访者了解以下内容是很重要的。

- 信念，就像自动思维一样，是想法，不一定是事实，是可以被检验、被改变的。
- 信念是后天习得的，不是与生俱来的，且是可以修正的。有许多信念可供来访者选用。
- 信念可能非常僵化，并且让人"感觉"似乎是真实的——但它们在很大程度上不真实，或者完全不真实。
- 信念起源于来访者在青少年时期或随后的生活中为其经历赋予的含义。这些含义在当时可能是正确的，也可能是不正确的。
- 当相关图式被激活时，来访者很容易识别看似支持他们核心信念的信息，却也低估了相反的信息，或一开始并未将相反的信息作为与信念相关的材料进行加工。

就问题提出假设

当我对阿贝就他的核心信念进行心理教育时，我提出了关于这个问题的两种可能性。（他之前已经同意了我提出的个案概念化。）

朱迪丝：（总结）听起来"我无能"这样的想法好像会妨碍你申请工作。对吗？

阿　贝：是的。

朱迪丝：我们可以谈谈这个想法吗？我想弄清楚发生了什么。也许问题是你真的缺乏能力；如果是这样，我们会一起努力让你更有能力……也许那根本就不是真正的问题。问题可能在于你持有"我无能"这个**信念**，而实际上你并非如此。有时，这种信念太强烈了，以至于你甚至无法**确定**自己是否可以做好某件事。

阿　贝：我不知道。

朱迪丝：我想我们需要做两件事。一是帮助你认识到自己在什么时候**是**感到有能力的，并让你有更多的机会运用自己的能力。二是搞清楚当你**感觉**到自己无能的时候，你是否**真的**没有能力。

用隐喻解释信息加工过程

后来，我一点点向阿贝解释了核心信念，确保他在我继续进行解释时是能够理解的。我使用了筛子的隐喻。

朱迪丝：对于"我无能"这个想法，我们把它叫作消极核心信念。如果可以，我想跟你具体讲讲核心信念。它们比自动思维更难改变。

阿　贝：好的。

朱迪丝：首先，消极核心信念是你在没有抑郁时可能不会太相信的想法。相反，当你抑郁时，即使有证据表明核心信念不是真实的，你也可能对它近乎深信不疑。（停顿）目前，我讲的你能理解吗？

阿　贝：能。

朱迪丝：当你抑郁时，这种想法会变得非常强烈。（用我的手示意）就好像你的脑袋附近有一个筛子。"我无能"这个想法在这个筛子上被写了无数次。任何符合"我无能"这个想法的内容都会直接穿过筛子进入你的脑海。但是，任何与它相矛盾的信息都无法穿过。所以你甚至没有**注意**到正面信息，或者你以某种方式贬低了正面信息，所以它们没有被你注意到。（停顿）你觉得自己可能正在这样过滤信息吗？

接下来，我问阿贝这个隐喻是否符合他的经验。

朱迪丝：好的，让我们看看。回顾过去几周，有什么证据表明你**可能**是有能力的，或者有可能让**我**觉得"你做到了"？

阿　贝：嗯……我搞清楚了如何修理孙子的机器人。

朱迪丝：好！那个证据是否直接通过了筛子？你有没有告诉自己，"我搞清楚了如何修理机器人，这意味着我有能力"？或者有类似的想法？

阿　贝：不。我当时想的是"我花了很长时间才弄明白"。

朱迪丝：哦，看起来，那个筛子当时**正在**运行。你看到自己是怎么忽视与"我无能"这个核心信念相矛盾的证据了吗？

阿　贝：嗯。

朱迪丝：你能想到本周发生的其他例子吗？有没有这样的情况？另一个通情达理的人可能认为你所做的事情说明你是有能力的，虽然你可能不这么认为。

阿　贝：（想了一会儿）嗯，我去了社区帮忙。他们正在修理一个地下室。但这不算，任何人都可以做到。

朱迪丝：很好的例子。同样，听起来，你好像没有认识到，这是与"我无能"这一想法不相符的证据。我想请你思考"**任何人**都可以做到"这个想法的真实程度。也许，这是另一个例子，就是其他人可能认为这正是说明你有能力的证据，但你没有肯定自己。

阿　贝：嗯，工作人员非常感谢我。

朱迪丝：你这周有多少次照顾到了自己的基本需求——洗澡、刷牙、吃饭以及在合适的时间睡觉？

阿　贝：每天。

朱迪丝：你这周说了多少次"能刷牙就说明我做到了""能吃饭就说明我做到了"之类的话？

阿　贝：没说过。

朱迪丝：如果你**没有**做到这些事情，你会对自己说什么呢？

阿　贝：可能是我很没用吧。

朱迪丝：所以你有没有感觉到筛子在运行，它贬低了你已经做到的事情？甚至完全不登记你做了什么事情？

信念如何形成或维持

接下来，我请阿贝回忆了他开始持有这个信念的相关既往经历。

朱迪丝：你还记得在你生命中产生这种无能感的其他时候吗？比如在你小的时候？

阿　贝：记得，时而会有。我记得，我妈冲我大喊大叫，因为房间很乱或者因为我管不住弟弟们了。

朱迪丝：还有别的吗？

阿　贝：（思考）有，在高中毕业后做第一份工作时，我有这种感觉。之后刚开始做第二份工作时，我也有这种感觉，但那次只是在最初的几周里有这样的感觉。

朱迪丝：好的，总结一下，"我无能"似乎是你从小时候开始就有的核心信念。但你并不总是相信它。我想在你生命的大部分时间里，在抑郁发作之前，你一直相信自己有足够的能力。但现在筛子正在运行。

用图解释信念

接下来，我画出了图 17.2 所示的那张图，来总结我们在本次会谈中讨论的内容。

朱迪丝：阿贝，我可以用一张图来展示我们所讨论的这些内容吗？

阿　贝：我觉得这可能有帮助。

朱迪丝：好的，让我们从童年经历开始。听起来，当你妈妈冲你大喊大叫时，你会觉得自己无能。（画出一部分）对吗？

阿　贝：是的。

朱迪丝：现在，当你抑郁时，你是不是也这样理解正在发生的事情？如果你做某事时没有达到心中的标准，那么对你来说，这意味着你无能吗？例如，这周，你看到桌子上的账单，于是有了一个想法，"我居然还没有付清账单"，对吗？

阿　贝：是的。

朱迪丝：我想确认一下，你还没有付清账单对你来说意味着什么？

阿　贝：意味着我很无能啊。

朱迪丝：所以，我觉得这个情况看起来是这样的（添加到图中并展示给阿贝看）。现在，你明白自己为什么会有这种自动思维了吗？

激励来访者修正功能不良的信念

对于一些来访者来说，连暗示功能不良的信念可能不真实或不完全真实，都会引起他们的焦虑。如果是这样，你可以绘制一张图（见本书第 367 页的图 19.1），并请来访者分别对坚持功能不良的核心信念和相信更具适应性的核心信念做出利弊分析。然后问他们从这样的分析中得出了什么结论。

当来访者需要增强动机时，你可以让他们想象几年后的某一天，先想象如果维持了消极核心信念会怎么样，然后想象相信新的核心信念很长一段时间后又会怎么样。你可以这样说：

"我希望你想象一下＿＿＿＿年后的某一天，所以这是＿＿＿＿年。你没有改变你的核心信念，即你是＿＿＿＿。所以你已经日复一日地相信了它＿＿＿＿年。随着时间一天又一天、一周又一周、一年又一年地过去，这个信念变得越来越强大。（停顿）现在，我想问你一些问题。（停顿）看看你能在多大程度上在脑海中想象出那时的自己及相关的经历。

"你对自己的感觉如何？

"你在实现＿＿＿＿（自己的每一个志向和目标）方面走了多远？

"你在多大程度上是按照自己的价值观生活的？"

接下来，告诉来访者：

"我想让你想象一下，你的信念是如何影响生活的各个方面的。请记住，那时你的核心信念比现在强大得多。等会儿，在我问你的时候，尽量试着想象生活的方方面面。想一想你可能会体验到多少快乐或满足……你看到自己在哪里醒来？和今天在同一个地方吗？还是在不同的地方？……那个地方看起来是什么样子的？……你从你生活的地方得到了多少快乐或满足？"

然后你可以询问其他相关领域，例如，具体的人际关系、工作、如何度过闲暇时间、精神状态、创造力、身体健康状况和家庭状况。确保了解他们从每个方面得到了多大程度的快乐或满足。最后问他们：

"你总体的心情是怎样的？这么长时间以来，你相信自己是＿＿＿＿，你从中得出了什么结论？"

然后，在第二种情况下重复相同的问题，但这样开始：

"现在我想让你想象你已经相信了新的核心信念，你是＿＿＿＿。随着时间一天又一天、一周又一周、一年又一年地过去，你已经相信了这个信念_____年，并且越来越相信它。看看你能在多大程度上在脑海中想象出那时的自己及相关的经历。请告诉我，在前面说到的这些领域里，你分别能得到多大程度的快乐和满足。"

接着问：

"你总体的心情是怎样的？这么长时间以来，你相信自己是_____，你从中得出了什么结论？"

总　　结

当来访者以自动思维（及相关含义）和反应（情绪与行为）的形式呈现信息时，你就要开始形成关于来访者核心信念的假设了。你假设，这些认知属于无能类、不可爱类还是无价值类。你可以通过多种方式识别中间信念和核心信念：寻找以自动思维形式出现的信念，提出假设的条件从句（"如果……"），并邀请来访者补充后半句，直接引出规则，使用箭头向下技术，识别自动思维的共同主题，询问来访者认为自己的信念是什么，或回顾来访者的信念问卷。

> **反 思 提 问**
>
> 　　如何识别积极的核心信念？如何识别消极核心信念？如何向来访者解释非适应性的核心信念？如何激励来访者改变信念？

—— **实 操 练 习** ——

想象你有这样一个核心信念：你（在情绪上）是脆弱的。至少想象一个可能导致这种信念形成或强化的生活经历，以及这种信念如何影响你对特定情境的感知。使用图 17.2 作为指导，写下对这个想象的概念化。

第十八章

修 正 信 念

在上一章，我们讨论了如何识别重要的积极信念和消极信念，如何向来访者解释信念，以及如何激励他们修正自身的信念。当来访者处于抑郁等适应不良的模式时，做到以下两点很重要：

- 发展并加强现实的积极信念，激活适应性模式（康复导向认知疗法更强调这一点）；
- 修正不现实的消极信念，抑制抑郁模式（传统认知行为疗法更强调这一点）。

在本章中，你将先后阅读关于加强积极信念和弱化消极信念的内容。在实践中，你在大多数会谈中都会直接或间接地针对这两种信念进行工作。相应的技术既适用于中间信念，也适用于核心信念。

在本章中，你会看到对以下问题的回答。

如何加强适应性信念？

如何修正适应不良的中间信念和核心信念？

加强适应性信念

除非具有鲜明的人格障碍特质，否则大多数人都拥有相对平衡的、具有适应性的、符合现实的信念。不过，当来访者处于抑郁模式时，包含一些积极信念的图式就会失效。在整个治疗过程中，帮助来访者投入到可以带来掌控感、愉悦感、联结感和效能感的活动中，从而强化这些更加积极的信念，是非常重要的（Ingram & Hollon，1986；Padesky，1994；Pugh，2019）。其他一些重要的策略包括：

- 从来访者的经历中引出积极信息并得出有益的结论；
- 引出相信适应性信念的好处；
- 指出积极信息的意义；
- 以其他人作为参照；
- 用图收集证据；
- 引出关于目前和过去经历的意象；
- 像相信新信念一样行动。

引出正面的信息，得出有益的结论

从治疗一开始，我就通过多种方式识别并加强阿贝积极且具有适应性的信念。在下面的例子里，我首先处理了阿贝的无能类或失败类核心信念。以下是我在治疗一开始及整个过程中做的工作。

- 在每一次会谈的开始，我问阿贝："从我上次见你到现在，发生过哪些正面的事情？你做过哪些正面的事情？"（或者"在这周的什么时候，你感觉稍微好一点？"）然后我问："对于这些经历，你能得出什么结论？这些经历说明你是一个什么样的人？"
- 我让阿贝记录一份"肯定清单"，每天要记下所有有难度但最终做到了的事情。
- 一旦我们识别了一个重要的适应性信念（"和所有人一样，我也是有能力的，既有优点，也有不足"），我就在每次会谈的开始增加一个提问："今天你相信自己有能力的程度有多少？在这周的什么时候，你的相信程度最高？当时发生了什么？"

检验适应性信念带来的好处

我还帮助阿贝检验了将自己视为有能力的人会带来哪些好处。我们确认了几个好处：更符合现实，提升自信心，自我感觉好一些，改善情绪，激励他去尝试看似有难度的事情，帮助他完成任务。

指出正面信息的意义

在治疗初期，当我们识别了阿贝的某个适应性行为时，我会表扬他，并经常用这些行为作为证据，证明他有能力，并且具备其他相关品质。

> "你帮助了邻居，真是太好了。我认为，这说明你掌握了很多技能——而且我认为这是又一个证明你有能力的例子——你同意吗？"
>
> "听起来，你孙子的足球教练认为你能帮上大忙。你觉得他说的对吗？"
>
> "你那么坚持，填完了这些表，说明你非常努力，不是吗？"
>
> "把房间收拾得井井有条，的确说明你正在获得掌控感，你认为是这样吗？"

随着治疗的进行，我引导阿贝找到了关于这些信息的意义。"你在流浪人员庇护所热心帮忙，说明你是一个什么样的人呢？""查理希望你继续为他工作，说明你是一个什么样的人呢？"

以其他人作为参照

如果要帮助来访者与他们的信念保持距离，一个方法是让他们思考适应性信念用在其他人身上会是什么情况，或者其他人对他们的看法可能是什么。以下是以其他人作为参照的几种方法。

- 询问来访者曾经有哪些人用积极的眼光看待他们："在你的生活中，曾经有谁坚信你是有能力的？为什么？这个人有可能是对的吗？"
- 让来访者想出一个具体的人，然后思考自己会如何评价这个人的适应性信念："阿贝，在你看来，谁在大多数方面是一个有能力的人？假设由这个人做你在这周所做的事情，你觉得哪些事情能证明这个人是有能力的？"
- 让来访者反思，如果将他们做的事情放在一个假设的消极模型里，他们是否会贬低支持性证据："阿贝，你不相信支付了所有账单是有能力的标志。但一个真正无能的人能做到吗？"
- 让来访者再说出一个用积极的眼光看待他们的人："阿贝，有谁非常了解你，而你也相信这个人的评价？这个人会说你这周做的哪些事情证明你有能力？"或者"阿贝，你这周做的哪些事情可能标志着你有能力呢？"

用图收集证据

　　一项重要的行动计划是让阿贝提醒自己寻找支持积极信念的信息。一旦我们同意针对他是"有能力"的这一信念进行工作，我们就可以把他的"肯定清单"转换为"能力证据图"（图 18.1）。我在会谈中为他画出了这张图。我们是一起做这项工作的，这样我就能确保他理解需要做什么了。我让他将作为证据的事情列入其中，不仅包括有一点难度的事情，还包括虽然容易但也表明他有能力的事情。这张图还能引出他从这些经历中得出的结论，特别是这些经历证明他是什么样的人。他在家填写了这张图并带到治疗中，这样就可以把我们在会谈中发现的其他例子补充进来。在稍后的治疗中，我们用同一张图收集了过去证明他有能力的证据。

　　我让阿贝尽可能多用拍照的方式记录这些正面经历（或者上网找一张能代表某经历的图片），在随后的几次会谈中向我展示。回顾这些照片让我有机会对他所贬低的认知做出回应，这些照片有力地强化了其新核心信念的真实性。

事件 / 经历	结论或说明我是什么样的人
我检查并支付了所有账单。 足球教练在赛后几次三番地感谢我。 我帮吉姆把漏水的水管修好了。	我比自己以为的更能集中注意力。 我能很好地将人员组织起来。 我能把事情解决了。

图 18.1 阿贝的"能力证据图"。他还给支付的账单、足球教练和球队以及吉姆（Jim）家里漏水的水管拍了照。

引出关于当下和过去经历的意象

意象能在理智和情绪层面强化适应性信念，特别是当来访者将场景视觉化时会体验到积极情感。我让阿贝讲述并想象最近及过去记忆中的画面。以下是一个例子。

朱迪丝：你能回想一下过去的经历吗？哪个情境让你感觉自己真的很有能力？……你能否想象这个情境，就像此刻正在发生一样？……告诉我，你看到了什么，你想到了什么，你感觉到了什么……

阿　贝：（想象并描述发现自己升职了的经历。）

朱迪丝：你知道吗？你现在并没有变，你的能力水平也没有变。只是有一部分能力被抑郁掩盖了，抑郁影响了你行动、思考和感受的方式。

像相信新信念一样行动

来访者常常愿意像相信适应性信念一样行动——这样做能强化适应性信念。阿贝和我讨论了即将面临的一场工作面试。我让阿贝想象这个情境的画面，就像此刻身处其中一样，然后想象自己拥有积极的信念并行动。接下来，他的行动计划就是在实际情境中采取同样的行动。

"阿贝，你能否想象当你去参加面试时，如果完全相信自己有能力，会怎么样？你能想象这个画面吗？……当你走到前台接待区时，感觉怎么样？……你在想什么？记住，你完全相信自己有能力。当你走向接待员时，你的身体姿势是什么样的？……你的面部表情是什么样的？……你对接待员说了什么？……你感觉怎么样？……你见到面试官时会做什么？……你坐在椅子上是什么样的？……当他询问你的上一份工作经历时，你回答了什么？"

临床小贴士

如果来访者很难找出正面的信息，你可以用第十七章中关于筛子的隐喻，提醒来访者，他们可能错过或低估了正面证据。然后讨论在接下来的一周能做些什么，来更好地掌握这项技术。

修正适应不良的信念

修正消极信念的难度因人而异。一般来说，与患有人格障碍的来访者相比，患有急性障碍的来访者的消极信念更容易修正，他们与之抗衡的适应性信念在生活中的大部分时候都被激活了（J. S. Beck，2005；Beck et al.，2015；Young et al.，2003）。一些来访者的信念很容易改变，至少在理智层面是如此，另一些来访者则需要长期付出大量努力，才能在理智和情绪层面改变消极信念。

来访者修正核心信念的能力有很大差异。对一些来访者来说，将消极信念的相信程度降到 0 是不可能的，也是不现实的。一般来说，在仍持有一部分信念的情况下，如果来访者可以持续不断地修正功能不良的行为，消极信念的强度就能被充分削弱。

消极信念往往首先在理智层面上得以改变，特别是当你仅使用了理智层面的技术时。来访者可能需要体验式的技术（包括使用意象，进行角色扮演，使用故事或隐喻，以及展开行为实验），才能在情绪层面改变信念。在来访者体验到情感时，认知会发生改变，因此针对消极信念工作的最佳时机是当来访者的图式在会谈中被激活的时候。来访者接收到修正的信息，一般就会在认知和情绪层面同时发生改变。

空椅技术（Pugh，2019）等格式塔技术也非常实用，可以将来访者暴露在令人痛苦的信念、情绪或个人经历过的情境中。来访者通常会了解到，他们不必保护自己远离令人不快的情境，也不必采取逃离、回避或分心等应对行为。使用"法庭审判"的扩展性隐喻技术也很有用，可以帮助来访者识别和修正根深蒂固的核心信念（De Oliveira，2018）。

修正消极信念的技术

为了改变消极信念，你需要教来访者什么是核心信念，监测他们的图式是否被激活，解释消极信念如何导致来访者目前的困难处境，并激励来访者改变这些信念（如第十七章所述）。如下所示，你将使用理智和情绪两个层面的技术。其中的许多技术也可以用于修正自动思维：

- 苏格拉底式提问；
- 重构；
- 行为实验；
- 故事、电影和隐喻；
- 认知连续体；
- 以其他人为参照；
- 自我表露；
- 理智—情绪角色扮演；
- 在个人史中进行检验；
- 重建早期记忆的含义。

苏格拉底式提问

在评估阿贝的信念时，我使用了与评估自动思维时同样的提问。即便我识别出了一个概括化的信念，我也要帮助阿贝在具体情境中评估这个信念。这样的具体化有助于让评估更加明确和有意义，以免过于抽象和停留在理智层面。

朱迪丝：（总结阿贝从刚刚完成的箭头向下技术中学到的东西）好的，寻求帮助意味着你无能，对此你的相信程度是 90%，对吗？

阿　贝：对。

朱迪丝：有没有另外一种方式可用来看待寻求帮助的行为？

阿　贝：我不确定。

朱迪丝：拿治疗为例，你来这里寻求帮助，说明你无能吗？

阿　贝：可能有一点吧。

朱迪丝：嗯，有意思。我常常从相反的角度看待这件事。有没有这种可能，你前来治疗实际上正标志着你**有力量**且**有能力**？如果你没来，会发生什么？

阿　贝：情况可能会变得更糟糕。

朱迪丝：你的意思是，得了抑郁之后寻求适当的帮助，是比陷在抑郁里更有能力的应对方法？

阿　贝：是……我想是的。

朱迪丝：嗯，正如你告诉我的。让我们假设有两个抑郁的人。一个人寻求治疗，努力练习，克服了抑郁。另一个人拒绝治疗，维持抑郁症状。你认为谁更有能力？

阿　贝：嗯，寻求帮助的那个人。

朱迪丝：再来看看你提到的另一个情境，就是在流浪者收容所做志愿者。再假设有两个人。他们不确定该如何应对一个有攻击性的人，因为他们之前从来没有面对过这种情况。一个人问工作人员该如何做。另一个人没有问，继续与对方争辩。谁更有能力？

阿　贝：（犹豫地说）寻求帮助的那个人？

朱迪丝：你确定吗？

阿　贝：（想了一会儿）确定。不去寻求帮助和采取更好的办法，只是和对
　　　　方争执，并不标志着他更有能力。

朱迪丝：你对这个想法的相信程度有多少？

阿　贝：非常相信。

朱迪丝：这两种情境——求助于心理治疗和在收容所帮忙——适用于你吗？

阿　贝：我想是的。

在这两个具体情境中，我使用了苏格拉底式提问来帮助阿贝评估功能不良
的信念。我判断，用来检验证据和评估效果的标准提问不如引导式提问有效。注
意，与在自动思维层面评估更容易改变的认知相比，在评估信念时，你可能需要
使用更有说服力而非不偏不倚的提问。

重构

你可以手绘一张图，帮助来访者追踪和重构表面上支持功能不良信念的证据
（图 18.2）。

事件 / 经历	重构
在流浪人员庇护所寻求帮助	有能力的人在需要时会寻求帮助
去做心理治疗	获得治疗是有力量、有能力的标志
失去工作	老板改变了我的工作职责，但没有提供相应的培训

图 18.2　阿贝对能力信念图的重构图

朱迪丝：（总结）所以对你来说，前来治疗以及在流浪者收容所与主管谈话
　　　　很困难，因为你相信，"如果我寻求帮助，就证明我无能或者失败"，
　　　　是这样吗？

阿　贝：是的。

朱迪丝：既然我们已经讨论过这个问题了，那么你现在怎么看？

阿　贝：就算我寻求帮助，也不代表我没能力？

朱迪丝：听起来，你还不太确定。让我们看一下，要不要这样说，"在需要时寻求帮助是有能力的表现"。

阿　贝：好的。

朱迪丝：现在你对这个新想法的相信程度有多少？

阿　贝：很相信……（读出并思考新信念。）

朱迪丝：我们可不可以画一张图？把一开始觉得支持"我无能"这个信念的证据写在上面。

阿　贝：可以的。

朱迪丝：然后你可以从更现实的角度反驳这个信念，我们可以把它叫作"替代性视角"或"重构"之类的。你想起什么名字呢？

阿　贝：我想叫它"重构"。

接着，我画出图 18.2 中的图。我让阿贝再想出一条，然后由他写下来。他同意将"回家继续填写这张图"列入行动计划。我告诉他，刚开始思考如何重构信念可能有些难度，不过我们可以在接下来的几次会谈中一起填写图的右半部分。我还让他在会谈中将这张图放在面前，这样当我们讨论到与他的消极核心信念有关的话题时，就可以加以补充。

接下来，我建议制订一个行动计划，帮助阿贝强化新的、更具适应性的信念。（参见本章之前提到的"像相信新信念一样行动"的技术。）

朱迪丝：另外，你能否在这周留意其他让你**可以合理寻求帮助**的情境？也就是说，让我们想象你 100% 相信新信念，即寻求合理的帮助是有能力的标志。在接下来一周的哪些时候，你可能会寻求帮助？你现在能想到什么情境吗？

阿　贝：嗯，我昨天试着给灯换电线，但没有换成。我打算继续尝试……不过我可以请邻居帮忙。

朱迪丝：非常好。如果你能想到任何合理的机会去寻求帮助，你能做到吗？

阿　贝：能。

朱迪丝：当你真的去寻求帮助时，一定要给自己一个大大的肯定，因为你要
　　　　做的事情有难度，与你的习惯相反，但又非常重要。

介绍过"（适应性信念）证据图"和"（消极信念）重构图"之后，你可以将
两张图合并为信念改变工作表（图 18.3）。

支持"我是有能力的_____"这一新信念的事件／经历 说明我是什么样的人？	标志重构了"我无能_____"这一旧信念的事件／经历
• 搞清楚了如何使用（儿子的）无人机，证明我是有能力的。 • 为女儿修好书架，而女婿没有修好——有能力的证据。 • 结清账单——大多数人都能做到，但仍然是有能力的标志。 • 帮查理安装好石膏板——我是有能力的。	• 很难理解关于经济趋势的文章，不过大多数人可能都很难理解。 • 搞不清楚如何修好汽车的刹车，不过我不是专业的修理工。 • 收到一张停车罚单，但是禁停标志并不清晰。 • 我做的晚饭很难吃，不过这只意味着我没能力做好这顿饭，并不意味着我是一个无能的人。

图 18.3 阿贝的信念改变工作表

行为实验

就像评估自动思维，你可以帮助来访者设计行为实验来评估信念的有效性。
行为实验如果设计且实施得当，可以同时在情绪和理智层面修正来访者的信念，
比谈话形式的技术更加有力。

朱迪丝：（总结）听起来，"如果我找他人帮忙，他们会批评我"这个信念在
　　　　这周对你造成了阻碍？

阿　贝：是的，所以我没有找邻居帮忙。

朱迪丝：你对这个信念的相信程度有多少？

阿　贝：我不知道——很相信吧。

朱迪丝：好的，你找我寻求帮助，而我并没有批评你，对吗？

阿　贝：没有，当然没有。但你没有批评我是因为帮助别人是你的工作。

朱迪丝：没错，不过，在一般情况下，其他人会不会像我一样不去批评你
　　　　呢？弄清楚这一点很重要。你觉得应该怎么弄清楚这一点呢？

阿　贝：我得向他们寻求帮助。

接下来，我想明确"找邻居帮忙"是不是一个良好的行为实验。

朱迪丝：好的，我们能谈谈你的邻居吗？如果你找他帮忙修理灯，有什么证
　　　　据证明他会批评你？

阿　贝：（思索）嗯，他是一个好人。我想他不会批评我。

朱迪丝：他之前帮过你吗？

阿　贝：嗯，我几乎忘记了。不过……是的，以前有一次，我的孙子带着小
　　　　狗来我家，结果小狗跑掉了。邻居们帮我们找到了小狗，而且就是
　　　　他找到的。

朱迪丝：当时，他看上去在批评你吗？

阿　贝：没有，他看上去很乐意帮忙。

朱迪丝：那么现在他可能也不会批评你？

阿　贝：是的，不会，我想他不会。不知道为什么我没想到这一点。

朱迪丝：嗯，我认为是因为抑郁还在影响你。

阿　贝：我想，今天晚饭后，我就会去敲他的门。

朱迪丝：很好。我们可以把这一条加到行动计划里。（停顿。）

接下来，我们讨论了如果邻居真的批评了他，他可以如何应对。然后我
问他："现在，还有哪些是你因为觉得可能会被批评，所以会回避寻求帮助的
事情？"

对来访者来说，减少回避并进入一直回避的情境，是一种非常重要的行为改
变方式。否则，来访者就不会有"信念与现实不符"的切身体验了。如需了解更

多关于行为实验的内容，可参见本内特－利维（Bennett-Levy）及其同事（Bennett-Levy et al.，2004）的研究。

使用故事、电影和隐喻

你可以鼓励来访者思考他们对有相同消极核心信念的角色或人物有什么看法，从而帮助来访者发展关于自身的不同信念。当来访者通过生动的事例体会到其他人强烈的信念不符合现实时，或者其中大多数信念不符合现实时，他们就会开始理解自己可能也拥有同样强烈但并不准确的核心信念。

玛丽亚确信自己是一个糟糕的人，因为母亲曾在身体和情绪上虐待她，经常对玛丽亚说她有多么糟糕。让玛丽亚思考灰姑娘的故事会有帮助，在这个故事中，邪恶的继母在年轻女儿没有犯错的情况下仍然很糟糕地对待她。

如需了解认知行为疗法中其他常用的隐喻，可参见斯托特（Stott）及其同事（Stott et al.，2010）和德奥利韦拉（De Oliveira，2018）的研究。

认知连续体

这项技术对修正两极化的自动思维和信念非常有用，两极化思维指的是来访者采用全或无的方式看待事情。认知连续体帮助阿贝看到成功与失败之间是有中间地带的。

朱迪丝：（总结）所以当你发现有一张账单被退回时，你的想法是"我很失败"。我们把这个想法放到标尺上看看怎么样？（画一条标尺）100% 代表一个人完全成功。0 代表一个人一点也不成功，或者说是一名失败者。（停顿）现在来看，你在这条标尺上的哪个位置呢？

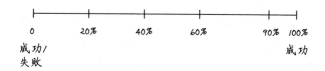

阿　贝：嗯，我快没钱了，也没有一份正经的工作。我应该在 0 的位置。

朱迪丝：即使你处于抑郁状态，你也在做志愿者工作。而且你正在**找**工作，对吗？

阿　贝：是的吧。可能我在 20% 的位置。

朱迪丝：在你和一个完全不工作的人之间，还有其他人吗？

阿　贝：嗯……可能有一个人，我认识的。杰里米（Jeremy）。他能不工作就不工作。他宁愿坐着不动，领失业金。

朱迪丝：好的。杰里米在哪个位置呢？

阿　贝：大概在 20% 的位置。

朱迪丝：那你呢？

阿　贝：大概在 30% 的位置。至少我在**努力**找工作。

朱迪丝：如果你有工作，**你的**职业道德感怎么样？

阿　贝：噢，我在工作上一直很努力。

朱迪丝：让我们看看另一个从不工作的人。假设他总是向家里人借钱。他可以工作，但是从来没想过去工作，所以没有事情做。这种人处在 0 的位置吗？

阿　贝：有可能。

朱迪丝：再来看，有一个人从来不工作，靠家里人的钱养活，他其实还总伤害别人。

阿　贝：这个人更加失败。

朱迪丝：所以如果这个人在 0 的位置，那个总向家里人借钱但没有伤害别人的人处在哪个位置呢？

阿　贝：（思索）哦，我想是在 20% 那里吧。他并不是彻底的失败者。

朱迪丝：那杰里米和你呢？

阿　贝：让我看看。他可能在 40% 那里，我可能……我不太确定。

朱迪丝：那么，如果你现在有工作了，你会在哪个位置呢？

阿　贝：嗯，可能在 90% 的位置？因为我不认为自己会 100% 成功。

朱迪丝：所以你现在的位置是在 40% 和 90% 之间？

阿　贝：（语气里有怀疑）我想是吧……

朱迪丝：我想问的是，为什么你没有一份正式的工作呢？是因为你懒吗？还是因为缺乏职业道德感？或者是因为抑郁一直影响着你？

阿　　贝：是抑郁的原因。

朱迪丝：你确定吗？

阿　　贝：嗯，我知道自己不抑郁的时候并不懒，我也有很强的职业道德感。而且我现在正在找工作……所以我想我应该在 60% 那里。

朱迪丝：说一个位置在 60% 的人是失败的、一点也不成功，这样准确吗？

阿　　贝：不是很准确。

朱迪丝：你对这个人**最差**的评价可能也只是说他达到了 60% 的成功。

阿　　贝：是的（眼睛里明显有了光）。

朱迪丝：而且一旦你找到了一份新的正式工作，假设已经工作半年了，你认为自己会在哪个位置呢？

阿　　贝：这要取决于具体的工作，不过我希望自己有 90% 的成功。

朱迪丝：我还想问一个问题，给自己贴一个失败的标签会有什么影响呢？

阿　　贝：会让我感觉更抑郁。

朱迪丝：是的。而且根据你的衡量标准，这样的评价甚至是不符合事实的。所以你能否用自己的话总结一下，从这条标尺上学到了什么？

阿　　贝：学到了我不是一个失败者。我想我最差也有 60% 的成功，而且我正在朝 90% 的成功努力。

朱迪丝：非常好。让我们把它写下来吧。我想让你在每天早上，或者感觉自己很失败的时候看看这条标尺。

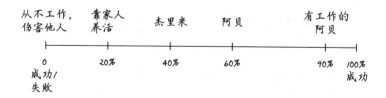

和许多信念修正技术一样，你可能会发现，如果来访者的消极情绪在会谈中被增强了，他们的思维就会在情绪和理智层面同时改变。如果来访者的消极情绪水平较低，他们可能会有一些改变，但很可能仅在理智层面改变。所以你可以直接教来访者如何在会谈外使用这一类技术。

"阿贝，让我们回顾一下刚才做的练习。我们在你的思维中识别出了一个全或无的错误。接着，我们画了一条标尺，看看是真的只有成功和失败两个极端，还是可以有不同程度的成功。你能想到其他只被你分为两个极端并让你感到痛苦的事情吗？"

以其他人为参照

当来访者考虑的是其他人的情况和信念时，通常会与自己功能不良的信念保持心理距离。他们开始看到，对自己来说真实或正确的事情和对别人来说真实或正确的事情之间是有出入的。

在第一个例子中，阿贝不认同表妹的核心信念，我帮助他从这个视角来看待自己。

朱迪丝：阿贝，上周你提到，你的一个表妹也得了抑郁症？

阿　贝：是的。她上周给我打电话。她遇到了许多麻烦。首先，她被解雇了。接着她男友和她分手了，于是她不得不搬回去和我姑姑一起住。

朱迪丝：你认为她会怎样看待自己？

阿　贝：那天晚上打来电话的时候，她说觉得自己很失败。

朱迪丝：你当时对她说了什么？

阿　贝：我说她不是一个失败的人。她目前只是经历了一段艰难的时期。

朱迪丝：这个说法对你也适用吗？

阿　贝：（思索）我不确定。

朱迪丝：如果你的表妹抑郁了而且没有工作，但她不是一个失败者。这和你的情况有什么不同吗？

阿　贝：（思索了一会儿）没有不同。我想没有。我以前从没有这样思考过。

朱迪丝：你想把这些东西写下来吗？

最后，以他们通常会同情的孩子作为参照，许多来访者可以与信念保持距离。这些孩子可以是来访者的后代，也可以是让他们感觉亲近的其他孩子。或者他们可以想象自己有一个孩子。

> 朱迪丝：阿贝，你认为如果你做得不像其他人那么好，你就失败了？
>
> 阿　贝：是的。
>
> 朱迪丝：我想知道，你能否想象自己的外孙女已经长大了？她现在 50 岁了，因为丢掉了工作而沮丧不已。你希望她认为自己很失败吗？
>
> 阿　贝：不，当然不希望。
>
> 朱迪丝：为什么不呢？……你希望她认为自己怎么样？（阿贝回应。）你刚刚说的这些适用于你自己吗？

使用自我表露

使用恰当合理的自我表露可以帮助一些来访者从不同的角度看待自己的问题或信念。当然，自我表露必须真诚且切题。

> 朱迪丝：你要知道，阿贝，我刚开始全职工作的时候，负担很大。我丈夫也是如此。不过我当时犹豫的是要不要请人到家里帮忙。我以为我应该能够靠自己打理好一切。最终，我还是找了别人帮忙。你认为需要帮助对我来说意味着什么？意味着我无能吗？
>
> 阿　贝：不，完全不是。你可能**确实**有太多事情要做了。
>
> 朱迪丝：所以，一个人即使需要帮助，也可以不是一个无能的人？
>
> 阿　贝：我理解你的意思了。
>
> 朱迪丝：可以具体说一说吗？
>
> 阿　贝：也许，我现在需要帮助的这个事实并不一定意味着我无能。
>
> 朱迪丝：那意味着什么呢？
>
> 阿　贝：就像我们上周讨论过的。我抑郁了。如果我需要拐杖，需要别人的帮助，那么我不会严厉地批判自己。

理智—情绪角色扮演

这项技术也叫作"对照论证（point–counterpoint）"（Young，1999），通常在

你已经尝试过本章介绍的其他技术后使用。如果来访者表示，自己在理智上可以看到某个信念是功能不良的，但在情绪上或身体上仍"感觉"信念是真的，那么使用这一技术就特别有用。你首先要说明其中的原理，让来访者扮演头脑中"情绪"的部分，强烈地支持功能不良的信念；而你扮演"理智"的部分。然后，你们交换角色。注意，在这两个环节中，你和来访者都要以来访者的口吻进行表达，也就是说，你们都要用"我"这个字。

朱迪丝：从你所说的来看，你仍然在某种程度上认为自己无能。

阿　贝：是的。

朱迪丝：如果可以，我想更好地了解你还有哪些证据支持这个信念。

阿　贝：可以。

朱迪丝：我们可以做角色扮演吗？我来扮演你头脑中"理智"的部分，从理智上完完全全知道你不是一个无能的人。我想让**你**扮演你头脑中**"情绪"**的部分，这个声音从你的身体里发出来，它仍然认为你无能。我想让你尽最大努力来反驳我，这样我就能真正看到是什么在维持这个信念。可以吗？

阿　贝：好的。

朱迪丝：好的，你先开始。你可以说"我很无能，因为……"。

阿　贝：我很无能，因为我丢了工作。

朱迪丝：不，我不是。我有一个**信念**认为我无能，但我在大多数时候都很有能力。

阿　贝：不，我不是。如果我真的有能力，我会在上一份工作里就表现得非常好。

朱迪丝：这不对。上一份工作之所以没有做好，是因为老板改变了我的工作职责，但没有为我提供足够的培训。

阿　贝：可是，埃米利奥（Emilio）在清点库存上就做得很好。这证明我很无能。

朱迪丝：这也不对。埃米利奥在清点库存所需的技能上有优势，而我有其他优势。你最多可以说我在清点库存上没有做好。但我在其他许多事情上都很有能力。

阿　　贝：但是在过去的一两年里，我没有表现得很有能力。

朱迪丝：的确是这样。但是随着抑郁逐渐改善，我最近在很多事情上都表现得有能力多了。

阿　　贝：但是一个真正有能力的人从一开始就不会抑郁。

朱迪丝：实际上，即使是真正有能力的人也会抑郁。这两者之间并没有关联。当真正有能力的人抑郁的时候，他们的注意力和动力一定会受到影响，无法表现得像往常一样好。但这并不意味着他们是彻头彻尾无能的人。

阿　　贝：我想这是对的。他们只是抑郁了。

朱迪丝：你说的对，但你跳出了角色。还有更多证据证明你彻底无能吗？

阿　　贝：（思索了一会儿）不，我想没有了。

朱迪丝：好的，现在交换角色，这次你来扮演"理智"的部分，反驳我所扮演的"情绪"的部分，怎么样？我会使用和你一样的论据。

阿　　贝：好的。

朱迪丝：我先开始。"我很无能，因为我丢了工作。"

交换角色让来访者有机会从理智的角度表达你刚才示范的内容。你使用与来访者用过的相同的情绪化推理和话语。用他们的话，而不是引入新内容，有助于来访者更准确地回应具体问题。

临床小贴士

如果来访者在扮演理智角色时无法组织回应的话语，你可以暂时与他交换角色，或跳出角色来讨论哪里卡住了。同其他信念修正技术一样，你需要评估这项技术的有效性以及来访者在多大程度上还需要进一步针对信念进行工作。你可以通过让来访者评定他们在干预前后对信念的相信程度来做出这一评估。

许多来访者发现，理智—情绪角色扮演很有用。不过，少数来访者做这个练习时会感觉不舒服。同任何一种干预一样，双方需要合作决定是否使用这一技术。由于这是一种略带对质性的技术，需要特别留意来访者在角色扮演过程中的非言语反应。还要注意确保来访者不会因头脑中理智部分的地位高于情绪部分而感到被批评或贬损。

在个人史中进行检验

重构当前相关经历或以当前的材料为例，来修正功能不良信念，对许多来访者来说已经足够。对另一些来访者来说，更有帮助的做法可能是与之讨论消极核心信念在何时产生，如何产生，如何得以维持，以及来访者当时相信这个信念有什么意义。

玛丽亚认为自己不可爱的信念源自童年。我问她："你认为自己是不可爱的，有哪些相关的记忆呢？让我们从你上小学开始，那时你应该是6—11岁。"然后，我询问了她有关青少年时期的记忆。（她对于很小的时候没有任何相关记忆。）接着，我们使用苏格拉底式提问重构了她为每一段经历赋予的意义。最后，我让玛丽亚总结在最重要的时期产生的对自己的新理解，并把它记录下来。这是她对小学时期的总结："我基本上是可爱的。我有一个最好的朋友，和其他几个女孩的关系也很友好。我被一群孩子欺负过，他们专挑让他们感觉有优越感的人下手。这说明他们有问题，而不是我有问题。"我让玛丽亚每天阅读这条治疗笔记。

重建早期记忆的含义

为了在情绪层面修正（来自童年或之后的）重要的负面事件的意义，一些来访者可能需要体验式技术，让他们在会谈中与你一起"再体验"那些经历，在强烈的情感体验中，使用角色扮演或意象技术在情绪层面重构含义（参见附录D）。

总　　结

加强适应性信念和重构适应不良的信念需要长期的、一致的、系统化的工作。用于重构自动思维和中间信念的技术可以与专门针对核心信念的技术一同使用。其他修正核心信念的策略可以参见 J. S. 贝克（J. S. Beck，2005）、贝克及其同事（Beck et al.，2015）、麦克沃伊（McEvoy）及其同事（McEvoy et al.，2018）、皮尤（Pugh，2019）和扬（Young，1999）等人的文献。

反 思 提 问

你会如何加强适应性信念并修正适应不良的信念？信念是如何随着时间的推移被不断加强的？

实 操 练 习

想象你有一个核心信念，认为自己低人一等、不被爱或没有价值。想出一种对应的适应性核心信念，并填写信念改变工作表。

| 第十九章 |

其 他 技 术

我们在本书中已经介绍了认知行为疗法的许多基础技术，例如心理教育，聚焦于志向、价值观和优势，监测心境和行为，认知重建，工作表，行为实验以及正念等。这些技术除了会影响来访者的心境外，还会影响他们的思维、行为和生理唤起。一些技术会增加积极情感，一些会减少消极情感，还有一些在两方面都能发挥作用。正如第九章所述，你要以对来访者的概念化为指南，与来访者合作，选择相应的技术。

如第二章所述，认知行为疗法在认知概念化的框架下，从许多循证心理治疗模式中借鉴了技术：接纳承诺疗法、慈悲聚焦疗法、辩证行为疗法、情绪聚焦疗法、格式塔疗法、人际疗法、元认知疗法、正念认知疗法、动机式访谈、心理动力学疗法、图式疗法、焦点解决疗法、幸福疗法，等等。随着你作为认知行为治疗师的技术越来越娴熟，你也可以创造自己的治疗技术。

在本章中，你会看到对以下问题的回答。

如何帮助来访者调节情绪（例如，通过重新聚焦、分心、自我安慰和放松训练的方式）？

如何了解在何时进行技能训练？

如何帮助来访者成为更好的问题解决者？

如何帮助来访者做决定？

如何设置分级任务作业？

如何进行暴露？

如何使用角色扮演？

"饼图"技术何时有用？

如何改变无益的自我比较？

情绪调节技术

认知行为疗法的目标并非消除消极情绪。所有情绪都很重要。消极情绪往往指向一个需要解决的问题（可能包括改变来访者的思维，也可能不包括改变其思维），如果问题无法解决，就接纳它。认知行为疗法的目标是减少消极情绪的严重程度和持续时间，这种消极情绪与情境不符（由来访者的文化背景和所处境遇决定），通常与歪曲或无益的感知有关。接纳（而不是回避）消极情绪对一些来访者来说非常关键（Linehan，2015；Segal et al.，2018）。接纳承诺疗法（Hayes et al.，1999）借助了有用的隐喻，说明如何接纳消极情绪并将注意力转向符合价值观的行动。

在整本书中，你多次读到过关于情绪调节技术的内容，尤其是修正功能不良的认知和适应不良的行为，有觉察地参与社交的、愉快的、有成就感及自我关照的活动，锻炼身体，关注自身优势和积极品质，以及培养积极的认知和适应性行为。下面将介绍其他技术。

重新聚焦，采取符合价值观的行动，以及自我安慰

在大多数时候，当我感到痛苦时，我会检验自己思维的准确性，并进行问题解决。不过，我有时仍会卡在无益的思维方式里。例如，当我遇到难以解决的问题时，至少是在当下难以解决问题或者因无法改变的事情而烦躁不安时，就可能遇到这种情况。如果检验思维没有帮助，我会改变关注的焦点。我告诉自己："此刻思考这个问题不会有帮助。我感觉＿＿＿＿＿＿（紧张、烦躁等）也没有关系。我应该重新聚焦在当下正在做的事情上（或采取一项符合价值观的行动）。"我认为，如果你能做到这一点，就能教会来访者做到。帮助来访者监测自己的消极情感反应，留意自己的注意力在何处，然后将焦点转向其他事情。

很多网站列出了愉快的可以抚慰身心的活动、放松练习或正念训练。举例来说，来访者可以重新聚焦于手头的任务、即刻的体验（使用全部感官，特别是如果来访者正在反刍过去的事情，或者强迫性地思考未来的事情）、身体感受或呼吸、志向以及为达成志向制订的计划。来访者可以投入到各种活动中：做出符合价值观的行动，与他人交谈，上网，玩电脑游戏，在社交媒体发文或浏览上面的内容，做家务，锻炼身体，泡澡或沐浴，和孩子或宠物玩耍，表达感恩，等等。

阿贝常常反复思考过去犯的错误并批评自己，并且对自己的财务状况和未来感到担忧。我和阿贝发现，思维反刍和自我批评的弊大于利，因此我教他觉察呼吸，帮助他列出一份书面清单，其中包含他可以做哪些事情来转移注意力。

放松训练

许多来访者可以从学习放松技术中受益，尤其是身体感觉紧张的来访者，其他文献中也有关于放松技术的具体内容（Benson，1975；Davis et al.，2008；Jacobson，1974）。放松训练有几种类型，包括渐进式肌肉放松、意象放松、放慢呼吸或深呼吸。渐进式肌肉放松教来访者以系统的方式交替地收紧和放松肌肉群。意象放松让来访者在脑海中想象在某个特殊环境中（比如躺在沙滩上）感觉放松、平静和安全的画面。还有几种呼吸练习可以教给来访者。可以上网搜索一些呼吸练习的指导语，让来访者在会谈中尝试其中一种或几种；与此同时，你可以用来访者的手机录音，以便他们回家后每天都能进行练习。

临床小贴士

一些来访者会从放松训练中体验到相互矛盾的唤起；他们实际上会变得更加紧张和焦虑（Barlow，2002；Clark，1989）。你可以将这作为一次学习体验。首先问来访者："如果继续这个练习，你最害怕发生什么？"然后，鼓励他们继续练习放松技术，以便弄清楚他们恐惧的事情在多大程度上真的会发生。

技 能 训 练

许多抑郁的来访者在某些技能上表现不足，包括沟通交流、有效地养育子女、工作面试、财务预算、家务打理或时间管理、组织计划以及处理人际关系等。如果你发现来访者的某项技能不足，可以给出对此展开工作的原理，然后与来访者合作，决定训练这项技能，以及在会谈中描述并示范这项技能。认知行为疗法的自助类书籍和手册也有助于教授来访者某些技能。

不过，当你发现了一个阻碍或问题时，你需要了解来访者是真的存在一项技能不足，还是由于认知干扰导致他没有正常发挥已经掌握的技能。你可以问他们："如果你确定自己会取得好结果，你会做什么或说什么？"如果他们给出合理的反应，可能就不需要技能训练了，进行认知重建即可。例如，"如果我犯错了怎么办？"这个想法可能导致来访者回避本来知道该怎么做的任务。"即便我约束自己的孩子，他也不会听我的"这个想法可能导致来访者采取过度放任的养育方式。这些来访者其实可能已经具备足够的技能了。

临床小贴士

如果来访者不确定该对另一个人说什么，可以在角色扮演中让他们选择扮演自己或另一个人。如果他们扮演自己并且做得很好，就给出积极反馈，并且问他们是否想录下自己说过的话，以便更好地记忆。如果他们没有做得很好，可以问他们是否愿意让你来示范另一种方式。如果是后者，就先由你来扮演来访者，再交换角色，这样来访者就有机会练习了。在必要时，可以打断角色扮演并给出反馈，然后让来访者再次练习。要与来访者合作，制订一项行动计划，练习在特定情境下或针对特定的人使用沟通技能。

问 题 解 决

由于心理障碍的影响，或者即便没有心理障碍的原因，也会面临现实生活中的阻碍，来访者都可能难以采取步骤做出符合价值观的行动或达成自己的志向。在每次会谈中，你需要鼓励来访者展望接下来的一周或几周，思考可以做些什么来改善生活体验，以及识别潜在的阻碍或问题。根据可能遇到的困难，你可以采取以下几种方式。

在解决问题时遇到困难

你可以重点鼓励来访者根据他们的价值观和志向设计几种解决问题的方案。如果来访者的问题解决技能不足，直接给出问题解决的指导可能会使他们受益，这样他们就可以学习如何明确问题，设计解决方案，选择一种方案，执行并评估效果（参见 D'Zurilla & Nezu，2006）。你还可以询问来访者在过去是如何解决类似问题的，或者他们会如何建议亲近的朋友或家人解决同类问题。你也可以为来访者提供可能的解决方案。如果情况近似，你还可以使用合理的自我表露。

一些问题在环境发生改变后更容易解决。玛丽亚意识到，她之所以过量食用高热量的垃圾食品，与身边没有储备足够的健康食品有关。她决定将每周去两次超市列为优先事项。这一改变作用显著。

一些问题解决方案可能涉及重大的人生变化。在对一个情境做出仔细评估后，你或许可以鼓励受配偶虐待的人寻求庇护或采取法律行动。如果有来访者长期对工作不满，你或许可以引导他们分析继续从事当前的工作和找一份新工作各有何利弊。

如果功能不良的认知干扰了问题解决的过程，你需要先帮助来访者识别和应对产生干扰的认知，再回到问题解决上。例如，阿贝想为某个特别的场合买新衣服。他知道该如何请表妹陪自己一起去，但"不应该求助他人"的观念阻碍了他。在对这一特定情境的认知做出评估后，阿贝实施了自己一开始想出的解决方案。

当问题无法解决时

当然，并非所有问题都能得到解决。如果问题不会导致很多痛苦，来访者也许能够接受问题存在，不需要从你这里得到很多帮助。你可以教他们"哦，好吧"技术（J. S. Beck，2007）。"哦，好吧"指的是"我不喜欢这个情境或问题，但我没有办法改变了，不是我想不想达成目标的问题；所以，不如停止挣扎，接纳现状，把注意力放在其他事情上吧"。当阿贝没有通过面试时，他发现这个技术很有用。

如果来访者对一个无法解决的问题产生无益的认知，往往就需要认知重建（见本书第 288 页）。阿贝与前妻之间有一些问题。她对他非常挑剔。他多次尝试与她沟通，希望两人能坐下来好好谈谈，但她只会批评得更多。看起来，她不太可能改变。不过，让问题更严重的是阿贝抑郁时产生的认知。他经常想："她是对的，我一事无成。"评估这个认知并做出回应使阿贝更容易接纳她的行为，然后将注意力转移到其他地方，通过其他方式提高生活满意度。尽管他不能解决这个问题，但他能够改变自己对这个问题的反应。

如果问题发生的可能性很低

如果问题不太可能发生，你可以帮助来访者做到以下几点：

> - 评估问题发生的可能性；
> - 寻求最好和最现实的结果；
> - 讨论在问题发生时如何应对；
> - 区分合理和不合理的防范措施；
> - 接纳不确定性；
> - 减少过度的责任感；
> - 识别并扩展自身和外部的资源；
> - 增强自我效能感。

做 决 定

许多来访者难以做决定，尤其是抑郁的来访者。如果来访者在这方面希望得到你的帮助，可以请他们列出每一个选项的利弊，然后帮助他们设计一个系统，来权衡每个选项并确定哪个选项最优（见图 19.1）。

做志愿者的好处	做志愿者的坏处
1. 让我走出家门 2. 让我感觉自己有用、有成就感 3. 帮助他人 4. 在找到有薪水的工作前是很好的尝试 5. 学习新技能？	1. 可能会太累 2. 可能不喜欢 3. 思考这件事让我焦虑
不做志愿者的好处	不做志愿者的坏处
1. 不必对此感到焦虑 2. 可以节省精力做别的事情 3. 不必面对潜在的失败	1. 对我的抑郁没有帮助 2. 无法让我走出家门 3. 无法获得可能让自己感觉有用和有成就感的机会 4. 无法为找到有薪水的工作积累实践经验 5. 无法提升技能

图 19.1 阿贝的利弊分析

朱迪丝：你提到过，在决定是否到流浪者收容所做志愿者这个问题上，你想得到帮助？

阿　贝：是的。

朱迪丝：好的。（拿出一张纸）如果可以，我想向你展示如何权衡利弊。你以前这样做过吗？

阿　贝：没有。至少没有在纸上做过。我在心里思考过一些利弊。

朱迪丝：很好。这可以帮助我们更好地开始。我想你会发现把它们写下来会让决定更清晰。你想先从哪一个选项开始，做志愿者还是不做志愿者？

阿　贝：做志愿者吧。

朱迪丝：好的。在这张纸的左上方写"做志愿者的好处"，在右上方写"做志愿者的坏处"，然后在下方分别写"不做志愿者的好处"和"不做志愿者的坏处"。

阿　贝：（写下来）好的。

朱迪丝：你想到过哪些利弊？能否简要写下做志愿者的一些好处和坏处？（阿贝写下目前的想法。我提出几个问题来引导他。）你可以走出家门，这一点怎么样——也是好处之一吗？

阿　贝：是的（写下来）。

阿贝和我继续做这个练习，直到他认为已经全面合理地写下了所有利弊。我们又对第二个选项重复了这个过程。检查一个选项的利弊可以提醒阿贝为另一个选项补充额外的内容。接下来，我帮助阿贝评估了这些内容。

朱迪丝：好的，看起来差不多完成了。现在你需要用一种方式权衡这些内容。你想圈出最重要的几条吗？或者将每一条的重要性用 1—10 进行评分？

阿　贝：圈出重要的几条吧。

朱迪丝：好的，现在让我们看看每一栏。你感觉哪几条最重要？（阿贝在图 19.1 的每一栏里圈出了一些条目。）浏览一下你圈出的条目，你有什么想法？

阿　贝：我想去做志愿者，因为我想帮助别人，想让自己有成就感，而且能走出家门也很好。不过我不知道到时候该做什么。

朱迪丝：你认为每一个做志愿者的人都事先知道该做什么吗？你能否找找有没有志愿者工作指南？如果有问题你应该找谁呢？可能你在做决定前还需要了解一点信息。

在讨论的最后，我增加了阿贝会再次使用这项技术的可能性：

"你认为这个（列出并权衡利弊的过程）有帮助吗？有没有其他需要做的决定，也适合使用同样的技术？你会怎么提醒自己用这种方式做决定呢？"

分级任务作业和阶梯类比

抑郁的来访者很容易被需要完成的任务压垮。将大任务分解成可以完成的小任务是非常重要的（Beck et al., 1979）。为了达成目标，你常常需要在这个过程中完成多个任务或采取多个步骤。当来访者关注的是离目标还有多远而不是当前的步骤时，就容易被压垮。用图描述各个步骤往往能让来访者感到安慰（图 19.2）。

朱迪丝：玛丽亚，听起来，单是想到搬家，你就开始紧张了，虽然这是你非常想做的事。

玛丽亚：是的。

朱迪丝：我想知道我们可以怎样分成几个步骤来进行；比如，你能否先从决定想搬到哪个社区开始呢？

玛丽亚：好的。我在想可以问问新邻居有什么建议。她在搬到隔壁之前做过很多研究。

朱迪丝：下一步可以做什么？（引导玛丽亚确定其他几个步骤。）你还对搬家感到焦虑吗？

玛丽亚：是的，有一点。

朱迪丝：（画一个阶梯）好的，接下来是我想让你记住的事。你会一步一步来，就像爬阶梯一样。你不会立刻就搬家。你会从这里开始（指向最底部一级），先和邻居谈搬家的事。然后确定自己可以负担多少房租。接着开始上网搜索房源。然后预约看第一套房子。接下来是实地看第一套备选的房子。然后是第二套。你先从这里开始（指向最底部一级），每次只向上爬一级（从最底部一级向上一级画箭头）。每次爬一级会让你感觉更舒适，然后向前迈一步。你**不**

会从这里（指向最底部一级）直接爬到这里（指向最顶部一级）。好吗？

玛丽亚：嗯。

朱迪丝：所以每当你开始想到最终目标时，不妨提醒自己还有这个阶梯，特别是提醒自己现在处于哪一级，如何每次只向上爬一级。你认为这样是否会对缓解焦虑有帮助？

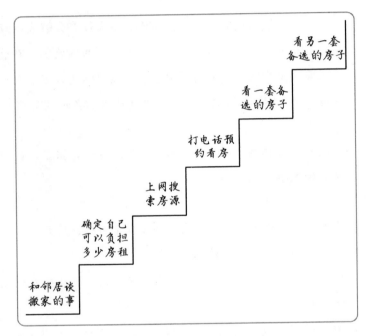

图 19.2 使用阶梯隐喻

暴　　露

抑郁和焦虑的来访者常常会采取回避的应对策略。他们可能对从事某些活动感到绝望（"给我朋友打电话不会有任何好处。他们不会想见到我"）或畏惧["如果我_____（做了某个活动），就会发生不好的事情"]。回避可能非常明显（例如，来访者长时间躺在床上，回避自我关照的活动、家务、社交或跑腿的事情），也可能不易察觉（例如，社交焦虑的来访者回避眼神接触、对他人微笑、闲聊以及主动表达观点）。后一种回避叫作安全行为（Salkovskis，1996）。来访者认为这些行为会防止焦虑或害怕的结果发生。

尽管回避行为可以立刻缓解情绪（所以有强化的效果），但会导致问题持续存在。来访者没有机会检验他们的自动思维，无法获得证明自动思维不成立的证据。当来访者感到焦虑并做出显著的回避行为时，你需要提供强有力的开展暴露练习的原理。在采用传统认知行为疗法时，你可以参考以下方式进行说明。

> 治疗师：现在，我们能否谈谈减少你对_____（害怕的情境）的回避行为？研究表明，克服对_____的恐惧的方式是将自己暴露在这个情境中，可以循序渐进地进行，也可以一次性做到。例如，我知道你养猫，所以你一定不害怕它们。不过如果你害怕，你会如何克服呢？我们可以从让你看猫的图片或视频开始，一直看到你意识到自己的预期并不准确为止，那时你的焦虑很可能就会降低。（停顿）到这里，你理解我的意思吗？
>
> 来访者：理解。
>
> 治疗师：接下来，你可能会拜访一位你认识的养猫的人，并且这个人愿意把猫放进背包里。然后我们可能让你接近一只猫，逐渐能抚摩它，等等。这样做的原理是减少回避行为，以便你了解自己对猫的信念和预期是否准确。你还会了解自己能否忍耐焦虑。

如上所述，你需要与来访者一起建立回避情境的等级。让来访者评估他们认为自己在每一个情境中的焦虑程度，用0—100（或0—10）打分，然后写下这张清单，把引发焦虑程度较低的活动排在前面，把最高的排在最后。然后，找出来访者愿意在接下来的一周尝试哪一项活动。来访者通常希望从引发焦虑程度较低的暴露开始。我们通常会找出他们预测焦虑程度约为30%的情境。不过，来访者有时会选择引发焦虑程度最高的活动。如果他们成功地暴露在这一情境下，通常会加快治疗进程。

在康复导向认知疗法中，你需要将暴露与来访者的价值观和志向联系起来。你可以这样说：

"我知道能去看望奶奶对你来说很重要，但是听起来，回避这个应对策略阻碍着你。你这周是否愿意向前迈一步，开一次长途车？你可以去某个你认为会稍微增加焦虑的地方；或者努力一把，选择去一个可能引发更多焦虑的地方。"

无论是正式地还是非正式地确认了一项暴露活动，（如果可行）都要让来访者每天从事这项活动，停留在情境中直到发现害怕的结果没有发生为止（Craske et al.，2014）。我们希望来访者相信："这个活动并不危险。我不需要回避。即使有坏结果发生，我仍然可以应对。"如果可以，让来访者就在你的治疗室进行暴露，或者陪他们到另一个场所进行暴露。

你和来访者都必须警惕对安全行为的使用。我们不希望来访者认为："我_____（使用安全行为）是有好处的，否则糟糕的事情可能真的就发生了。"建议来访者在暴露过程中问自己："我是否在尝试避免_____（害怕的结果）发生，或者减少_____（害怕的结果）发生的可能性？"还要让来访者在每次暴露之后监测自己的自动思维。他们需要警惕无益的认知，例如，"这次我能够忍耐焦虑，但下一次就做不到了"。在下一次会谈中，如果来访者成功地将自己暴露在活动中，并得出有益的结论，他们就可以在接下来的一周选择一项新的暴露。

想象暴露通常会有帮助。你可以让来访者想象进入某个情境或从事某项活动，尤其是出现以下两种情况时：

> 1. 来访者过于害怕，甚至无法进行温和的暴露；
> 2. 受实际情况限制，无法进行一般的暴露。

你还可以让来访者进行虚拟现实暴露，让他们进入"虚拟"情境，来检验害怕的结果。

如果你让来访者完成每日监测（图 19.3），他们就更有可能根据逐级暴露等级每天都进行练习。每日监测可以很简单，仅列出日期、活动和焦虑程度。你也可以让来访者记录并划掉没有发生的预期结果，这样能进一步提醒他们有许多想法是不准确的。

日期	活动	预期焦虑程度 （0—100）	实际焦虑程度 （0—100）	预期结果
12/12	去社区服务	90	60	我无法忍耐焦虑。 我不得不提早离开。

图 19.3 暴露监测

来访者还可能害怕并回避以下内部刺激：

- 体验强烈的情绪；
- 想到令人烦恼或害怕的情境；
- 产生痛苦回忆；
- 产生生理唤起；
- 面对身体痛苦。

这些来访者往往会从正念练习中获益（参见第十六章），在练习时进行行为实验，将自己暴露在内部刺激中并检验害怕的结果。

临床小贴士

如果来访者非常害怕进行暴露，你可能需要先允许他们使用安全行为，例如，当来访者开车过桥时，让一个人坐在车里陪伴。不过，下一步就应该在不使用安全行为的前提下进入这个情境。

我已经向你大概介绍了如何进行暴露，不过你还需要额外的指南。从各种资料中都能找到详细描述建立场所恐惧等级的过程（例如，Goldstein & Stainback，1987）。多布森和多布森（Dobson & Dobson，2018）描述了为有效的暴露制订的计划、可能设立的目标和降低暴露效果的因素。

角色扮演

角色扮演技术可以用于各种目的。在整本书中都能找到关于角色扮演的描述，包括使用角色扮演发现自动思维，发展出适应性反应，以及修正中间信念和核心信念。角色扮演在学习和练习社交技能方面也很有用。

有些来访者总体的社交技能比较薄弱。另一些来访者在某一类沟通中的社交技能较强（例如，在工作中而不是家里，或者反过来），但是缺乏根据需要调整社交风格的技能。例如，阿贝在正常社交对话以及需要采取关怀、共情态度的情境中表现良好。我问他："如果你确定表妹会做出积极的反应，关于在最后一刻取消计划这件事，你会对她说些什么？"阿贝不太确定。他在这方面的技能不足。于是我们做了几次角色扮演。我先来扮演阿贝，再由他来扮演自己。然后我问他，是否有什么东西阻碍他与表妹进行类似的对话。他回答："她可能认为我在批评她。"在这种情况下，阿贝既有技能上的不足，也需要处理产生干扰的认知。

使用"饼图"技术

让来访者以图的形式看待自己的想法通常会有所帮助。饼图的用途很广，例如帮助来访者设立目标。饼图可以显示他们目前为实现自己的志向或价值观投入了多少时间（图 19.4）。饼图的另一个用途是明确某个既定结果的相关责任（图 19.5）。

朱迪丝：阿贝，你在多大程度上认为前妻对你这么生气是你的错？

阿　贝：100%。如果我没有丢掉工作，我们可能就不会离婚了。

朱迪丝：我想知道是否可能有其他解释？

阿　贝：（思索）有时，我怀疑她其实是生自己的气。她以为如果我们离婚了她会更幸福，但她看起来并没有。

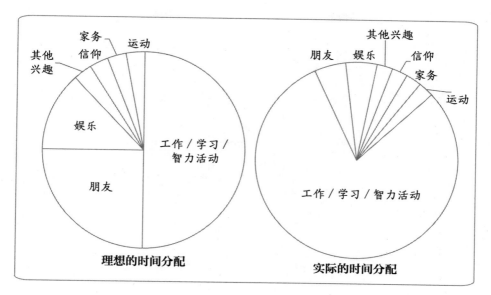

图 19.4　目标设立饼图

朱迪丝：还有其他的解释吗？

阿　贝：我不知道。

朱迪丝：在你们婚姻关系还不错的时候，她也会特别生气吗？

阿　贝：是的，她在每一件小事上都会挑我的毛病。

朱迪丝：她只对你生气吗？

阿　贝：不是，她也对孩子们生气。有时，她也对朋友们生气。哦，还有对她的姐妹和父母。

朱迪丝：所以爱生气似乎是她性格的一部分？

阿　贝：嗯，我猜是的。

朱迪丝：你觉得她的生气是一触即发的吗？

阿　贝：是的，这个描述很准确。

朱迪丝：你也不是有意地为了让她生气才丢掉工作的。

阿　贝：不，当然不是。

朱迪丝：我们能否画一个饼图？（画出图 19.5 的圆圈）我想看看，在她仍然生气这一点上，有多大比例是你的错误导致的。可以吗？

阿　贝：当然。

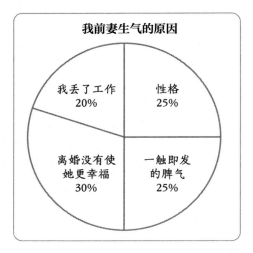

图 19.5　因果关系饼图

朱迪丝：你认为她的愤怒在多大比例上出于性格原因？

阿　贝：（思索）至少 25%。

朱迪丝：（将圆圈分割出 25% 并标注"性格"）一触即发的脾气呢？

阿　贝：可能也有 25%。

朱迪丝：（将圆圈再分割出 25% 并做出标注）在多大比例上是因为离婚没有使她更幸福，所以她其实是在生自己的气？

阿　贝：30%？

朱迪丝：（分割出 30% 并做出标注）在多大比例上是因为你丢了工作？

阿　贝：嗯，剩下没多少了吧？ 20%，我猜。

朱迪丝：（标注圆圈剩余的 20%）显然，你不是为了故意让她生气才丢掉工作的。所以你现在觉得，前妻这么生气在多大比例上是你的错误所导致的？

阿　贝：没有那么多了。我想我之前没有想过其他原因。

临床小贴士

　　探究其他解释所占的比例时，在最后让来访者估计功能不良的归因（在上面的例子里是"这是我的错"）所占的比例，可以让他们更全面地考虑所有解释。

自 我 比 较

来访者常常出现的一类自动思维是做无益的比较。他们将当前的自己与发生心理障碍之前的自己做比较，或者与他们希望成为的样子做比较，也可能将自己与没有心理障碍的其他人做比较。这样做会维持或加重烦躁的情绪，玛丽亚的情况就是如此。我帮助她看到她所做的比较是无益的。然后，我教她做出了更具有功能性的比较（与最差时的自己对比）。

朱迪丝：玛丽亚，听起来，你这周好像经常把自己和其他人进行比较。

玛丽亚：嗯，我想是的。

朱迪丝：听起来，那样做好像总会让你的心情更糟糕。

玛丽亚：是的。我的意思是，看看我。连做些基本的事情都这么难，就比如整理客厅、付账单……

朱迪丝：举个例子，假如你有肺炎，不得不逼迫自己做事，你还会对自己这么苛刻吗？

玛丽亚：不会，那样的话，我感觉疲惫就有**合理**的理由了。

朱迪丝：难道抑郁不是感觉疲惫的合理理由吗？让你与没有抑郁的人做比较也许并不公平。你是否记得，在第一次会谈中，我们讨论过抑郁的一些症状，比如疲惫、精力差、难以集中注意力、动力不足，等等？

玛丽亚：嗯。

朱迪丝：所以虽然其他人做事情不会这么费劲或者不需要这么费劲，但你不得不逼迫自己做事，这也许有合理的理由？

玛丽亚：（叹气）我想是的……

朱迪丝：好的，我们能否梳理一下，当你把自己与他人进行比较时，可以做些什么？

玛丽亚：（点头。）

朱迪丝：比如，你对自己说，"先等一下，这样的比较并不合理；让我来与最差时的**自己**做个比较——在开始治疗之前，我的整个房子一团乱，我一天到晚都躺在床上或沙发上"。你觉得如果这样做，会怎么样？

玛丽亚：嗯，我会意识到自己现在能做更多事情了。

朱迪丝：你的心情会更差吗？

玛丽亚：不，可能会更好。

朱迪丝：你愿意把进行这样的比较列入行动计划吗？

玛丽亚：嗯。

朱迪丝：你想写下来什么呢？

玛丽亚：我想应该写"把自己和其他人进行比较是没有帮助的"。

朱迪丝：特别是和没有抑郁的人做比较。那么你可以做什么呢？

玛丽亚：我可以想想，现在正在做的哪些事情是在来进行心理治疗之前没有做过的。

朱迪丝：非常好。你想把这两点写下来吗？

来访者还可能出现的自动思维是将现在的自己与他们希望成为的自己做比较。例如，他们可能会说："我应该能够<u>全职工作</u>。"或者他们可能与抑郁之前的自己做比较（"我以前很容易做到"）。同样，要让来访者聚焦在他们取得的进步上。

临床小贴士

如果来访者正处于状态最差的时候，你就需要调整这项技术了。

"听起来，当你将自己与其他人或者你希望成为的人做比较时，你好像感觉很沮丧。我在想，在这些时候这样做会不会有帮助，即提醒自己有一份目标清单，而且我们正一同制订计划来帮助你做出改变。如果你提醒自己，你和我是一个团队，我们正一起努力让你变成你想要的样子，你的心情会怎么样？"

总　　结

总的来说，在认知行为疗法中可以使用各种不同的技术。有些技术适用于各种问题，有些技术专门针对某种特定的障碍。许多技术改编自其他治疗模式。这些技术除了会影响来访者的情绪外，还可能影响他们的想法、行为和生理唤起。有些技术能增加积极情感，有些技术会减少消极情感，还有一些技术在两方面都能发挥作用。有些技术帮助来访者调节情绪，还有些技术让他们学会技能。你需要选择相应的技术，说明原理，获得来访者的同意，然后应用技术。注意，要以你对来访者的个案概念化作为指南。

反 思 提 问

在认知行为疗法中有许多技术可以使用。如果你有位朋友—想到要学习很多东西就感觉压力倍增，你会给他什么建议？本章介绍的哪些技术可能会有帮助？

实 操 练 习

你有什么需要做出的决定吗？或者可以想象你需要做出一个决定。写下两种选项的利弊。

另外，做一张饼图，展示你期望的时间分配和实际的时间分配。

第二十章

意　象

许多来访者产生的自动思维不仅是心中不出声的言语，还可以是心中的画面或意象（Beck & Emery，1985）。我此刻坐在这里，就能回想起今天出现过的几个意象。当我阅读朋友发来的电子邮件时，我会在脑海里想象她的画面。当我筹备家庭聚餐时，我会产生上次家人一起吃饭时的视觉回忆。当我的来访者报告一个自动思维（"丈夫会责备我"）时，我会想象她的丈夫刻薄地对她讲话的场景。大多数意象是视觉化的，不过也可能涉及感官（例如语调）或躯体（生理感受）。意象比言语过程更能影响我们的感受（对积极和消极情绪都有影响）（Hackmann et al.，2011）。我发现，许多认知行为治疗师，甚至是非常有经验的治疗师，都没有使用相应的技术来引出来访者的意象，或者没有成功识别和处理令来访者痛苦的重要意象。

在本章中，你会看到对以下问题的回答。

如何帮助来访者建立积极意象？

如何识别并向来访者介绍自发的消极意象？

如何对痛苦的自发意象进行治疗干预？

引出积极意象

在前面几章里，我们通过几种方式讨论过积极意象。例如，我们让来访者想象他们实现了志向和目标并依据自己的价值观生活——如此一来，他们会体验到什么样的积极情绪。我们可能让来访者想象执行行动计划，从而强化他们的动机，识别和解决潜在障碍，提高他们执行计划的可能性。在下文中，你将了解到另外五种干预技术，每一种都用来引出一个积极意象：聚焦于正面回忆，预演适应性的应对技术，和问题保持距离，代入积极意象，以及聚焦于情境的积极方面。

聚焦于正面回忆

建立生动的积极意象能够增强来访者的积极情绪、动机和自信心。你可以让来访者回想与当前或即将到来的情境有关的回忆——他们解决了问题，很好地应对了困难情境，或者体验到了成功（Hackmann et al., 2011）。

朱迪丝：（总结）在我听来，你好像对自己失去了信心。你觉得我说的对吗？

阿　贝：（思索）对。（停顿）我总是不断地想，这一切都太难了。

朱迪丝：现在的一切对你来说的确很难，因为你抑郁了。不过我记得你告诉过我，你生命中有过一段非常艰难的日子，那是在高中的一个暑假，你为一家建筑承包商打工。

阿　贝：是的，刚开始，我真的不知道该做什么。

朱迪丝：发生了什么呢？

阿　贝：我观察其他人，看他们在做什么，然后尝试做同样的事情。

朱迪丝：整个暑假都很艰难吗？

阿　贝：不是，我最后跟上了节奏。我的意思是，那份工作很消耗体力，但我做得很好。

朱迪丝：你能否想象自己回到了当时？也许是你工作的最后一天？你能看到自己吗？

阿　贝：可以。

朱迪丝：你正在做什么？

阿　贝：在帮另一个人搭房梁。

朱迪丝：天气热吗？

阿　贝：很热。

朱迪丝：你能在脑海里看到这个画面吗？天气很热，你正在做这项高难度工作。（停顿）你现在感觉怎么样？

阿　贝：非常好。

朱迪丝：自信？

阿　贝：是的。

朱迪丝：知道你在做有难度的事情，但是做得很好？

阿　贝：是的。

朱迪丝：你有没有看到？你还是原来的自己。是一个可以完成高难度任务的人。你抑郁了，没错，但你并没有放弃。你每天都在做有难度的事情。有一些事情，比如打扫整个房子、跑腿以及在流浪者收容所做志愿者——所有这些事情做起来都比以前更容易了，是这样吗？

阿　贝：是的，没错。

朱迪丝：如果你这周尝试多回忆高中时那个暑假的一些事情，那时你面临一个挑战，一个艰巨的挑战，然后成功地完成了，你觉得这会不会有帮助？然后你要提醒自己，你还是原来的自己，有些事情已经能更好地做到了。

阿　贝：好的，我可以做到。

预演适应性的应对技术

这项技术可以帮助来访者练习在意象中使用应对策略。这样做常会增强他们的信心，改善他们的情绪，激励他们在会谈外采取这些适应性行为。下面展示了我如何在一次强化会谈中帮助阿贝练习这项技术。

朱迪丝：好的，你预想自己在入职的第一天会感觉很难熬？

阿　贝：是的。

朱迪丝：你会在什么时候第一次注意到焦虑增加了？

阿　贝：起床的时候。

朱迪丝：然后你会在心里想什么？

阿　贝：我会把一切搞砸的。

朱迪丝：具体的画面是什么样的？

阿　贝：我坐在小房间里，盯着计算机屏幕。

朱迪丝：好的，在出发上班之前，你可以做些什么来平复心情？

阿　贝：提醒自己，在入职第一天感觉紧张是很自然的事。

朱迪丝：你能看到自己正在这样做吗？

阿　贝：能。

朱迪丝：好的，你还可以做什么？

阿　贝：我可以做正念练习。

朱迪丝：你能看到自己正在这样做吗？

阿　贝：能。

朱迪丝：然后呢？

阿　贝：我感觉好一点了，但我还是紧张得吃不下早饭。我只洗了一个澡，换好衣服，就准备出门了。

朱迪丝：你此时在想什么？

阿　贝：如果我感觉越来越紧张，该怎么办？

朱迪丝：要不要想象你在出门之前正阅读我们刚刚记录的治疗笔记？你能想象把笔记拿出来，然后进行阅读吗？

阿　贝：嗯……我想这样做有点帮助了。

朱迪丝：在你走近办公楼的时候，你能否想象时间跳到了后面。现在是午饭时间，你填完了大部分文件，在办公室逛了一圈，可能正在和信息技术部门的人设置工作邮箱……你现在感觉怎么样？

阿　贝：有一些缓解了。虽然还是担心，但没有很糟糕。

朱迪丝：好的，现在你吃完午饭回来了。接下来发生了什么，你在做什么？

阿贝继续想象在现实中应对这个情境的种种细节。然后，他把预期会有帮助的具体技术写了下来。

和问题保持距离

和问题保持距离也是一种意象技术，可以缓解痛苦，帮助来访者从更广阔的视角看待问题。在下面的例子里，我帮助阿贝看到他面临的困难不会一直存在。

朱迪丝：阿贝，我知道你现在感觉有些绝望，你预期这些问题会一直存在。你觉得如果想象自己度过了这段艰难的日子，会不会有帮助？

阿　贝：我想会吧。不过很难想象。

朱迪丝：好的，让我们来看看。现在，试着想象一年后的自己是什么样的？那时，你已经度过了这段日子，感觉好一些了。

阿　贝：好的。

朱迪丝：你觉得生活会是什么样的？

阿　贝：我不知道。我很难想到很远的事情。

朱迪丝：好的，让我们具体一点。你几点起床？你在哪里？

阿　贝：我可能 7:00 或 7:30 左右起床。我想我应该还在现在的房子里。

朱迪丝：好的，你能看到自己正在起床吗？你希望想象自己接下来在做什么？

帮助阿贝将未来的某一天视觉化，他的情绪和功能在那天都有所改善，这样可以帮助他建立希望和动力。

代入积极意象

代入一个更令人愉悦的意象这一技术已在其他文献中得到了广泛描述（例如，Beck & Emery, 1985）。同样，来访者需要有规律地练习这项技术，才能从痛苦的自发意象中得到缓解。只有当来访者体验到消极意象时，才可以间歇性地使用这一技术。如果消极意象是功能不良思维过程的一部分，那么更适合使用正念技术。

朱迪丝：阿贝，应对这类令人烦恼的意象的另一种方法是代之以不同的意象。有些人会想象痛苦的意象是电视上的一个画面。然后他们可以想象更换电视频道后出现另一个场景，比如躺在海滩上、在林间漫步或者回忆过去愉快的经历。你愿意试试这项技术吗？

阿　贝：好的。

朱迪丝：首先，你来想象一个愉快的场景，越详细越好，尽可能调动所有感官；然后我会让你练习从一个痛苦意象转换到这个愉快意象。现在，你愿意想象哪个愉快的场景呢？

聚焦于情境的积极方面

另一种意象技术是让来访者从更积极的角度看待情境。一位害怕剖宫产的来访者想象的一幅美好的画面是：伴侣神情激动地握住她的手，医生和护士看起来友善而体贴；然后她怀抱着刚出生的宝宝。

识别消极意象

尽管许多来访者的自动思维会以消极视觉意象的形式出现，但很少有来访者从一开始就能觉察到。这些自发意象可能仅持续几毫秒。仅仅询问消极意象，哪怕反复询问，往往也是不够的。当来访者产生痛苦的意象时，教他们意象技术会很有用。未经处理的意象常会导致痛苦持续存在。

以下展示了我如何识别阿贝关于前妻的消极的自发意象。

朱迪丝：（总结）我理解对了吗？你刚才在想接下来要在儿子家举办的家庭聚餐，然后你想道："如果丽塔当着全家人的面批评我，该怎么办？"

阿　贝：是的。

朱迪丝：你想象过那个场景会是什么样吗？

阿　贝：我不确定。

朱迪丝：（帮助阿贝非常具体地思考）你现在能想象这个画面吗？最先在哪
　　　　里开始？客厅还是厨房？还是当你们围坐在餐桌前的时候？

阿　贝：围坐在餐桌前的时候。

朱迪丝：好的，你现在能想象这个画面吗？现在是星期六晚上，你们一家人
　　　　都围坐在餐桌前……你能在脑海中看到这个画面吗？

阿　贝：能。

朱迪丝：正在发生什么？

阿　贝：我们在谈论国庆假期的事情。丽塔说着"阿贝，你知道的，你只会
　　　　拖所有人的后腿"。

朱迪丝：当她这样说时，她的表情如何？

阿　贝：有些刻薄。

朱迪丝：当你想到家庭聚会的时候，你觉得这个画面是否在脑海中闪过？

阿　贝：嗯，我想是的。

朱迪丝：好的。（提供心理教育）你刚才想象的那个画面，我们称之为意象。
　　　　这是另一种形式的自动思维。

向来访者介绍痛苦的意象

如果你只用意象这一个术语，来访者可能并不理解其具体概念。意象的同
义词包括心中的画面、白日梦、幻想、想象、脑海中的电影以及回忆。假设阿贝
没有报告出意象，我会尝试换成其中一个词。我也可能提醒他，在首次治疗会谈
中确定他的志向和目标时，我们建立过一个意象。在教来访者识别意象时，你常
常需要很细致，以确保他们理解到位。大多数来访者只是从一开始没有觉察到意
象，很多治疗师在试过几次后就放弃了努力。当来访者描述一个情境时，如果你
能想象出相应的画面，你就可以以此为线索做进一步探究。

"阿贝，在你刚刚描述走向流浪者收容所时感到压力很大的过程中，

我的脑海里出现了一个画面，尽管我显然不知道那个收容所具体是什么样的。（停顿）你有没有想象过当你走进去的时候发生了什么？"

临床小贴士

有些来访者可以识别意象，但报告不出意象，因为他们的意象十分形象且令人痛苦。他们可能不愿再次体验这种痛苦，或者担心你觉得他们心理不正常。如果你怀疑出现了这样的情况，则应将对意象的体验正常化。

"许多人会产生视觉意象而不是其他自动思维，或者两者同时产生。不过我们往往意识不到。有时意象看起来很奇怪，但实际上出现各种意象都是正常的，比如悲伤、害怕，甚至是暴力的意象。唯一的问题是，你是否认为自己产生这样的意象很奇怪。"

修正自发的消极意象

在治疗中，你会处理两类自发的消极意象。第一类是重复出现的闯入性意象。你可以将这类意象视为无益的思维过程，并使用正念技术加以应对（第十六章）。如果意象不属于思维过程的一部分，你可以使用几种策略教育来访者：重导"电影"，跟随意象直到结束，以及对意象进行现实检验。建议来访者在会谈中和会谈外练习这些技术，以便在痛苦的意象自发出现时有效地加以使用。

重导"电影"

阿贝报告了最近的一个自发意象。他看到自己在接下来的周末独自坐在家中，既悲伤又孤独。我对他进行关于意象的心理教育，帮助他创作了一部新的"电影"。

朱迪丝：阿贝，你不必受意象的摆布。如果你想，你可以改变它们。好比你是一名电影导演。你可以决定想要让意象变成什么样子。

阿　贝：我可能还是不太理解该怎么做。

朱迪丝：好的，你刚才说你看到自己坐在沙发上，感觉非常难过。你**希望**接下来发生什么呢？

阿　贝：嗯，可能希望女儿给我打电话，邀请我去她家里吃饭。

朱迪丝：你能想象此时接起电话来吗？当她邀请你去她家时，你感觉怎么样？

阿　贝：感觉好一些了。

朱迪丝：有没有你想要想象的其他情境？

阿　贝：也许是想象我给表妹打电话，她想和我一起做点什么。

朱迪丝：这也是一部更好的电影。

阿　贝：可是我怎么知道这些想象会成真呢？

朱迪丝：嗯，首先，我们都不知道你是否真的会在整个周末都坐在沙发上。我们**确定**知道的是，**想象**那个场景让你现在感觉非常难过。其次，也许我们可以谈谈如何让好的"电影"结局更有可能发生。如果想要提高和女儿或表妹待在一起的可能性，你可以做些什么呢？

跟随意象直到结束

以下三种技术会帮助你和来访者对问题形成概念化，然后进行认知重建以缓解情绪。

1. 帮助来访者想象应对某个困难经历，直到他们度过了危机或解决了问题。
2. 如果来访者一直不停地想象一个又一个问题，建议来访者想象在不久的将来会发生什么。
3. 让来访者直接跳到遥远的未来（如果必要，讨论未来发生某一灾难的意义）。

应对困难经历

当来访者想象自己度过了压力性事件时，他们常常会感觉更好、更自信。

朱迪丝：好的，阿贝，你能再次想象参加面试时的画面吗？大声向我讲述你想象的内容，越生动越好。

阿　贝：我坐在办公室里。面试官正问我在上一份工作中发生了什么。我的大脑一片空白。我僵住了。

朱迪丝：然后你感觉如何？

阿　贝：非常焦虑。

朱迪丝：有别的事情发生吗？

阿　贝：没有。

朱迪丝：好的。（提供心理教育）这种情况很典型。对于最糟糕的时刻，你的大脑自动停止了想象。现在，我想让你想象接下来发生的事情。

阿　贝：嗯，我不太确定。

朱迪丝：那么，你会在整个面试过程中都保持那样的状态吗？

阿　贝：不，我想不会。

朱迪丝：你能想象接下来发生了什么吗？……你开始讲话了吗？

阿　贝：我想是的。

朱迪丝：你看到接下来发生了什么？

阿　贝：我有点语无伦次。我告诉他，在过去20年里，我在工作上做得非常好，但是最近来了一位新老板，他改变了我的工作职责，在我需要帮助时没有提供支持。

朱迪丝：非常好！然后发生了什么？你能在脑海中看到画面吗？

阿　贝：他又问我的工作职责发生了什么变化。

朱迪丝：然后呢？

阿　贝：我回答得还不错。

朱迪丝：然后呢？

阿　贝：我想我们继续谈下去了，直到他问完了所有问题。

朱迪丝：然后呢？

阿　贝：他感谢我来参加面试，和我握了握手，然后我离开了。

朱迪丝：在这个意象里，你现在感觉怎么样？

阿　贝：有一点发抖，但是还好。

朱迪丝：比一开始大脑空白和僵住时的感觉好一些？

阿　贝：是的，好多了。

跳到不久的将来

如果来访者不停地想象越来越多的障碍或痛苦事件，眼看着没有尽头，那么"跟随意象直到结束"这个技术就会没有效果。此时，你或许要建议来访者想象：在不久的将来的某一刻，自己感觉好一些了。

朱迪丝：（总结）好的，阿贝，在想象自己正在报税时，你所看到的一直是这件事很难，花费了很多工夫，遇到了很多问题。实事求是地讲，你认为自己能最终完成吗？

阿　贝：能，有可能。不过我可能需要花好几天才能完成。

朱迪丝：你能否想象时间跳到了不久的将来，你那时已经完成了？你能看到那个画面吗？那个画面是什么样的？

阿　贝：嗯，我想我能看到自己最后浏览了一遍，然后把材料打印好寄出去。

朱迪丝：你能否稍慢一点，真的去想象具体的细节？那是什么时间？你在哪里？

阿　贝：好的。我坐在餐桌前。那是星期日的傍晚。这件事的确很难，我的注意力总是被转移，不过，我最终浏览完了申报表，检查了错误。

朱迪丝：所以，你完成了。你感觉怎么样？

阿　贝：（叹气）如释重负……就像终于挪开了胸口压着的巨石。感觉轻松了。

朱迪丝：好的，我们来回顾一下刚才所做的事。你想象自己开始报税，你想象得越细致，看到的问题就越多。然后，你跳到不久的将来，看到自己完成了这件事，这让你感觉好一些了。我们能否为这个技术记一点笔记——就写"跳到不久的将来"怎么样？你能在家里继续练习这个技术吗？

跳到遥远的未来

有时，当你引导来访者想象接下来发生了什么的时候，他们会看到情境发生了灾难性的恶化。如果发生了这种情况，可以询问来访者灾难的意义并据此进行干预。

朱迪丝：好的，玛丽亚，所以你看到朋友在重症监护室里。她发生了什么事？

玛丽亚：他们在努力救她，但她因为癌症而过于虚弱。她停止了呼吸。

朱迪丝：（轻柔地问）然后呢？

玛丽亚：（哭泣）她死了。

朱迪丝：然后发生了什么？

玛丽亚：我不知道。我看不到后面的事情（仍然在哭泣）。

朱迪丝：玛丽亚，如果我们试着往后走一点，我想会有帮助。你的朋友去世了，最糟糕的部分是什么？这对你来说意味着什么？

玛丽亚：没有她我活不下去！我的生活就被毁了！

在这个例子里，跟随意象直到结束导致了灾难性的画面。我对玛丽亚表达了共情。然后我轻柔地问她，是否愿意想象她在朋友的葬礼上，想象她在做什么以及感觉怎么样；1 年后会如何，5 年后会如何，最后是 10 年后会如何。她可以看到自己在 5 年后与一位新的好朋友在一起，于是感觉好一些了。跳到遥远的未来让她看到，尽管她仍旧会感觉悲痛，但自己的生活能够继续下去，并再次体验到内心的平静。然后，她因失去这段关系而产生的绝望感就少了一些。

对意象进行现实检验

还有一项技术是教来访者使用标准的苏格拉底式提问，将意象作为言语形式的自动思维加以应对。我教玛丽亚将自发意象与现实情况做对比。

> 玛丽亚：昨晚很晚的时候我还在外面。当我开车到停车场的时候，突然看到自己难受得晕了过去且没有人救我的画面。
>
> 朱迪丝：你的想象准确吗？停车场里空无一人？
>
> 玛丽亚：（思索）不是。那里有几个人。
>
> 朱迪丝：好的。针对这类意象，当你自发地想象到此刻正在发生一些事情时，你可以做一个现实检验。你可以问自己，"停车场真的空无一人吗？我此刻真的感觉非常难受吗？"如果你昨晚知道可以这样做，你觉得你的情绪会有什么变化？
>
> 玛丽亚：我想，我可能会感觉没那么紧张。

总的来说，在处理意象的时候，使用意象形式的技术或者将意象技术和言语技术结合起来使用，要比单独使用言语技术好。不过，对于会产生许多逼真、痛苦的意象的来访者，使用多种不同的技术会更有益，有时，进行现实检验的言语技术会有帮助。

总　　结

可以通过各种方式使用意象来增加积极情绪，提升信心，对使用应对技术进行预演，以及改变认知。当来访者体验到消极意象时，你可能需要持续提问（不过语气要轻柔，不带有侵入性），以便帮助来访者识别意象。对于频繁产生痛苦的意象的来访者来说，有规律地练习几种意象技术会有帮助。如果意象是闯入性的，那么正念技术会更有帮助。

意象可以用来重构重大负面生活事件的意义，从而修正消极核心信念（参见附录 D）。意象还可以更广泛地应用于建立并强化全新的生活方式（Hackmann et al.，2011；Padesky & Mooney，2005）。

反 思 提 问

为什么你需要引出来访者的积极意象？你会如何做？你会如何使用意象技术来帮助产生了痛苦的消极意象的来访者？

—— 实 操 练 习 ——

尝试回想你曾经有过的一个痛苦的意象。例如，你在见第一位来访者之前是否感觉紧张？你心里出现过这位来访者的画面吗？或者当你想到即将发生的某次有压力的人际互动（一次会议、一次对质、一场大型社交聚会或一次演讲）时，你有过令人烦躁的意象吗？你想象过其他人的表情吗？肢体语言呢？你想象他们会有什么情绪？你想象他们会说什么？在脑海中尽可能清晰地构建这个意象，然后使用本章介绍的技术回应这个意象。

第二十一章

结束治疗和预防复发

研究发现，聚焦于预防复发的会谈能够有效地延缓抑郁来访者症状的复发和反复（de Jonge et al., 2019）。认知行为疗法的传统目标是促进来访者障碍的缓解以及教他们能够在一生中运用的技术，以减少或预防复发。这些目标仍然举足轻重，但我们现在也强调以下方面，即强化积极情绪，增加有益行动，增强心理复原力，以及改善满意度和总体幸福感。

在本章中，你会看到对以下问题的回答。

如何与来访者为治疗的结束做准备？

从治疗开始时，应该做什么？在整个治疗过程中以及治疗的末尾，应该做什么？

如何收拢治疗以备结束？

自我治疗是什么样的？

如何为来访者病情的反复或复发做准备？

来访者对治疗结束可能有何反应？

如何进行强化会谈？

治疗早期的活动

在进行首次治疗会谈时，你其实就已经在为结束治疗和预防复发做准备了，告诉来访者，你的目标是教给他们技术，以使他们成为自己的治疗师——这也有助于加速治疗进程。当来访者开始感到好转时（通常发生在治疗开始后的前几周之内），很重要的一点就是让他们知道自己的康复之路可能不会一帆风顺。你可以通过画一幅示意图（如图 21.1）来展示通常的治疗进程，情况的改善往往会因停滞、起伏或反复而被（暂时性地）打断。

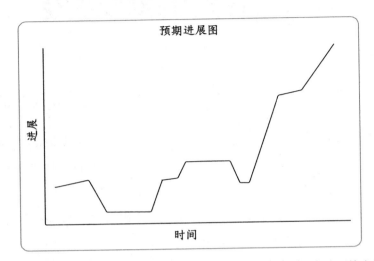

图 21.1 预期进展图。如果画图的技术比较好，可以将这张图类比成美国的南部边界，病情反复的地方相当于到了得克萨斯州和佛罗里达州。对于一些治疗师和来访者来说，这种幽默的说法令人印象深刻。这张图能够帮助来访者记住问题的反复是正常现象

朱迪丝：阿贝，我很高兴看到你感觉好一些了。但我需要告诉你，症状仍然会有起伏。我可以就此给你画一幅图吗？

阿　贝：嗯，可以。

朱迪丝：（开始绘图）如果和大多数人一样，你应该会感到情况在一点点变好；在某些点上，你的康复过程可能会遭遇停滞，甚至挫折。这会持续一段时间，然后你又会逐步好转，直到又一次受挫，也许这次受挫的持续时间会更短。如果你坚持使用学到的技术，就一定能重新开始进步，直到你克服抑郁（指向图片）。这幅图有点像美国南部边界，可以想象你在那里旅游？所以如果你在治疗中遭遇了挫折，就相当于你到了得克萨斯州。很快你就会来到路易斯安那州、密西西比州和亚拉巴马州。之后你就能去佛罗里达州，也许还能绕路去一趟迈阿密市。但你最终会康复，变得更好，并最终到达缅因州（停顿）。但是如果你并不**知道**来到得克萨斯州是一件**正常**的事

情，你觉得自己会怎么想？

阿　贝：我又回到了原点。我没办法变好了。

朱迪丝：的确如此。你需要提醒自己病情有起有伏是**正常**的现象。当情况处在低点的时候，你需要想起这张图。

阿　贝：（接过图）好的。

朱迪丝：即使在治疗结束之后，你的状态还是会经历起伏，至少是轻微起伏。每个人都是如此。当然，你那时会拥有自助工具。或者，你也许会想再回到这里进行一两次会谈。我们会在这轮治疗结束时讨论这件事。

治疗期间的活动

在治疗期间，需要使用一些技术帮助来访者预防复发。

把进步归功于来访者

在每一次治疗中，都对强化来访者的进步的机会保持敏感。当来访者的情绪体验得以改善时，要弄清楚来访者为什么认为自己好多了。在任何可能的时候强化这种想法，即来访者通过改变自己的思维和行为，最终改变了自己的心境。主动指出或邀请来访者找到这些积极的改变对他们来说意味着什么。这样做有助于来访者建立自我效能感。

朱迪丝：听起来，你的抑郁感受在这周有所下降。你觉得这是为什么呢？

阿　贝：我也不知道。

朱迪丝：你这周有没有做什么不同以往的事情？你有没有做一些日程安排中的活动？或者你有没有尝试对自己的负性思维做出回应？

阿　贝：有的。我打扫了几次公寓，另外，我几乎每天都会出门。我还读了治疗笔记。

朱迪丝：有没有可能是你做的这些事情让你在这周的感觉变好了？

阿　贝：有，我觉得是这样。

朱迪丝：那么，对于如何取得进步，你是怎么看的？

阿　贝：我想，当我做了一些能够帮助到自己的事情时，我**真的**感到好多了。

朱迪丝：这很好。我想这也证明了即使仍然处于抑郁当中，你现在也更有控制感了。

阿　贝：我想是的。

朱迪丝：（总结）所以你感觉好多了，至少部分如此，因为你能更好地控制自己。这是非常重要的！你觉得把它写下来怎么样？

一些来访者会把好转都归结于情境的改变（如"我之所以感到好多了，是因为我女儿给我打了电话"）或药物的效果。应当承认这些外部因素，但也应该询问来访者自己做了哪些改变以促进（或保持）状况的改善。当来访者坚持认为自己没有做出任何贡献时，你可以引出来访者的潜在信念（"我在尝试肯定你，这对你来说意味着什么？"）。

传授技术

在向来访者传授技术和技能时，要强调这些工具可以让他们受益终生，可用在现在和将来的诸多情境中。研究发现，对于抑郁反复发作的来访者来说，认知行为疗法的技术可以显著改善其预后状况，即使在面对压力性生活事件时，也同样有效。要鼓励来访者阅读和归整他们的治疗笔记，以便在未来更容易从中获益。一份好的行动计划会将治疗过程中的重点和学到的技术整理成大纲。在治疗期间和治疗结束之后，可供使用的常见技术和工具如下所示。

- 根据来访者的志向和价值观设定目标。
- 衡量目标实现的进度。
- 利用认知行为疗法的技术克服障碍。
- 监测积极经历并得出结论：这些经历说明了什么。

- 在工作成效、愉快感、自我关照和社会活动方面取得平衡。
- 进行自我肯定。
- 发掘正面的回忆。
- 将大的目标、问题或任务分解成可控的要素。
- 通过头脑风暴获得问题解决方案。
- （对具体的想法、信念或行为，或者做决定时面对的各项选择）进行利弊分析。
- 使用工作表或苏格拉底式提问清单评估自动思维和信念。
- 建立被回避了的任务或情境等级，并对此进行工作。

帮助来访者理解，当他们觉察到自己对情境的反应不合理时，如何在治疗中或治疗后使用技术和工具来应对挑战。比如，来访者可能觉察到与正常情况相比，自己在某个情境中感到更加愤怒、焦虑、伤心或尴尬。来访者还可能发现了自己想要改变的既往模式或功能不良行为。

建立心理复原力和幸福感

有很多方式可帮助来访者变得更具心理复原力并增强他们的幸福感。美国心理学协会提供了很好的指南。在本书中，我们强调了多种干预方式：建立人际联结，修正灾难化思维，对未来保持乐观，接纳无法改变的情境或状况，努力实现目标，在遭遇挑战时减少回避，在遭遇逆境时找到利于自身成长的路径，强化积极的核心信念，在压力情境中寻找多样化视角，做好自我关照工作，以及在必要时进行医学治疗。

当来访者变得抑郁时，他们常会对自己失去信心。因此，来访者建立自己的心理复原力和增加信心就变得非常重要，这有助于他们在将来应对困难时避免抑郁的复发。在马丁·塞利格曼（Martin Seligman）博士的积极心理学著作和其他作者的专业书籍中，可以找到一些实用的技术，促进来访者更好地发展出幸福感（例如，Bannink，2012；Chaves et al.，2019；Jeste & Palmer，2015）。

治疗临近结束时的活动

收拢治疗

如果来访者和你一起工作的会谈次数是有限制的，请在治疗结束前几周就开始讨论降低治疗频率的问题。如果会谈次数没有限制，则可以在来访者至少感到明显好转并且可以稳定而高效地利用他们学到的技术时，对此展开讨论。治疗师的目标不是解决来访者的所有问题，也不是帮助他们达成所有目标。事实上，如果你认为这是自己的责任，就会有助长或强化来访者形成依赖性的风险——你会剥夺来访者练习和强化自身技术的机会。

治疗师和来访者需要做出共同决定，将增加会谈间隔当作一个实验。最初可以考虑将一周一次会谈变为隔周一次会谈。如果几次会谈后的效果不错，你可以建议将之后的几次会谈变为间隔三四周一次。在治疗结束之前，你们将进行每月一次的会谈，以及在治疗结束之后安排几次较长间隔的强化会谈。

对逐步减少会谈的担忧

尽管一些来访者会同意增加会谈间隔，但也总有部分来访者会因此感到焦虑。如果出现这种情况，可以邀请他们在口头上（尽可能写下来）罗列降低会谈频率带来的利弊（图 21.2）。当来访者无法看到有利之处时，首先引出那些不利之处，使用引导式发现来帮助他们辨识有利之处，然后帮助他们重新认识那些原本被认为不利的地方。有些与玛丽亚相似的来访者可能会对此有比较强烈的反应，需要及时处理。

朱迪丝：在上一次会谈中，我们谈到了可以实验一下，为我们的治疗会谈增加间隔。你考虑过将会谈改为隔周一次吗？

玛丽亚：我想过。这让我感到很焦虑。

逐步减少会谈的有利之处
- 省钱。
- 可以节省时间去做其他事情。
- 我将为能够解决自身问题而感到自豪。
- 可以提升我的自信心。
- 不再需要去心理治疗室。

经过重新审视的不利之处
- 我可能会复发，如果真的如此，在我仍在治疗中时发生复发会好一些，因为我可以学习如何应对它。
- 我可能没办法自己解决问题，但是逐步减少会谈给了我一个测试自身所需能力的机会。长期来看，学会如何自行解决问题是更好的，因为我不会永远都在治疗当中。当我需要时，我总是可以重启一次治疗会谈。
- 我会想念治疗师。可能的确如此，但我能够忍耐这种感受，而且它将鼓励我营造一个更好的人际支持网络。

图 21.2　来访者为逐步减少会谈的利弊列出的清单

朱迪丝：当时，在你的脑海中闪过了什么想法？

玛丽亚：噢，如果发生了我应付不了的事情，该怎么办呢？如果我的抑郁又加重了，该怎么办呢？那样我会无法忍受。

朱迪丝：你试着回应这些想法了吗？

玛丽亚：试了。我读了治疗笔记。我的意思是，这不一定是绝对意义上的治疗终点。你也说了，我可以在需要时联络你，再次回到治疗中。

朱迪丝：没错。你想象过一个可能会发生的、也许对你来说非常困难的具体情境吗？

玛丽亚：倒是没有想过。

朱迪丝：如果现在想象出一个具体的问题，也许会有帮助。

玛丽亚：好的，我试试。

玛丽亚想象了自己与最好的朋友再次发生了争执。她识别并回应了自己的自动思维，同时为接下来能做些什么制订了一份具体的计划。

朱迪丝：现在让我们讨论一下你关于降低治疗频率这件事的第二个自动思维——你的抑郁可能会加重，而且你将无法忍受它。

玛丽亚：我想这也许不完全是真实的。我可以忍受坏事发生。但我并不喜欢这种感觉。

朱迪丝：好的。现在让我们想象一下你**真的**变得更抑郁了，然而还有一周半的时间才轮到下一次治疗。你可以做些什么？

玛丽亚：我想可以参照我在1个月之前的做法，就是你去度假那会儿。重新阅读治疗笔记，坚持完成每日的活动……在笔记里，有一份要做的事项清单。

朱迪丝：如果你这周找到了这份清单，会有帮助吗？

玛丽亚：我想会的。

朱迪丝：好的。你觉得我们这样制订这周的行动计划怎么样？一方面，你可以找一找这份清单；另一方面，你可以完成一份关于以下两种想法的工作表，即"会有不好的事情发生，我无法应对"和"如果我变得更抑郁了，我将无法忍受"。

玛丽亚：好的。

朱迪丝：关于降低治疗频率，你还有别的想法吗？

玛丽亚：我只是有点遗憾，因为不能每周都和你说话了。

朱迪丝：（真诚地）我也有同感。（停顿）你还可以和别人交流这些吗？即使只能说很少的一部分？

玛丽亚：嗯，我可以给丽贝卡打电话。我想我也可以联系我哥哥。

朱迪丝：这些主意听起来不错。你能把它们也写下来吗？

玛丽亚：好的。

朱迪丝：最后，你还记得我们说隔周治疗是一种"实验"吗？如果这种方法不是很奏效，我希望你能告诉我，这样我们可以一起决定你是否应该更早回到这里。

自 我 治 疗

尽管很多来访者并没有将正式的自我治疗进行到底，但讨论自我治疗计划

（见图 21.3）并鼓励来访者付诸实践是非常有用的。当常规会谈逐步减少时，如果让来访者尝试进行自我治疗，那么他们在治疗结束后持续进行自我治疗的可能性也会更大。来访者也能够通过这种方式发现一些阻碍自我治疗的潜在问题：时间不足，错误地理解要做的事，以及干扰性想法（例如，"工作量太大了""我并不是真的需要做这件事""我无法独自完成这件事"）。除了帮助来访者回应这些认知，你还可以引出自我治疗的优点。

回顾过去一周（数周）

发生了哪些好事？这些经历对我来说意味着什么？和我有关吗？我有哪些值得肯定的地方？

出现了什么问题？如果问题没有得到解决，我需要做些什么？

我完成行动计划中的事了吗？在下周中，有什么会阻碍我完成行动计划？

着眼未来

在下周的这个时间，我希望有什么样的感受？我需要为此做些什么？

我这周有什么计划？我应该如何逐步实施计划？

会出现什么样的阻碍？我需要考虑以下方法吗？
- 完成工作表？
- 安排令人愉快的、自己擅长的、自我关照的或社交的活动？
- 阅读治疗笔记？
- 练习正念等技术？
- 列出一个肯定清单或积极体验清单？

图 21.3　关于自我治疗会谈的指南

- 自我治疗就是治疗的继续，这种治疗是在来访者方便的时候进行的，是没有费用的；来访者可以通过这种方式持续练习学到的技术，以备随时使用。
- 自我治疗能够在问题升级之前解决它。
- 自我治疗降低了复发的可能性。
- 通过自我治疗，来访者可以在各种情境下使用已掌握的技术，丰富自己的人生。

你可以和来访者一起重新回顾图 21.3，并做出调整以适应来访者的需要。在和来访者进行最后的会谈之前，鼓励他们持续安排自我治疗会谈，至少每月一次，之后可以延长到每季度一次，甚至是每年一次。帮助他们设计一套系统来提醒他们定期执行这个计划。

为结束治疗之后的病情反复做好准备

在常规治疗日渐临近结束的时候，要询问来访者，如果出现了病情的反复，会有怎样的自动思维。来访者经常预期自己有如下想法。

"我不应该以这种方式变糟。"

"这意味着我不会再好转了。"

"我没希望了。"

"我再也没法变好并且康复了。"

"我的治疗师会很失望。"

或者，

"我的治疗师没有把工作做好。"

"认知行为疗法对我无效。"

"我注定要永远抑郁了。"

"我之前感觉好一些的情况纯属侥幸。"

又或者，来访者会描绘自己未来的样子，比如，感到害怕、孤独、伤心或者在床上瑟缩成一团。使用苏格拉底式提问和意象技术可以帮助来访者应对这些令人痛苦的认知。

觉察病情反复或复发的征兆

在治疗临近结束期间，与来访者讨论显示他们开始再次抑郁的早期预警征兆，会很有帮助。应确保来访者在治疗笔记中记下了这些信息。治疗笔记应包括需要记住的重点，以及关于在症状再现时如何行动的指导（见图 21.4）。

早期预警征兆——消极情绪，焦虑，思维反刍，长时间躺着不动，希望回避社交活动，不打理住所卫生，拖延（例如，不偿付欠款），睡眠困难，自我批评等。

需要记住的事——我可以选择。我可以认为病情的反复是一场灾难，认为一切都毫无希望，这可能会让我感觉更糟。或者，我也可以回顾治疗笔记，记住病情反复是正常的，它本身就是康复的一部分，看一看我能从中学到些什么。这么做或许能让我感觉好一些，也让病情的反复不那么严重。

可以做些什么——如果其间发生了一些事，可以进行自我治疗。设定新的目标，评估自动思维，为自己安排活动日程。如果我陷入了思维反刍，就进行正念练习。看看有什么问题需要解决，然后可以向别人求助，尤其是向孩子们和查理求助。如果还不够，我可以联络朱迪丝，一起决定我是否应该回到治疗中，可能只是短暂地进行一次治疗会谈。

图 21.4　阿贝关于病情反复的治疗笔记

来访者对治疗结束的反应

随着治疗结束时间的临近，引出来访者关于治疗结束的自动思维是非常重要的。有些来访者对此感到激动和充满希望。另一些来访者则感到害怕甚至愤怒。更多的来访者的感受介于两者之间。他们为自己取得的进步感到高兴，但也担忧复发的问题。在一般情况下，他们会对治疗关系的结束感到遗憾。你需要承认来访者的感受，帮助他们回应歪曲或无益的认知。

治疗师表达自己的真实感受一般是有益的，前提是你能够真诚地表达你对治疗关系的结束感到遗憾，但也为来访者取得的成就感到骄傲——因为你相信来访者已经为自己的生活做好了准备。有些来访者会说："我希望你能成为我的朋友。"一个好的回应方式（你需要认真地做反馈）是："这样挺好的，但是这样一来，我以后就不能在你需要时成为你的治疗师了。对我来说，能在这里帮助你是很重要的事情。"

强 化 会 谈

鼓励来访者在治疗结束之后安排强化会谈；在结束后的第三、六、十二个月进行强化会谈是较好的安排。你可以给来访者一份"强化会谈指南"（见图21.5），你也可以依照此指南将接下来的会谈结构化。来访者如果提前知道你会对他们在自我治疗中取得的进展进行询问，他们完成行动计划和练习所学技术的动力就会被激发。当来访者得知在治疗结束后还会安排强化会谈时，他们对于保持治疗成果的焦虑也会有所减轻。

---

1. 提前安排日程——约好确定的日期；如果可能，通过电话进行确认。

2. 把参加强化会谈作为一种预防措施，即使你一直在保持进步。

3. 在参加强化会谈前做好准备。确定讨论哪些内容会有帮助，包括如下方面

　a. 哪些事情进展顺利？这些经验对你来说意味着什么？别人如何看待你？未来会怎样？

　b. 在理智和情绪两方面，你对自己的新的核心信念有多相信？你要如何不断地强化它们？

　c. 你在多大程度上正以符合自己价值观的方式生活？你现在有什么样的目标？还存在哪些可能的阻碍？你要如何应对它们？

　d. 你运用了哪些认知行为疗法的技术？你完成自我治疗会谈了吗？你觉得它们在未来会帮到你吗？

图21.5 强化会谈指南

总　　结

总的来说，预防复发贯穿整个治疗过程。帮助来访者对即将到来的治疗频率的降低和治疗结束做好准备是很重要的。一些特别的干预方式在这个时期会很有效，包括鼓励来访者进行自我治疗，觉察潜在的病情反复和复发的早期预警征兆，以及帮助来访者制订一份行动计划来应对更多出现症状的状况。解决在收拢治疗和结束治疗时遇到的问题与解决其他问题的方式类似，需要把问题解决和对功能不良的思维及信念的回应结合起来。需要慎重处理来访者对于治疗结束的担忧和遗憾。

反 思 提 问

你可以做些什么来降低来访者对治疗结束感到的不适？你可以做些什么来提高来访者在治疗结束后继续使用认知行为疗法相关技术的可能性？

实 操 练 习

将自己想象成一位临近治疗结束的来访者。写一份能够帮助你应对自身焦虑的治疗笔记。

第二十二章

治疗中的问题

来访者总是会在治疗中碰到这样或那样的问题。哪怕是再有经验的治疗师，也偶尔会在建立治疗联盟、对来访者的问题进行概念化和持续对治疗目标进行工作时遇到困难。你不应当期待自己能够帮助到每一位来访者（即使是为每位来访者都提供足够好的帮助，也是不现实的）。在我的职业生涯里，我也没能帮助到每一位来访者。合理的目标不是回避问题，而是通过学习和发展自己的技术来更好地发现问题，对问题进行具体化，对问题的产生进行概念化，并且设计一个修正问题的计划。

将治疗中的问题或难点看作改进个案概念化的机会是很有用的。此外，治疗中的问题常常提供了一个视角，让治疗师能看到来访者在治疗室之外的困扰。最后，与来访者工作时遇到的困难为你锤炼自己的技术提供了机会，促进你提升灵活性和创造性，并获得帮助其他来访者的新领悟和新知识。有时候，治疗中的问题可能同时关系到来访者的特质和治疗师的弱点。本章将叙述在治疗进程不顺利时，如何发现问题，以及如何概念化并修正这些问题。

在本章中，你会看到对以下问题的回答。

如何发现治疗中存在问题？

如何对问题进行概念化？

会出现哪些类型的问题？

在治疗陷入停滞时，可以做些什么？

如何修正治疗中的问题？

发 现 问 题

你可以通过很多方式发现问题。

- 在会谈之中或结束时，倾听来访者主动提供的反馈或直接引出他们的反馈。
- 定期请来访者总结你们在会谈中讨论的内容，看一看他们理解的深度如何。
- 通过客观测试和来访者的主观报告追踪治疗进展，衡量目标达成的进度。
- 独自或与同事、督导师一起回顾治疗录音或录像，并根据录音或录像完成认知疗法评定量表（可以在贝克研究所网站的"CBT 资源"中找到）。

你只有取得来访者对录制治疗会谈的许可，才能和同事或有经验的、具有胜任力的治疗师或督导师一起回顾治疗过程。如果你以积极的方式表达，取得来访者的同意通常并不困难：

> "有一个难得的机会，我通常只提供给一部分来访者（或者说，我专门提供给你）。你可以自由选择是否加入。我偶尔会对治疗进行录制，这样（我的督导师）和我可以通过重听这些记录来找到更好地帮助你的方法。如果我们对治疗会谈进行录制，相信你能从中获益。我将会保证你是匿名的，并且会在回听录音后立刻删除它。（停顿）你觉得我们现在可以开始对治疗会谈进行录制吗？如果你觉得这给你造成了不良的影响，我们可以随时停止并在本次治疗会谈结束后删除它。"

对问题进行概念化

当意识到问题的存在时，要尝试理解来访者的内部现实。他们是如何看待自己、他人和世界的？他们如何加工自己的经验？哪些障碍可能阻碍他们用更具功能性的观点审视困难？要对责怪来访者的自动思维保持警惕（比如，"他们在阻抗／在操纵／缺乏动机"）。这些标签会削弱治疗师对于解决问题的责任感，并干扰到问题解决。相反，你需要扪心自问：

> "来访者在会谈中（或会谈外）说了（或没说）哪些话，做了（或没做）哪些事？因此构成了问题。"

你可能也需要把这些问题用在自己身上，看一看自己有没有犯错。

接下来，最好和你的督导师一起回顾完整的治疗录音。在确定问题是与来访者功能不良的认知和行为有关，与你犯的错误有关，还是与治疗因素（如医疗级别①、疗法的形式和会谈频率）或治疗的外部因素（如器质性疾病、在心理意义上"有害"的家庭或工作环境、无效或有副作用的药物治疗以及联合治疗的缺失；见 J. S. Beck，2005）有关时，治疗师无疑是需要帮助的。

确定了问题的所在，就需要在治疗上做出改变，对问题的层次进行概念化。

- 这仅仅是一个技术问题吗？例如，你是否使用了一个不合适或不正确的技术？
- 这是一个和整个治疗过程相关的更复杂的问题吗？例如，你是否找到了功能不良的关键性认知，但没能有效地进行干预？
- 在多次会谈中，是否仍然存在某个持续的问题？例如，合作关系是否受到了损害？

问题的类型

通常，可能会出现以下一种或多种类型的问题：

---

① 在美国，医疗机构一般根据问题的严重程度和健康状况的不同，提供不同级别的医疗服务。——译者注

> 1. 诊断、概念化和治疗计划；
> 2. 治疗关系；
> 3. 动机；
> 4. 治疗会谈的结构和节奏；
> 5. 让来访者更加适应治疗；
> 6. 回应功能不良的认知；
> 7. 在会谈内和会谈外达成治疗目标；
> 8. 对会谈内容的加工。

以下提问可以帮助你和督导师明确问题的本质。然后，你可以理解问题，并对问题进行优先等级的排序，选择一个或多个具体目标进行聚焦。

诊断、概念化和治疗计划

诊断

"我是否根据最新版的《精神障碍诊断与统计手册》或《疾病和有关健康问题的国际统计分类》（*International Statistical Classification of Diseases and Related Health Problems*）做出了正确的诊断？"

"来访者需要用药或者进行用药相关的咨询吗？"

概念化

"我是否识别出了来访者的积极信念、特质、优势和资源？"

"我是否坚持使用了认知概念化图，来确定来访者最核心的功能不良的认知和行为？"

"我是否坚持与来访者有策略地适时分享了我的概念化？对来访者来说，这些概念化有意义吗？能够反映真实情况吗？"

治疗计划

"我的治疗基于我个人对来访者的概念化吗？我是否基于概念化在有需要时调整了治疗方案？"

"我是否根据需要按照来访者的偏好和相关特质，如性别、文化背景、年龄和受教育程度等，调整了标准的认知行为疗法？"

"当单纯的治疗改善不明显时，我有没有向来访者强调生活需要重大改变（例如，找一份新工作，或者换一个生活环境）？"

"在有需要的时候，我是否引入了技术训练？"

"我是否在合适的时候将来访者的其他家庭成员纳入了治疗？"

治疗关系

合作

"来访者和我真的在合作吗？我们是一个有功能的团队吗？我们都在努力吗？我们是否觉得自己对治疗进程负有责任？"

"我们正在对来访者最重要的问题展开工作吗？"

"我们对治疗目标达成一致了吗？"

"对于干预和行动计划，我们双方是否达成了一致，我是否介绍了其中的原理？"

"在治疗会谈中，我是否引导他达到了适当的依从和控制水平？"

反馈

"我是否定期在鼓励来访者做出真诚的反馈？"

"在治疗中，我有没有监测来访者的情绪变化，并在发现情绪变化时引出自动思维？"

"我是否对来访者的消极反馈做出了有效的回应？"

来访者对治疗和治疗师的看法

"来访者对治疗和治疗师持积极的看法吗？"

"来访者是否相信，或者至少在某种程度上相信，治疗是有帮助的？"

"来访者是否将治疗师视为胜任的、合作的和关心他的？"

治疗师的反应

"我是否关心这位来访者？我的关心能传递给来访者吗？"

"我觉得自己有能力帮到来访者吗？我的胜任力能被来访者体会到吗？"

"我对来访者和自己是否怀有负性认知？我是否对这些认知进行了评估和回应？"

"我将治疗联盟中的问题看作促成进步的机会，还是指责双方的理由？"

"我对治疗能够帮助到来访者持有现实而又乐观的看法吗？"

动机

"来访者表现出的治疗动机如何？"

"我做了些什么来提高来访者的动机？我们会定期将来访者的目标和行动与其志向和价值观联系起来吗？"

"来访者是否看到了不变好带来的益处？"

（如果有关联）"我是否处理了来访者的无能为力感或绝望感？"

治疗会谈的结构和节奏

议程

"我们是否在会谈一开始就很快设置了完整而具体的议程？"

"我们对议程涉及的话题是否进行了排序，是否确定了如何安排时间？"

"我们是否以合作的方式决定了从哪个话题先开始讨论？"

"我们是否以合作的方式在偏离议程时做出了明智的决定？"

节奏

"我们是否为下列标准会谈要素分配了足够的时间：心境检查、议程设置、行动计划的更新和回顾、讨论议程话题、制订新的行动计划、定期总结和反馈？"

"如果一个问题需要花费比预计多的时间，我们是否共同决定了如何应对？"

"我能否在必要时合适而温柔地打断来访者？我们是否在没有建设性的陈述中花了太多时间？"

"我是否确定过来访者记住了会谈中最重要的点，并且会去完成新的行动计划？来访者是否在结束会谈时感到情绪稳定？"

让来访者更加适应治疗

目标设定

"来访者是否基于自身的价值观和志向，设定了一个合理的、具体的目标？来访者是否在一周之中都记着这些目标？来访者是否坚定地为达成目标付出了努力？这些目标是在来访者的掌控之下，还是来访者正在尝试改变他人？"

"我们会定期回顾来访者在达成目标方面的进展吗？"

"我是否帮助来访者牢记了为什么努力进行治疗是值得的（例如，能够实现志向并以符合价值观的方式生活）？"

期待

"来访者对自身和治疗师有什么样的期待？"

"来访者认为自己所有的问题都能快速解决且容易解决吗？或单靠治疗师就可以解决问题吗？来访者是否理解自己的积极主动以及合作是很重要的？"

"来访者是否理解学习技术并在会谈外加以实践的必要性？"

问题解决／目标聚焦取向

"来访者是否对要解决的问题和希望达成的目标进行了具体化？"

"来访者是否在通过与治疗师的合作解决问题，而不是空谈？"

"来访者是否害怕真的解决当前问题，因为那将导致他不得不面对更大的麻烦（例如，就一段关系或工作做出决定）？"

认知模式

"来访者是否理解：

- 自动思维会影响情绪和行为（有时还有生理反应）；
- 有些自动思维是歪曲或无益的；
- 如果自己能够评估和回应这些自动思维，可以有更好的感受和更具适应性的行为。"

行动计划

"我们是否根据来访者的关键问题、目标和价值观制订了行动计划？"

"来访者是否理解行动计划与治疗效果和目标达成之间的关系？"

"来访者是否在一周中对治疗进行了思索，并完成了行动计划？"

回应功能不良的认知

确定和选择关键的自动思维

"当来访者感到痛苦时，我们有没有找到那些在脑海里闪过的言语或画面？"

"我们是否找到了一系列相关的自动思维？"

"我们是否选择了关键的思维来评估（例如，让来访者最痛苦、对功能损害最严重的想法）？"

回应自动思维和信念

"我们是否确认了来访者的关键认知，并对他进行了评估和回应？"

"我是否避免了提前预设来访者的认知是歪曲的？我是否使用了引导式发现技术，避免单纯地说服和挑战来访者？"

"如果一种提问方式效果不大，我是否尝试了其他方法？"

"来访者的一些自动思维是不是其功能不良的思维过程的一部分？如果是，我是否教会了来访者如何与这些想法保持距离，并聚焦于符合价值观的行动？"

"在合作构建一个替代反应时，我是否检查了来访者在多大程度上相信这个新想法？来访者的痛苦是否有所缓解？"

"如果有必要，我们是否尝试了其他技术来降低来访者的痛苦？我们是否为未来的工作标记出了相关的认知？"

最大限度地促进认知改变

"我们是否记录了来访者新的、更有功能的认知，并将它们作为行动计划的一部分？"

在会谈内和会谈外达成治疗目标

明确总体治疗的目标和每次会谈的目标

"我有没有向来访者表述，治疗的目标不只是让他好起来，更是要让他学到技术，以维持更好的生活？"

"我是否帮助来访者在每次会谈中确定了一个或多个重要议题或目标，并进行了讨论。"

"我们是否在问题解决和认知重建上都花了时间？"

"行动计划是否将行为和认知改变结合起来了？"

持续地聚焦

"我是否使用了引导式发现技术来帮助来访者明确相关的积极信念

和消极信念？"

"我能否确定来访者的哪些信念是最核心的，哪些是次要的？"

（在治疗的中途）"我是否持续地探索了来访者出现的新问题与其核心信念之间的关系？我们是否在每次会谈中都能稳定持续地与（积极和消极的）核心信念工作，而不是只进行危机干预？"

"如果我们讨论了童年的成长史，有没有明确的原理让我们需要这么做？我是否帮助来访者看到了她的早期信念和当前问题之间的关系？我是否帮助来访者明白了这种领悟可以如何在下一周帮到他？或者明白早期经验是如何支持来访者的积极信念的？"

干预

"我是否基于我的会谈目标和来访者的议程选择了干预方法？"

"为了评估干预的效果，我是否在干预前后检查了来访者的心理痛苦程度和对自动思维或信念的相信程度？"

"如果干预不成功，我有没有进行调整？有没有尝试其他方法？"

对会谈内容的加工

监测来访者对会谈的理解

"在会谈中，我是否经常进行总结（或邀请来访者进行总结）？"

"我是否会让来访者用自己的话来描述得出的结论？"

"我是否对来访者通过非言语信息表露出的困惑或异议保持敏感？"

概念化理解中的问题

"我是否检查了对来访者的假设？"

"如果来访者在理解我表达的内容时遇到了困难，这是因为我犯了错误？因为表达不够具体？因为我的措辞过于抽象？还是因为我在一个部分或一次会谈中囊括了过多的内容？"

"来访者之所以在理解上遇到困难，是因为治疗中过于强烈的痛苦情绪？分心？还是来访者在那一刻的自动思维？"

最大限度地巩固学习成果

"在过去一周，甚至是治疗整体结束后，我是否做了什么，好让来访者记住治疗中的关键内容？"

"我是否在鼓励来访者每天阅读治疗笔记？"

治疗中的停滞

有时，来访者会在单次会谈中感到好转，却在多次会谈进程中少有进步。如果你是有经验的认知行为治疗师，就不需要再问前面那些问题了。相反，你需要首先确定诊断、概念化和治疗计划是否与来访者的问题相匹配（以及是否正确采用了技术）。你也可以独自反思或与督导师讨论以下内容。

"来访者与我建立了牢固的治疗联盟吗？"

"我们对来访者的价值观和治疗目标都有清晰的认识吗？来访者是否决心为达成这些目标而努力？"

"来访者真的相信认知模型（想法影响着情绪和行为，想法本身可能是不准确或功能不良的，对功能不良的认知做积极的回应能够改善情绪和行为）吗？"

"来访者是否适应了认知行为疗法——来访者能够在议程设置、与治疗师协作解决问题和阻碍、完成行动计划以及提供反馈等方面做出贡献吗？"

"来访者的身体状况（如疾病、医疗状况、药物副作用或不充分的药物治疗）或外部环境（如有一位物质滥用的伴侣，从事一份要求严苛的工作，极端的贫穷，或者高犯罪率）是否干扰了你们在一起的工作？"

修正治疗中的问题

根据识别出的问题，你可以考虑以下一个或多个建议。

1. 进行一次更深入的诊断评估。
2. 将来访者转介给一位医生或神经心理学家，进行必要的检查。
3. 完善你对来访者的概念化，并与来访者一同讨论。
4. 阅读更多的关于如何治疗特定障碍的材料。
5. 向来访者寻求关于他对治疗过程和对你的具体反馈。
6. 重建来访者的志向、价值观和治疗目标（在有必要时，检查努力实现它们的优势和劣势）。
7. 和来访者一起回顾认知模型（引出来访者的疑问或误解）。
8. 和来访者一起回顾治疗计划（引出来访者的关注点或疑问）。
9. 明确来访者对自己如何好转的期待（来访者认为治疗师需要做什么？来访者认为自己需要做什么？）。
10. 强调在会谈中要布置和回顾行动计划，并且对行动计划的完成需要持续一整周。
11. 在治疗过程中持续地针对关键的自动思维、信念和行为展开工作。
12. 检查来访者对会谈内容的理解程度，让来访者将最重要的部分记录下来。
13. 基于来访者的需要和偏好，（在某个方向上）改变会谈的节奏或结构、材料的总量和难度、你展现出的共情程度、进行教育或说服的程度和／或解决障碍的焦点。

同时，在进行概念化和修正治疗中的问题时，你应当对自身的想法和情绪进行管理，因为你的认知有时会干扰问题的解决。所有的治疗师都至少偶尔会对来访者、对治疗和对身为治疗师的自己抱有负性想法。典型的干扰治疗进程的治疗师假设包括：

> "如果我打断了来访者，他会认为我在控制他。"
>
> "如果我用议程将会谈结构化，我会错过一些重要的东西。"
>
> "如果对会谈进行录音，我会感到非常不自在。"
>
> "如果来访者对我感到厌烦，他会从治疗中脱落。"

你可能会从个人体验的模式中受益，在这种模式下，你会在一个不断发展的基础上，反思性地关注自己在个人和专业上的发展。一本合适的工作手册可以促进这个工作（Bennett-Levy et al.，2015）。

最后，当你在治疗中遇到问题时，你是有选择的。你可以将这个问题灾难化，并因此责难自己或来访者。又或者，你可以将这个问题变成一个完善概念化技术、治疗计划和建立良好治疗关系的机会。困难往往会为你提供提高专业技术的机会，也会磨炼你的能力，为每位来访者提供满足其个人需要的治疗。

总　　结

在治疗过程中，你一定会面临挑战。重要的是不要责难自己或来访者。有些困难的出现只因为我们是普通人，所以会犯错。其他困难的出现只因为来访者也是人，同样会犯错。你将会从那些在治疗过程中遇到挑战的来访者身上学到最多的东西。

在每次会谈中监测来访者的情绪体验、对治疗本身和你自己的认知、他们的理解深度以及进展程度，是非常重要的，只有这样，你才有可能发现问题。当你发现一个问题时，一定要把它概念化。在治疗过程中或治疗间隙，来访者是否做了什么／没做什么、说了什么／没说什么，你做了的／没做的、说了的／没说的事情，有问题吗？这是一个特定的问题，还是一个更普遍的问题？使用本章中的问题来评估发生了什么，并制订一份改善治疗的计划。

反 思 提 问

你认为，你最难以处理哪类问题？为什么？你能做什么？

———————— **实 操 练 习** ————————

想象一下，你有一位来访者在过去的四次会谈中都没有取得进展。写出一份改善这种情况的计划。

附 录 A
认知行为疗法资源

关于认知行为疗法的原则、工作表、录像、认知概念化图、案例总结大纲、认知疗法评定量表和手册，请访问贝克研究所的网站。

培 训 项 目

位于费城郊区的贝克研究所为世界各地的个人和组织提供了各种现场的、非现场的和在线的培训项目，以及督导和磋商项目。

其 他 资 源

- 工作表包。
- 来访者小册子。
- 阿伦·T. 贝克博士和朱迪丝·S. 贝克博士撰写或出版的书籍、光盘和数字化视频光盘。
- 阿伦·T. 贝克、朱迪丝·S. 贝克和贝克研究所的治疗师的治疗录像。

贝克认知行为疗法认证

关于贝克认知行为疗法认证项目的信息和认证的治疗师目录（待出版）。

与贝克研究所取得联系

- 每月通讯，包括认知行为疗法的技术、新闻和公告。
- 贝克研究所领导层和团队成员的文章博客。
- 贝克研究所的社交账户链接。

用于评估的材料

以下量表和手册版权归培生（Pearson）所有。

- 贝克青少年情绪和社会功能损害量表（Beck Youth Inventories of Emotional and Social Impairment®，BYI®）——第二版（适用于 7—18 岁儿童和青少年）
- 贝克焦虑量表（Beck Anxiety Inventory®，BAI®）
- 贝克抑郁量表（Beck Depression Inventory®，BDI®）
- 贝克自杀意念量表（Beck Scale for Suicide Ideation®，BSS®）
- 贝克绝望感量表（Beck Hopelessness Scale®，BHS®）
- 克拉克－贝克强迫症量表（Clark-Beck Obsessive-Compulsive Inventory®，CBOCI®）
- 贝克抑郁量表——入院来访者快速筛查用版本（Beck Depression Inventory®—Fast Screen for Medical Patients）

以下量表和手册可以在贝克研究所的网站上找到。

- 人格信念问卷（Personality Belief Questionnaire）
- 人格信念问卷——简表（Personality Belief Questionnaire—Short Form）
- 功能损害态度量（Dysfunctional Attitude Scale）

附 录 B
贝克研究所的案例写作格式：总结和概念化

第一部分：初始信息

在初始评估会谈阶段确认的信息

年龄：56 岁

性别认同和性取向：男性，异性恋

文化传承：欧裔美国人

宗教：信教；进入治疗时，没有参加教会活动

生活环境：大城市里的小公寓，独自生活

就业状况：无业

社会经济地位：中产阶级

主诉、主要症状、精神状态和诊断

主诉：阿贝因严重的抑郁症状和中度焦虑而寻求治疗。

主要症状：

- 情绪方面——感觉到抑郁、焦虑、悲观和内疚，缺乏快乐和兴趣；
- 认知方面——难以做出决定，难以集中注意力；
- 行为方面——回避（在家不打扫卫生，不找工作，不做简单的杂事），社会隔离（不再参加社区活动，减少与家人相处的时间，不再见朋友）；
- 生理方面：身体沉重，明显感到疲劳，性欲低下，难以放松，食欲下降。

精神状态： 阿贝看起来相当沮丧。他的衣服有些褶皱，他很难站直或坐直，很少与人进行眼神接触，在整个评估过程中没有微笑。他的动作有点慢。他的言语功能正常。除了抑郁障碍，他没有表现出其他被影响的迹象。他的思维过程是完整的。他的感觉、认知、洞察力和判断力都在正常范围内。他能够充分参与治疗。

诊断（来自《精神障碍诊断与统计手册》或《疾病和有关健康问题的国际统计分类》）：重性抑郁障碍，单次发作，重度，伴有焦虑痛苦。无人格障碍，但有轻度强迫性人格障碍特征。

目前的精神病药物治疗、依从性和副作用，同时进行的治疗

阿贝没有服用抗精神病药，也没有接受任何形式的抗抑郁治疗。

目前的重要关系

尽管阿贝在某种程度上远离了他的家庭，但他与两个成年子女和四个正值学龄期的孙辈的孩子的关系很好。他有时会去看望他们或参加孙子的体育活动。他与前妻有很大的冲突，并且完全远离了他的两个男性朋友。他与一个表弟的关系相对较好，与一个弟弟的关系较差。他与另一个弟弟和母亲偶尔见面和交谈，但并不觉得与他们有多亲近。

第二部分：历史信息

一生中功能最佳的时期（包括优势、优点和资本）

阿贝在完成高中学业，找到工作并搬到与朋友一起居住的公寓时，处于最佳状态。这个时期持续了大约 6 年。他在工作中表现良好，与上司和同事相处融洽，经常与好朋友交往，锻炼身体，保持着良好的身材，并开始为未来存钱。他

是一个很好的问题解决者，足智多谋，坚韧不拔。他尊重他人，与人相处得愉快，经常主动地帮助家人和朋友。他在工作中和在家里都很努力。他认为自己有能力，对未来有掌控感，可靠，而且负责任。他认为其他人和世界基本上是好的。在他看来，未来是光明的。在这一时期后，他的功能也很好，尽管他在结婚生子后感觉生活压力变大了。

当前障碍的发展史

阿贝在 2.5 年前出现了抑郁和焦虑的症状。他的症状逐渐恶化，并在 2 年前转为严重的抑郁发作。从那时起，抑郁障碍和焦虑障碍的症状一直持续存在，没有任何缓解期。

精神病学、心理学或药物滥用的历史和对功能的影响

大约 2.5 年前，阿贝因上司变更了他的工作职责且没有为他提供适当的培训而变得相当焦虑。他开始认为自己在工作上是失败的，并变得很沮丧。当他在 6 个月后失去工作时，他的抑郁情绪明显加重了。他开始变得退缩，停止了许多日常活动，包括在家里帮忙、做园艺工作和其他琐事，以及与朋友见面。他的妻子随后变得非常挑剔，他的抑郁障碍也变得严重。他在酒精或其他物质方面没有任何问题。

精神病、心理学或药物滥用治疗的历史、类型、医疗级别和效果

阿贝和他的妻子在 2 年前曾与一名社会工作者进行过三次婚姻咨询，阿贝报告这并无帮助。他报告，以前没有进行过其他治疗。

发展史（学习、情绪和身体方面）

阿贝在身体发育、情绪发展和学校表现方面没有遇到过明显的困难。

个人、社会、教育和职业史

阿贝是三个儿子中的老大。在阿贝 11 岁时，他的父亲抛弃了这个家庭，他再也没有见过父亲。他的母亲对他产生了不切实际的高期望，严厉批评他没有坚持让弟弟们做家庭作业，也没有在她工作时打扫公寓。他与弟弟们发生了一些冲突，弟弟们不喜欢阿贝"指挥"他们。阿贝在学校或邻里间总是有几个好朋友。在父亲离开后，他与舅舅以及后来的几位教练建立了紧密的关系。阿贝是一名普通的学生和非常好的运动员。他的受教育水平是高中毕业。阿贝在高中时就开始在建筑行业工作，在从毕业到抑郁发作的这段时间，他只在这个行业做过几份工作。他在为客户服务方面不断努力，直到成为一名主管。他与他的老板、主管和同事相处得很好，并且一直能得到很高的评价，直到他遇到新的主管。

医疗史和残疾

阿贝在高中时有过几次与运动有关的受伤，但没有什么大碍。他的健康状况比较好，除了他在 40 多岁时患上了中度高血压。他没有任何身体残疾。

目前的非精神病药物、治疗、依从性和副作用

阿贝正在服用降压药，每天两次，每次 10 毫克，完全遵循高血压的治疗规定，没有明显的副作用。他也没有接受任何其他形式的治疗。

第三部分：认知概念化图

见本书第 046–056 页。

第四部分：案例概念化总结

当前疾病的历史、诱发因素和生活压力源

阿贝的精神症状首次出现是在 2.5 年前。当时，阿贝开始表现出轻微的抑郁和焦虑症状。诱因是工作上的困难；新主管大大改变了阿贝的工作职责，于是他在工作中遇到了很大的难题。他开始远离其他人，包括妻子，并开始在家中的大部分时间里都坐在沙发上。大约 2 年前，当他失去了工作，妻子也与他离了婚时，他的症状逐渐恶化并显著加重。此后，他的功能稳步下降。在初始评估会谈中了解到，目前在大部分时间里，他都是坐在沙发上，看电视和上网。

维持因素

阿贝对自己的经历有高度消极的解释和注意偏向（只注意到他没有做的或做得不好的一切），他的日常生活没有规律，持续失业。他回避且不活跃，社会退缩，更愿意待在公寓里而不出去。他的自我批评增加，解决问题的技能恶化，存在负面记忆。他对自己感知到的当前的和过去的失败进行思维反刍，并担忧未来。

价值观和志向

家庭、自主权和生产力对阿贝来说非常重要。他渴望重建自己的生活，重新获得能力感和完成工作的能力，重新开始工作，在经济上变得稳定，重新参与他已经放弃的活动，并回馈他人。

叙述性总结——包括历史信息、诱因、维持因素和认知概念化图的信息

在他生活的大部分时间里，阿贝表现出了许多优势、积极品质和内部资源。多年来，他有着成功的事业、婚姻和家庭。他一直渴望成为一个好人，一个有能力的、可靠的且对他人有帮助的人。他重视努力工作和履行承诺。他所持有的价值观塑造了他的适应性行为模式，即对自己抱有很高的期望，努力工作，独立解决自己的问题，并且为此负责。他相应的中间信念是："如果我有很高的期待并努力工作，我就会好起来。我应该自己解决问题。我应该负责任。"他对自我的核心信念是：我是高效率的、有能力的、可亲的、有价值的。他认为，其他人和世界基本上是中性或良性的。他的自动思维，在大多数情况下，是现实的和适应性的。

但阿贝给某些不利的童年经历赋予的意义，使他的消极信念很容易在生活中被激活。在阿贝 11 岁时，他的父亲永远地离开了家庭，这使他相信他的世界至少在某种程度上是不可预测的。他的母亲批评他没有达到她不合理的高期望。由于没有意识到母亲的标准是不合理的，阿贝开始认为自己不能完全胜任。但这两个信念并非坚如磐石。阿贝相信，他的世界有很多地方还是相对可预测的；而且他在其他方面是有能力的，特别是在体育方面。

作为一个成年人，当阿贝开始在工作中挣扎时，他开始变得焦虑，担心无法达成他持有的负责任、有能力和有成效的价值观。焦虑导致了担忧，造成了注意力问题和问题解决效率低下，他的工作也受到了影响。他开始以非常消极的方式看待自己和自己的经历，出现了抑郁障碍的症状。他的无能／失败的核心信念被激活，他开始认为自己有些无能为力和失控。他的消极假设浮出水面："如果我尝试做有难度的事情，我就会失败""如果我寻求帮助，人们会看到我多么无能"。因此，他开始采取功能失调的应对策略，主要是回避。这些应对策略维持了他的抑郁障碍。

他未能像他认为自己应该做到的那么富有成效，避免向他人寻求帮助和支持，再加上他的妻子会严厉批评他在家里不帮忙，这些都是他抑郁障碍发作的原

因。他把自己的抑郁障碍症状（例如，回避、难以集中注意力、难以做决定以及疲劳）解释为标志着自己无能。一旦变得抑郁，他就开始通过无能或失败的核心信念来解释他的许多经历。认知概念化图的底部指出了其中三种情况。

一旦阿贝变得沮丧，他就会对其他人产生不同的看法。他担心别人会对他提出批评，于是他在社交上退缩。在他看来，他的世界有潜在的不可预测性。在失去工作和妻子的打击下，他开始认为自己的世界不那么安全（尤其是在经济上），不那么稳定，也不那么容易预测。

第五部分：治疗计划

整体治疗计划

该计划旨在减少阿贝的抑郁和焦虑，改善他的功能和社会互动状态，并增加他的积极感受。

问题清单／来访者的目标和循证干预措施

失业／找到工作。检验了"寻找与以前类似的工作"与"找一份完全不同的工作"（一份更容易获得和胜任的工作）的利弊，评估且回应了绝望的自动思维（"我永远无法找到工作；即使找到了，我也可能再次被解雇"），解决了如何更新简历和寻找工作的问题，并进行了关于求职面试的角色扮演。

回避／重新开始曾被回避的活动。安排了在特定时间内完成家里的特定任务，并进行了行为实验以检验他的自动思维（"我没有足够的精力来做这件事""我无法做得足够好"）。评估并回应了自动思维（例如，"这样做只是杯水车薪"）。为社会活动和其他可能带来愉悦感的活动制订了计划。教阿贝肯定自己做的任何事情，哪怕有一点困难，并记录了一份肯定清单。

社交孤立／与他人重建联系。安排时间与朋友和家人聚会；评估了哪个朋友最容易联系，评估了自动思维（"他不会想听到我的消息""他会因为我没有工作而批评我"），讨论了如何向朋友说起中断联络的情况，并进行了行为实验以测试那些干扰性想法。

与前妻持续的冲突／调查改善沟通的技巧是否有助于减轻离婚带来的负疚感。教授了沟通技巧，如自信果决；并进行了行为实验以检验想法（"这不会起作用；她永远不会停止惩罚我／对我生气"）。制作了一个责任饼图。

抑郁性思维反刍和自我批评／减少抑郁性思维反刍。提供了关于抑郁障碍症状和影响的心理教育；评估了"应该被批评"的相关信念；评估了关于自责和担忧的积极信念和消极信念；进行了一个行为实验，以了解正念呼吸的影响，并约定在每天早上进行正念练习，以及在全天根据需要进行正念练习。

第六部分：治疗过程和结果

治疗关系

在治疗开始时，阿贝担心我可能会对他提出批评，他认为他应该能够靠自己的力量克服自己的问题。我为他提供了我的观点：他患上了一种真正的疾病，患该病的大多数人都需要治疗，他的困难是由他的抑郁障碍引起的，这并不表明他作为一个人有什么不好的地方。而且他愿意看看治疗是否有帮助，这也是一种有力量的表现。他似乎很有信心。他从一开始就表现出了对我的信任；他对自己的困难持开放态度，而且很容易合作。当他报告行动计划的结果时，我说这些事实展现了他积极的一面。起初，他对此持怀疑态度。但他能够认识到，如果其他人在他这样的处境下做了这些活动，他也会从积极的角度看待这一切。在每次会谈结束时，阿贝在大多数情况下提供了积极的反馈。当我误解了他说的话时，他能够适当地让我知道。总之，他能够与我建立并保持良好的治疗关系。

治疗会谈的数量和频率以及治疗的长度

阿贝和我每周见一次，为期 12 周；然后每隔 1 周见一次，为期 4 周；接着每月见一次，为期 4 个月；在 8 个月内共进行了十八次治疗。我们进行了标准的每次 50 分钟的认知行为疗法会谈。

对治疗过程的总结

我建议，而且阿贝也同意，首先致力于：（1）让阿贝几乎每天都能走出公寓；（2）花更多的时间与家人在一起；（3）打扫公寓。做这些事情增加了他与外界的联结感以及他的控制感和胜任感（这缓解了他认为自己无能和失控的信念）。（后来，我们努力让他花更多时间和朋友在一起，并做志愿者。）增加社会活动改善了他的社会支持状况，且符合他重要的价值观，即重视亲密关系、帮助他人以及对他人负责。我们还努力减少他的抑郁性思维反刍。一旦他的功能有所改善，我们就开始帮助他寻找工作；他开始为朋友的企业做建筑工作。我们的最终目标是看他能否改善与前妻的关系——但他无法做到。

测量治疗进展

在首次治疗会谈中，阿贝在病人健康调查表 –9 上得了 18 分，在广泛性焦虑障碍量表 –7 上得了 8 分，他的幸福感得分在 0—10 的范围内是 1。我持续在每次治疗中使用这三个量表来监测进展。在治疗结束时，他在病人健康调查表 –9 上的得分是 3，在广泛性焦虑障碍量表 –7 上的得分是 2，而他的幸福感得分提高到了 7。虽然仍会有几天感觉很艰难，但在更多的时间里，他感觉好多了。

治疗效果

在每周治疗结束时，阿贝的大部分抑郁症状得到了缓解。随后，他找到了一份喜欢的并做得很好的全职工作，能更多地与朋友和家人接触，而且感觉好多了。当他回来接受最后一次每月的强化治疗时，他的抑郁障碍已经得到缓解，他的幸福感得分已经提高到了 8 分。

AWARE 技术的步骤

1. **接纳焦虑**。焦虑是自然的、正常的，而且是生存所必需的。你所体验到的感觉正是焦虑的一部分，即使这些感觉有时会变得强烈。当你为感到焦虑而焦虑时，焦虑就会加剧。但仅仅是感到焦虑并不一定意味着有什么问题。无论你的大脑感受到的是实际的危险还是想象中的危险，它的反应都是一样的。你可以把焦虑看作一种能量，用来帮助你处理危险或困难。不要试图回避、压制或控制焦虑，否则它将变得更加强烈和持久。

2. **从远处观察它**。不加判断地观察它——不是好，也不是坏。用 0—10 的标尺给它打分，看着它增减。要超脱。记住，你不是你的焦虑。你越是能将自身与自己的体验分开，就越能观察它。观察你的想法、感觉和行动，就像你是一个友好但不过度关注它的旁观者。

3. **对它采取建设性的行动**。表现得好像你并不焦虑。无论你在没有焦虑的情况下能做什么，你都可以在伴有焦虑的情况下做。你可以带着焦虑进行谈话、做家务、走路、开车、运动、跳舞、唱歌、祈祷和写作。慢慢地、正常地呼吸。不要逃避焦虑，也不要回避引起焦虑的情况。否则你就会给自己一个信息：焦虑是坏的或危险的。

4. **重复上述步骤**。继续接受，观察，并对焦虑采取建设性行动。

5. **期待最好的结果**。在大多数时候，你最担心的事情并没有发生。给自己更多机会使用上述步骤，这样你就能获得信心，焦虑总会减少。一旦你不再与焦虑做斗争或者试图避开它或控制它，你的焦虑就会减少。

经许可改编自 Beck & Emery (1985).

附 录 D
通过体验式技术重建早期记忆的含义

我之所以把"重建早期记忆的含义"这个技术放在附录中，是因为它们更高级，可能不适用于你的许多来访者。这些源自格式塔疗法的技术已经与认知模型相整合，专门用来改变功能失调的信念。尽管这些技术可以用在很多方面，但它们通常更多地被用于有人格障碍而不是有急性障碍的来访者。你可以在治疗的中期或末期使用这些技术，这时，来访者已经开始改变他们功能不良的信念了。需要注意的是，对一些当事人来说，很重要的是更多地聚焦于对正面回忆的提取和积极含义的生成，以巩固他们对自己、对世界、对他人的适应性信念。我在下面介绍了两种方法，可用来重建记忆的含义。

技术1：通过治疗师与来访者的角色扮演，重建早期记忆的含义。 下面，我首先询问阿贝一个令他痛苦的情境，建议他把注意力集中在与他的消极情绪相关的躯体感觉上，以更强烈地激活他的核心信念和痛苦。我这样做是为了让他更多地触及具有相同主题的早期记忆。

朱迪丝：阿贝，你今天看起来很沮丧。

阿　贝：是的。我的前妻打来了电话。今天早上，我本来要去照看孙子，但我不得不在最后1分钟取消了计划，因为我突然想起我约了医生。

朱迪丝：她对你说了什么？

阿　贝：她说我这个爷爷当得很差劲。

朱迪丝：她说这话的时候，你心里是怎么想的？

阿　贝：她是对的。我**确实**是一个很差劲的爷爷。

朱迪丝：那时你有什么感受？

阿　贝：（表达他的情绪）伤心。真的很伤心。（表达他的核心信念）我很失败。

朱迪丝：你说的失败是作为一个爷爷还是作为整个人？

阿　贝：感觉我整个人都是失败的。

朱迪丝：（聚焦于他的情绪感受，以促进记忆检索）你觉得这种伤心和失败感在你身体的哪个位置？

阿　贝：（指着胸口）这里，在我的胸口。有一种沉重感。

接下来，我们以合作的方式决定在此刻不要关注当前的情况。相反，我利用阿贝的消极情绪状态确定了他早年的一段重要经历，在这段经历中，同样的核心信念被激活了。我要求他想象这个场景。然后，我们在理智层面讨论了这段记忆，我帮助阿贝看到，对于他母亲的指责和批评，他可以有一种不同于以往的解释。

朱迪丝：你还记得第一次有这种感觉是在什么时候吗，还是小孩子时？

阿　贝：（停顿）可能是在我十一二岁的时候。我记得我母亲下班后很晚才回家，因为她错过了公交车。她对我非常生气，因为我的弟弟们在厨房里玩橡皮泥，弄得桌子上和地板上到处都是。

朱迪丝：你能在脑海中想象一下当时的情景吗？你、弟弟们和妈妈在厨房里？

阿　贝：能。

朱迪丝：你的母亲是什么表情？她说了什么？

阿　贝：嗯，她看起来很生气。她真的在大喊大叫。她说，"阿贝，你怎么回事？你看看这个地方！"

朱迪丝：你说了什么？

阿　贝：我什么都没说。我妈妈一直在对我大喊大叫。她说，"你不知道我工作有多辛苦吗？我没有要求你做多少事情。但你为什么让弟弟们把橡皮泥弄得到处都是？你应该一直看着他们。这很难吗？"

朱迪丝：（共情）你一定感觉很糟糕。

阿　贝：是的。

朱迪丝：你认为她这么做合理吗？

阿　贝：（思考）我不知道……她很累，压力很大。

朱迪丝：你经常对自己的孩子说这样的话吗？

阿　贝：不，我从未说过这样的话。我不指望他们能互相照顾。

朱迪丝：你能回忆一下你儿子 11 岁的时候吗？那会儿你女儿多大，8 岁？

阿　贝：是的。

朱迪丝：是的。如果有一天你下班后很晚才到家，你真的很累，压力很大，桌子上和地板上都是橡皮泥，你会对他们说什么？

阿　贝：嗯……我想我可能会这样说，"好了，桌子上和地板上都是橡皮泥。马上停下来，把东西清理干净。下一次，不要让家里变得这么乱。"

朱迪丝：你说得很好啊。你知道为什么你妈妈不直接让你把橡皮泥清理干净吗？

阿　贝：我不知道。

朱迪丝：从你之前告诉我的情况来看，会不会是因为她成了一位单亲妈妈，她感到应付不过来了？我想，看到厨房里的状况，有没有可能让她感觉失控了？

阿　贝：可能是这样的。这对她来说很难应对。

接下来，我改变了会谈的焦点，让阿贝通过角色扮演进行体验式学习。首先，他扮演他的母亲；然后，我们交换角色，他扮演自己。

朱迪丝：好吧，让我们做一个角色扮演，怎么样？我扮演 11 岁的你，你扮演你妈妈。尽可能地从她的角度看问题。从你开始。你刚下班回家，看到桌子上和地板上都是橡皮泥，你说……

阿　贝：（扮演妈妈）阿贝，看看这里一团糟。你不应该让弟弟们把家里弄成这样。

朱迪丝：（扮演阿贝）妈妈，对不起。确实很乱。我会马上打扫的。

阿　贝：你不知道我工作有多辛苦吗？让你管着弟弟是一件很难的事吗？

朱迪丝：我在看着他们，我也确实告诉他们要打扫卫生，但他们不听我的。

阿　贝：那你要让他们听你的。

朱迪丝：我不知道该怎么做。我才 11 岁。你对我的期望太高了。我现在就
　　　　打扫干净。我不明白你为什么要把这件事搞得这么大。你让我觉得
　　　　我很失败。你觉得我是一个失败的人吗？

阿　贝：不，我不想让你这么想。你肯定不是一个失败的人。我只是希望你
　　　　能做得更好。

接下来，我帮助阿贝就这一经历得出了不同的结论。

朱迪丝：好了，现在让我们脱离扮演的角色。你是怎么想的？

阿　贝：我并不是一个真正的失败者。我把大多数事情都做得很好。妈妈可
　　　　能只是因为压力很大才那么说的。

朱迪丝：你有多相信这个想法呢？

阿　贝：我想我很确定是这样的。

朱迪丝：不如我们再做一次角色扮演，但这次我们要交换角色。你扮演 11
　　　　岁的自己，让我们看看你能如何与妈妈对话。

在第二次角色扮演之后，我请阿贝总结他所学到的东西。然后，我们讨论了
如何将他学到的东西应用于他的前妻说他很失败这一情况。

　　**技巧 2：通过年幼来访者与年长来访者之间的角色扮演对话，重建早期记忆
的含义。**　这项技术以同样的方式开始，步骤如下所示。

1. 确定一个目前对来访者来说非常痛苦的具体情境，它应该与重要的功能不良
　信念有关。通过聚焦于来访者的自动思维、情绪和生理感受，改善来访者的
　体验。

2. 询问"你记得在你成长过程中，在什么时候有这种感觉吗？""你记得吗？
　最早在什么时候相信自己是这样的？"（或"你的信念是从什么时候起变强
　烈的？"），帮助来访者定位相关的早期经历。引导来访者描述一个具体的情

境并赋予它含义。使用苏格拉底式提问，帮助来访者重新构建被激活的功能不良的信念。

3. 要求来访者重新体验这种情境，就好像她是那个孩子（"年幼的来访者"），就好像此情此景正发生在她身上。使用该技术时，应使用符合来访者当时发展水平的措辞和概念，与年幼的来访者进行交谈。当她告诉你其经历时，引出年幼来访者的自动思维、情绪和信念。请她评价一下对自身信念的相信程度。[你常常需要给年幼的来访者提供多选项目，"你是有一点相信吗？比较相信？还是很相信？"如果你让年幼的来访者用百分比作答，她会在心理上转变成长大后的（现在的）来访者状态]。要求来访者继续想象这个场景，始终以年幼的自己的身份说话，使用现在时，直到创伤体验结束了，她身处一个更安全的地方为止。

4. 问年幼的来访者是否想让长大后的来访者进入这个场景（更安全的地方），帮助她了解发生了什么。促进年幼的来访者（情绪的头脑）和长大后的来访者（理智的头脑）之间的对话，以重塑功能失调的信念。如果年幼的来访者感到困惑，或不相信长大后的自己，你可以向长大后的来访者提出建议，告诉她可以说什么（使用适合年幼来访者发展阶段的语言和概念）。

5. 请年幼的来访者重新评估她对功能不良的信念的相信程度。如果她的相信程度降低了，询问年幼的来访者是否有什么想问的，或想对长大后的自己说的；然后协助他们与彼此道别。

6. 询问来访者："从刚才的谈话中，你学到了什么？"一个典型的结论是，功能不良的信念不是真的，或者说，不完全是真的。年幼的自己是脆弱的，需要被保护和善待。来访者也可能同意试着以更有同情心的方式（以长大后的自己与年幼的自己交谈的方式）进行自我对话，作为其行动计划的一部分。

参 考 文 献

Abbott, R. A., Whear, R., Rodgers, L. R., Bethel, A., Coon, J. T., Kuyken, W., ... Dickens, C. (2014). Effectiveness of mindfulness-based stress reduction and mindfulness based cognitive therapy in vascular disease: A systematic review and meta-analysis of randomised controlled trials. *Journal of Psychosomatic Research*, *76*(5), 341–351.

Alford, B. A., & Beck, A. T. (1997). *The integrative power of cognitive therapy*. New York: Guilford Press.

American Psychiatric Association. (2013). *Diagnostic and statistical manual of mental disorders* (5th ed.). Arlington, VA: Author.

Antony, M. M., & Barlow, D. H. (Eds.). (2010). *Handbook of assessment and treatment planning for psychological disorders* (2nd ed.). New York: Guilford Press.

Arnkoff, D. B., & Glass, C. R. (1992). Cognitive therapy and psychotherapy integration. In D. K. Freedheim (Ed.), *History of psychotherapy: A century of change* (pp. 657–694). Washington, DC: American Psychological Association.

Bannink, F. (2012). *Practicing positive CBT: From reducing distress to building success*. Hoboken, NJ: Wiley.

Barlow, D. H. (2002). *Anxiety and its disorders: The nature and treatment of anxiety and panic* (2nd ed.). New York: Guilford Press.

Beck, A. (2016). *Transcultural cognitive behavior therapy for anxiety and depression*. New York: Routledge.

Beck, A. T. (1964). Thinking and depression: II. Theory and therapy. *Archives of General Psychiatry*, *10*, 561–571.

Beck, A. T. (1967). *Depression: Causes and treatment*. Philadelphia: University of Pennsylvania Press.

Beck, A. T. (1976). *Cognitive therapy and the emotional disorders*. New York: International Universities Press.

Beck, A. T. (1987). Cognitive approaches to panic disorder: Theory and therapy. In S. Rachman & J. Maser (Eds.), *Panic: Psychological perspectives* (pp. 91–109). Hillsdale, NJ: Erlbaum.

Beck, A. T. (1999). Cognitive aspects of personality disorders and their relation to syndromal disorders: A psychoevolutionary approach. In C. R. Cloninger (Ed.), *Personality and psychopathology* (pp. 411–429). Washington, DC: American Psychiatric Press.

Beck, A. T. (2005). The current state of cognitive therapy: A 40-year retrospective. *Archives of*

General Psychiatry, 62, 953–959.

Beck, A. T. (2019). A 60-year evolution of cognitive theory and therapy. *Perspectives on Psychological Science, 14*(1), 16–20.

Beck, A. T., & Beck, J. S. (1991). *The personality belief questionnaire.* Philadelphia: Beck Institute for Cognitive Behavior Therapy.

Beck, A. T., Davis, D. D., & Freeman, A. (Eds.). (2015). *Cognitive therapy of personality disorders* (3rd ed.). New York: Guilford Press.

Beck, A. T., & Emery, G. (with Greenberg, R. L.). (1985). *Anxiety disorders and phobias: A cognitive perspective.* New York: Basic Books.

Beck, A. T., Finkel, M. R., & Beck, J. S. (2020). The theory of modes: Applications to schizophrenia and other psychological conditions. *Cognitive Therapy and Research, 45,* 391–400.

Beck, A. T., Perivoliotis, D., Brinen, A. P., Inverso, E., & Grant, P. M. (in press). *Recovery-oriented cognitive therapy for schizophrenia and serious mental health conditions.* New York: Guilford Press.

Beck, A. T., Rush, A. J., Shaw, B. F., & Emery, G. (1979). *Cognitive therapy of depression.* New York: Guilford Press.

Beck, A. T., & Steer, R. A. (1993a). *Beck Anxiety Inventory.* San Antonio, TX: Psychological Corporation.

Beck, A. T., & Steer, R. A. (1993b). *Beck Hopelessness Scale.* San Antonio, TX: Psychological Corporation.

Beck, A. T., Steer, R. A., & Brown, G. K. (1996). *Beck Depression Inventory–II.* San Antonio, TX: Psychological Corporation.

Beck, A. T., Wright, F. D., Newman, C. F., & Liese, B. S. (1993). *Cognitive therapy of substance abuse.* New York: Guilford Press.

Beck, J. S. (2001). A cognitive therapy approach to medication compliance. In J. Kay (Ed.), *Integrated treatment of psychiatric disorders* (pp. 113–141). Washington, DC: American Psychiatric Publishing.

Beck, J. S. (2005). *Cognitive therapy for challenging problems: What to do when the basics don't work.* New York: Guilford Press.

Beck, J. S. (2007). *The Beck diet solution: Train your brain to think like a thin person.* Birmingham, AL: Oxmoor House.

Beck, J. S. (2018). *CBT worksheet packet.* Philadelphia: Beck Institute for Cognitive Behavior Therapy.

Beck, J. S. (2020). *Coping with depression.* Philadelphia: Beck Institute for Cognitive Behavior Therapy.

Bennett-Levy, J., Butler, G., Fennell, M., Hackman, A., Mueller, M., & Westbrook, D. (Eds.). (2004). *Oxford guide to behavioral experiments in cognitive therapy*. Oxford, UK: Oxford University Press.

Bennett-Levy, J., & Thwaites, R. (2007). Self and self-reflection in the therapeutic relationship. In P. Gilbert & R. L. Leahy (Eds.), *The therapeutic relationship in the cognitive behavioral psychotherapies* (pp. 255–281). New York: Routledge/Taylor & Francis.

Bennett-Levy, J., Thwaites, R., Haarhoff, B., & Perry, H. (2015). *Experiencing CBT from the inside out: A self-practice/self-reflection workbook for therapists*. New York: Guilford Press.

Benson, H. (1975). *The relaxation response*. New York: Avon.

Bishop, S. R., Lau, M., Shapiro, S., Carlson, L., Anderson, N. D., Carmody, J., ... Devins, G. (2004). Mindfulness: A proposed operational definition. *Clinical Psychology: Science and Practice, 11*(3), 230–241.

Boisvert, C. M., & Ahmed, M. (2018). *Using diagrams in psychotherapy: A guide to visually enhanced therapy*. New York: Routledge.

Boswell, J. F., Kraus, D. R., Miller, S. D., & Lambert, M. J. (2015). Implementing routine outcome monitoring in clinical practice: Benefits, challenges, and solutions. *Psychotherapy Research: Building Collaboration and Communication between Researchers and Clinicians, 25*(1), 6–19.

Braun, J. D., Strunk, D. R., Sasso, K. E., & Cooper, A. A. (2015). Therapist use of Socratic questioning predicts session-to-session symptom change in cognitive therapy for depression. *Behaviour Research and Therapy, 70*, 32–37.

Burns, D. D. (1980). *Feeling good: The new mood therapy*. New York: Signet.

Butler, A. C., Chapman, J. E., Forman, E. M., & Beck, A. T. (2006). The empirical status of cognitive-behavioral therapy: A review of meta-analyses. *Clinical Psychology Review, 26*, 17–31.

Callan, J. A., Kazantzis, N., Park, S. Y., Moore, C., Thase, M. E., Emeremni, C. A., ... Siegle, G. J. (2019). Effects of cognitive behavior therapy homework adherence on outcomes: Propensity score analysis. *Behavior Therapy, 50*(2), 285–299.

Carpenter, J. K., Andrews, L. A., Witcraft, S. M., Powers, M. B., Smits, J. A., & Hofmann, S. G. (2018). Cognitive behavioral therapy for anxiety and related disorders: A meta-analysis of randomized placebo-controlled trials. *Depression and Anxiety, 35*(6), 502–514.

Chambless, D., & Ollendick, T. H. (2001). Empirically supported psychological interventions. *Annual Review of Psychology, 52*, 685–716.

Chaves, C., Lopez-Gomez, I., Hervas, G., & Vazquez, C. (2019). The integrative positive psychological intervention for depression (IPPI-D). *Journal of Contemporary Psychotherapy, 49*(3), 177–185.

Chiesa, A., & Serretti, A. (2011). Mindfulness based cognitive therapy for psychiatric disorders: A systematic review and meta-analysis. *Psychiatry Research*, *187*(3), 441–453.

Clark, D. A., Beck, A. T., & Alford, B. A. (1999). *Scientific foundations of cognitive theory and therapy of depression*. Hoboken, NJ: Wiley.

Clark, D. M. (1989). Anxiety states: Panic and generalized anxiety. In K. Hawton, P. M. Salkovskis, J. Kirk, & D. M. Clark (Eds.), *Cognitive-behavior therapy for psychiatric problems: A practical guide* (pp. 52–96). New York: Oxford University Press.

Constantino, M. J., Ametrano, R. M., & Greenberg, R. P. (2012). Clinician interventions and participant characteristics that foster adaptive patient expectations for psychotherapy and psychotherapeutic change. *Psychotherapy*, *49*(4), 557–569.

Craske, M. G., Treanor, M., Conway, C. C., Zbozinek, T., & Vervliet, B. (2014). Maximizing exposure therapy: An inhibitory learning approach. *Behaviour Research and Therapy*, *58*, 10–23.

Cuijpers, P., van Straten, A., & Warmerdam, L. (2007). Behavioral activation treatments of depression: A meta-analysis. *Clinical Psychology Review*, *27*, 318–326.

D'Zurilla, T. J., & Nezu, A. M. (2006). *Problem-solving therapy: A positive approach to clinical intervention* (3rd ed.). New York: Springer.

David, D., Cristea, I., & Hofmann, S. G. (2018). Why cognitive behavioral therapy is the current gold standard of psychotherapy. *Frontiers in Psychiatry*, *9*, 4.

Davis, M., Eshelman, E. R., & McKay, M. (2008). *The relaxation and stress reduction workbook* (6th ed.). Oakland, CA: New Harbinger.

de Jonge, M., Bockting, C. L., Kikkert, M. J., van Dijk, M. K., van Schaik, D. J., Peen, J., ... Dekker, J. J. (2019). Preventive cognitive therapy versus care as usual in cognitive behavioral therapy responders: A randomized controlled trial. *Journal of Consulting and Clinical Psychology*, *87*(6), 521.

De Oliveira, I. R. (2018). Trial-based cognitive therapy. In S. Borgo, I. Marks, & L. Sibilia (Eds.), *Common language for psychotherapy procedures: The first 101* (pp. 202–204). Rome: Centro per la Ricerca in Psicoterapia.

De Shazer, S. (1988). *Clues: Investigating solutions in brief therapy*. New York: Norton.

DeRubeis, R. J., & Feeley, M. (1990). Determinants of change in cognitive therapy for depression. *Cognitive Therapy and Research*, *14*, 469–482.

Dobson, D., & Dobson, K. S. (2018). *Evidence-based practice of cognitive-behavioral therapy*. New York: Guilford Press.

Dobson, K. S., & Dozois, D. J. A. (2009). Historical and philosophical bases of the cognitive-behavioral therapies. In K. S. Dobson (Ed.), *Handbook of cognitive behavioral therapies* (3rd ed., pp. 3–37). New York: Guilford Press.

Dobson, K. S., Hollon, S. D., Dimidjian, S., Schmaling, K. B., Kohlenberg, R. J., Gallop, R. J., ...

Jacobson, N. S. (2008). Randomized trial of behavioral activation, cognitive therapy, and antidepressant medication in the prevention of relapse and recurrence in major depression. *Journal of Consulting and Clinical Psychology*, *76*(3), 468–477.

Dunn, B. D. (2012). Helping depressed clients reconnect to positive emotion experience: Current insights and future directions. *Clinical Psychology and Psychotherapy*, *19*(4), 326–340.

Dutra, L., Stathopoulou, G., Basden, S. L., Leyro, T. M., Powers, M. B., & Otto, M. W. (2008). A meta-analytic review of psychosocial interventions for substance use disorders. *American Journal of Psychiatry*, *165*(2), 179–187.

Elliott, R., Bohart, A. C., Watson, J. C., & Greenberg, L. S. (2011). Empathy. *Psychotherapy*, *48*(1), 43–49.

Ellis, A. (1962). *Reason and emotion in psychotherapy*. New York: Lyle Stuart.

Ezzamel, S., Spada, M. M., & Nikčević, A. V. (2015). Cognitive-behavioural case formulation in the treatment of a complex case of social anxiety disorder and substance misuse. In M. Bruch (Ed.), *Beyond diagnosis: Case formulation in cognitive-behavioural psychotherapy* (pp. 194–219). London: Wiley.

Fairburn, C. G., Bailey-Straebler, S., Basden, S., Doll, H. A., Jones, R., Murphy, R., ... Cooper, Z. (2015). A transdiagnostic comparison of enhanced cognitive behaviour therapy (CBT-E) and interpersonal psychotherapy in the treatment of eating disorders. *Behaviour Research and Therapy*, *70*, 64–71.

Foa, E. B., & Rothbaum, B. O. (1998). *Treating the trauma of rape: Cognitive behavioral therapy for PTSD*. New York: Guilford Press.

Fredrickson, B. L. (2001). The role of positive emotions in positive psychology: The broaden-and-build theory of positive emotions. *American Psychologist*, *56*, 218–226.

Frisch, M. B. (2005). *Quality of life therapy*. New York: Wiley.

Goldstein, A. (1962). *Therapist-patient expectancies in psychotherapy*. New York: Pergamon Press.

Goldstein, A., & Stainback, B. (1987). *Overcoming agoraphobia: Conquering fear of the outside world*. New York: Viking Penguin.

Gottman, J., & Gottman, J. S. (2014). *Level 2 clinical training: Gottman method couples therapy* [DVD]. Seattle, WA: Gottman Institute.

Gould, R. L., Coulson, M. C., & Howard, R. J. (2012). Efficacy of cognitive behavioral therapy for anxiety disorders in older people: A meta-analysis and meta-regression of randomized controlled trials. *Journal of the American Geriatrics Society*, *60*(2), 218–229.

Grant, P. M., Bredemeier, K., & Beck, A. T. (2017). Six-month follow-up of recovery-oriented cognitive therapy for low-functioning individuals with schizophrenia. *Psychiatric Services*, *68*(10), 997–1002.

Grant, P. M., Huh, G. A., Perivoliotis, D., Stolar, N. M., & Beck, A. T. (2012). Randomized trial to evaluate the efficacy of cognitive therapy for low-functioning patients with schizophrenia. *Archives of General Psychiatry, 69*(2), 121–127.

Greenberg L. S. (2002). *Emotion focused therapy: Coaching clients to work through their feelings*. Washington, DC: American Psychological Association.

Hackmann, A., Bennett-Levy, J., & Holmes, E. A. (2011). *Oxford guide to imagery in cognitive therapy*. Oxford, UK: Oxford University Press.

Hall, J., Kellett, S., Berrios, R., Bains, M. K., & Scott, S. (2016). Efficacy of cognitive behavioral therapy for generalized anxiety disorder in older adults: Systematic review, meta-analysis, and meta-regression. *American Journal of Geriatric Psychiatry, 24*(11), 1063–1073.

Hanrahan, F., Field, A. P., Jones, F. W., & Davey, G. C. L. (2013). A meta-analysis of cognitive therapy for worry in generalized anxiety disorder. *Clinical Psychology Review, 33*, 120–132.

Hayes, S. C., Follette, V. M., & Linehan, M. M. (Eds.). (2004). *Mindfulness and acceptance: Expanding the cognitive-behavioral tradition*. New York: Guilford Press.

Hayes, S. C., Strosahl, K. D., & Wilson, K. G. (1999). *Acceptance and commitment therapy: An experiential approach to behavior change*. New York: Guilford Press.

Hays, P. A. (2009). Integrating evidence-based practice, cognitive-behavior therapy, and multicultural therapy: Ten steps for culturally competent practice. *Professional Psychology: Research and Practice, 40*(4), 354–360.

Heiniger, L. E., Clark, G. I., & Egan, S. J. (2018). Perceptions of Socratic and non-Socratic presentation of information in cognitive behavior therapy. *Journal of Behavior Therapy and Experimental Psychiatry, 58*, 106–113.

Hofmann, S. G. (2016). *Emotion in therapy: From science to practice*. New York: Guilford Press.

Hofmann, S. G., Asnaani, A., Vonk, I. J., Sawyer, A. T., & Fang, A. (2012). The efficacy of cognitive behavioral therapy: A review of meta-analyses. *Cognitive Therapy and Research, 36*(5), 427–440.

Hofmann, S. G., Sawyer, A. T., Witt, A. A., & Oh, D. (2010). The effect of mindfulness-based therapy on anxiety and depression: A meta-analytic review. *Journal of Consulting and Clinical Psychology, 78*(2), 169–183.

Hollon, S. D., DeRubeis, R. J., Fawcett, J., Amsterdam, J. D., Shelton, R. C., Zajecka, J., ... Gallop, R. (2014). Effect of cognitive therapy with antidepressant medications vs antidepressants alone on the rate of recovery in major depressive disorder: A randomized clinical trial. *JAMA Psychiatry, 71*(10), 1157–1164.

Ingram, R. E., & Hollon, S. D. (1986). Cognitive therapy for depression from an information processing perspective. In R. E. Ingram (Ed.), *Personality, psychopathology, and psychotherapy series: Information processing approaches to clinical psychology* (pp. 259–281). New York: Academic Press.

Iwamasa, G. Y., & Hays, P. A. (Eds.). (2019). *Culturally responsive cognitive behavior therapy: Practice and supervision* (2nd ed.). Washington, DC: American Psychological Association.

Jacobson, E. (1974). *Progressive relaxation*. Chicago: University of Chicago Press, Midway Reprint.

Jeste, D. V., & Palmer, B. W. (2015). *Positive psychiatry: A clinical handbook*. Arlington, VA: American Psychiatric Publishing.

Johnstone, L., Whomsley, S., Cole, S., & Oliver, N. (2011). *Good practice guidelines on the use of psychological formulation*. Leicester, UK: British Psychological Society.

Kabat-Zinn, J. (1990). *Full catastrophe living*. New York: Delta.

Kallapiran, K., Koo, S., Kirubakaran, R., & Hancock, K. (2015). Effectiveness of mindfulness in improving mental health symptoms of children and adolescents: A meta-analysis. *Child and Adolescent Mental Health, 20*(4), 182–194.

Kazantzis, N., Luong, H. K., Usatoff, A. S., Impala, T., Yew, R. Y., & Hofmann, S. G. (2018). The processes of cognitive behavioral therapy: A review of meta-analyses. *Cognitive Therapy and Research, 42*(4), 349–357.

Kazantzis, N., Whittington, C., Zelencich, L., Kyrios, M., Norton, P. J., & Hofmann, S. G. (2016). Quantity and quality of homework compliance: A meta-analysis of relations with outcome in cognitive behavior therapy. *Behavior Therapy, 47*(5), 755–772.

King, B. R., & Boswell, J. F. (2019). Therapeutic strategies and techniques in early cognitive-behavioral therapy. *Psychotherapy, 56*(1), 35–40.

Knapp, P., Kieling, C., & Beck, A. T. (2015). What do psychotherapists do?: A systematic review and meta-regression of surveys. *Psychotherapy and Psychosomatics, 84*(6), 377–378.

Kuyken, W., Padesky, C. A., & Dudley, R. (2009). *Collaborative case conceptualization: Working effectively with clients in cognitive behavioral therapy*. New York: Guilford Press.

Lambert, M. J., Whipple, J. L., Smart, D. W., Vermeersch, D. A., Nielsen, S. L., & Hawkins, E. J. (2001). The effects of providing therapists with feedback on patient progress during psychotherapy: Are outcomes enhanced? *Psychotherapy Research, 11*(1), 49–68.

Lambert, M. J., Whipple, J. L., Vermeersch, D. A., Smart, D. W., Hawkins, E. J., Nielsen, S. L., & Goates, M. (2002). Enhancing psychotherapy outcomes via providing feedback on client progress: A replication. *Clinical Psychology and Psychotherapy, 9*(2), 91–103.

Lazarus, A. A., & Lazarus, C. N. (1991). *Multimodal life history inventory*. Champaign, IL: Research Press.

Leahy, R. L. (2002). A model of emotional schemas. *Cognitive and Behavioral Practice, 9*(3), 177–190.

Leahy, R. L. (Ed.). (2018). *Science and practice in cognitive therapy: Foundations, mechanisms, and applications*. New York: Guilford Press.

Ledley, D. R., Marx, B. P., & Heimberg R. G. (2005). *Making cognitive-behavioral therapy work: Clinical process for new practitioners*. New York: Guilford Press.

Lee, J. Y., Dong, L., Gumport, N. B., & Harvey, A. G. (2020). Establishing the dose of memory support to improve patient memory for treatment and treatment outcome. *Journal of Behavior Therapy and Experimental Psychiatry*, *68*, 101526.

Lewinsohn, P. M., Sullivan, J. M., & Grosscup, S. J. (1980). Changing reinforcing events: An approach to the treatment of depression. *Psychotherapy: Theory, Research, Practice, and Training*, *17*(3), 322–334.

Linardon, J., Wade, T. D., de la Piedad Garcia, X., & Brennan, L. (2017). The efficacy of cognitive-behavioral therapy for eating disorders: A systematic review and meta-analysis. *Journal of Consulting and Clinical Psychology*, *85*(11), 1080–1094.

Linehan, M. M. (1993). *Cognitive-behavioral treatment of borderline personality disorder*. New York: Guilford Press.

Linehan, M. M. (2015). *DBT skills training manual* (2nd ed.). New York: Guilford Press.

Magill, M., & Ray, L. A. (2009). Cognitive-behavioral treatment with adult alcohol and illicit drug users: A meta-analysis of randomized controlled trials. *Journal of Studies on Alcohol and Drugs*, *70*(4), 516–527.

Martell, C., Addis, M., & Jacobson, N. (2001). *Depression in context: Strategies for guided action*. New York: Norton.

Matusiewicz, A. K., Banducci, A. N., & Lejuez, C. W. (2010). The effectiveness of cognitive behavioral therapy for personality disorders. *Psychiatric Clinics of North America*, *33*(3), 657–685.

Mayo-Wilson, E., Dias, S., Mavranezouli, I., Kew, K., Clark, D. M., Ades, A. E., & Pilling, S. (2014). Psychological and pharmacological interventions for social anxiety disorder in adults: A systematic review and network meta-analysis. *Lancet Psychiatry*, *1*(5), 368–376.

McCown, D., Reibel, D., & Micozzi, M. S. (2010). *Teaching mindfulness: A practical guide for clinicians and educators*. New York: Springer.

McCullough, J. P., Jr. (1999). *Treatment for chronic depression: Cognitive behavioral analysis system of psychotherapy*. New York: Guilford Press.

McEvoy, P. M., Saulsman, L. M., & Rapee, R. M. (2018). *Imagery-enhanced CBT for social anxiety disorder*. New York: Guilford Press.

Meichenbaum, D. (1977). *Cognitive-behavior modification: An integrative approach*. New York: Plenum Press.

Miller, S. D., Hubble, M. A., Chow, D., & Seidel, J. (2015). Beyond measures and monitoring: Realizing the potential of feedback-informed treatment. *Psychotherapy*, *52*(4), 449–457.

Needleman, L. D. (1999). *Cognitive case conceptualization: A guidebook for practitioners*. Mahwah, NJ: Erlbaum.

Norcross, J. C., & Lambert, M. J. (2018). Psychotherapy relationships that work: III. *Psychotherapy*, *55*(4), 303–315.

Norcross, J. C., & Wampold, B. E. (2011). Evidence-based therapy relationships: Research conclusions and clinical practices. *Psychotherapy*, *48*(1), 98–102.

Öst, L. G., Havnen, A., Hansen, B., & Kvale, G. (2015). Cognitive behavioral treatments of obsessive–compulsive disorder: A systematic review and meta-analysis of studies published 1993–2014. *Clinical Psychology Review*, *40*, 156–169.

Overholser, J. C. (2018). *The Socratic method of psychotherapy*. New York: Columbia University Press.

Padesky, C. A. (1994). Schema change processes in cognitive therapy. *Clinical Psychology and Psychotherapy*, *1*(5), 267–278.

Padesky, C. A., & Mooney, K. A. (2005). *Cognitive therapy for personality disorders: Constructing a new personality*. Paper presented at the 5th International Congress of Cognitive Psychotherapy, Gotenburg, Sweden.

Persons, J. B. (2008). *The case formulation approach to cognitive-behavior therapy*. New York: Guilford Press.

Pugh, M. (2019). *Cognitive behavioural chairwork: Distinctive features*. Oxon, UK: Routledge.

Raue, P. J., & Goldfried, M. R. (1994). The therapeutic alliance in cognitive-behavioral therapy. In A. O. Horvath & L. S. Greenberg (Eds.), *The working alliance: Theory, research, and practice* (pp. 131–152). New York: Wiley.

Resick, P. A., & Schnicke, M. K. (1993). *Cognitive processing therapy for rape victims: A treatment manual*. Newbury Park, CA: SAGE.

Ritschel, L. A., & Sheppard, C. S. (2018). Hope and depression. In M. W. Gallagher & S. J. Lopez (Eds.), *The Oxford handbook of hope* (pp. 209–219). New York: Oxford University Press.

Rosen, H. (1988). The constructivist–development paradigm. In R. A. Dorfman (Ed.), *Paradigms of clinical social work* (pp. 317–355). New York: Brunner/Mazel.

Rush, A. J., Beck, A. T., Kovacs, M., & Hollon, S. D. (1977). Comparative efficacy of cognitive therapy and pharmacotherapy in the treatment of depressed outclients. *Cognitive Therapy and Research*, *1*(1), 17–37.

Safran, J., & Segal, Z. V. (1996). *Interpersonal process in cognitive therapy*. Lanham, MD: Jason Aronson.

Salkovskis, P. M. (1996). The cognitive approach to anxiety: Threat beliefs, safety-seeking behavior, and the special case of health anxiety obsessions. In P. M. Salkovskis (Ed.), *Frontiers of cognitive therapy: The state of the art and beyond* (pp. 48–74). New York: Guilford Press.

Segal, Z., Williams, M., & Teasdale, J. (2018). *Mindfulness-based cognitive therapy for depression* (2nd ed.). New York: Guilford Press.

Smith, T. B., Rodriguez, M. D., & Bernal, G. (2011). Culture. In J. C. Norcross (Ed.), *Psychotherapy relationships that work* (2nd ed.). New York: Oxford University Press.

Snyder, C. R., Michael, S. T., & Cheavens, J. (1999). Hope as a psychotherapeutic foundation of common factors, placebos, and expectancies. In M. A. Hubble, B. Duncan, & S. Miller (Eds.), *The heart and soul of change* (pp. 179–200). Washington, DC: American Psychological Association.

Stott, R., Mansell, W., Salkovskis, P., Lavender, A., & Cartwright-Hatton, S. (2010). *Oxford guide to metaphors in CBT: Building cognitive bridges*. Oxford, UK: Oxford University Press.

Sudak, D. M. (2011). *Combining CBT and medication: An evidence-based approach*. Hoboken, NJ: Wiley.

Sue, S., Zane, N., Nagayama Hall, G. D., & Berger, L. K. (2009). The case for cultural competency in psychotherapeutic interventions. *Annual Review of Psychology*, *60*, 525–548.

Swift, J. K., Greenberg, R. P., Whipple, J. L., & Kominiak, N. (2012). Practice recommendations for reducing premature termination in therapy. *Professional Psychology: Research and Practice*, *43*, 379–387.

Tarrier, N. (Ed.). (2006). *Case formulation in cognitive behavior therapy: The treatment of challenging and complex cases*. New York: Routledge.

Thoma, N., Pilecki, B., & McKay, D. (2015). Contemporary cognitive behavior therapy: A review of theory, history, and evidence. *Psychodynamic Psychiatry*, *43*(3), 423–461.

Tolin, D. F. (2016). *Doing CBT: A comprehensive guide to working with behaviors, thoughts, and emotions*. New York: Guilford Press.

Tompkins, M. A. (2004). *Using homework in psychotherapy: Strategies, guidelines, and forms*. New York: Guilford Press.

Tugade, M. M., Frederickson, B. L., & Barrett, L. F. (2004). Psychological resilience and positive emotional granularity: Examining the benefits of positive emotions on coping and health. *Journal of Personality*, *72*(6), 1161–1190.

Vittengl, J. R., Stutzman, S., Atluru, A., & Jarrett, R. B. (in press). Do cognitive therapy skills neutralize lifetime stress to improve treatment outcomes in recurrent depression? *Behavior Therapy*.

von Brachel, R., Hirschfeld, G., Berner, A., Willutzki, U., Teismann, T., Cwik, J. C., Margraf, J. (2019). Long-term effectiveness of cognitive behavioral therapy in routine outpatient care: A 5- to 20-year follow-up study. *Psychotherapy and Psychosomatics*, *88*(4), 225–235.

Weck, F., Kaufmann, Y. M., & Höfling, V. (2017). Competence feedback improves CBT competence in trainee therapists: A randomized controlled pilot study. *Psychotherapy Research*, *27*(4), 501–509.

Weissman, A. N., & Beck, A. T. (1978). *Development and validation of the Dysfunctional Attitude Scale: A preliminary investigation*. Paper presented at the annual meeting of the American Educational Research Association, Toronto, Canada.

Wenzel, A., Brown, G. K., & Beck, A. T. (2009). *Cognitive therapy for suicidal patients: Scientific and clinical applications*. Washington, DC: American Psychological Association.

Wuthrich, V. M., & Rapee, R. M. (2013). Randomised controlled trial of group cognitive behavioural therapy for comorbid anxiety and depression in older adults. *Behaviour Research and Therapy*, *51*(12), 779–786.

Young, J. E. (1999). *Cognitive therapy for personality disorders: A schema-focused approach* (3rd ed.). Sarasota, FL: Professional Resource.

Young, J. E., Klosko, J. S., & Weishaar, M. E. (2003). *Schema therapy: A practitioner's guide*. New York: Guilford Press.

Zilcha-Mano, S., Errázuriz, P., Yaffe-Herbst, L., German, R. E., & DeRubeis, R. J. (2019). Are there any robust predictors of "sudden gainers," and how is sustained improvement in treatment outcome achieved following a gain? *Journal of Consulting and Clinical Psychology*, *87*(6), 491–500.